# Schön um jeden Preis?

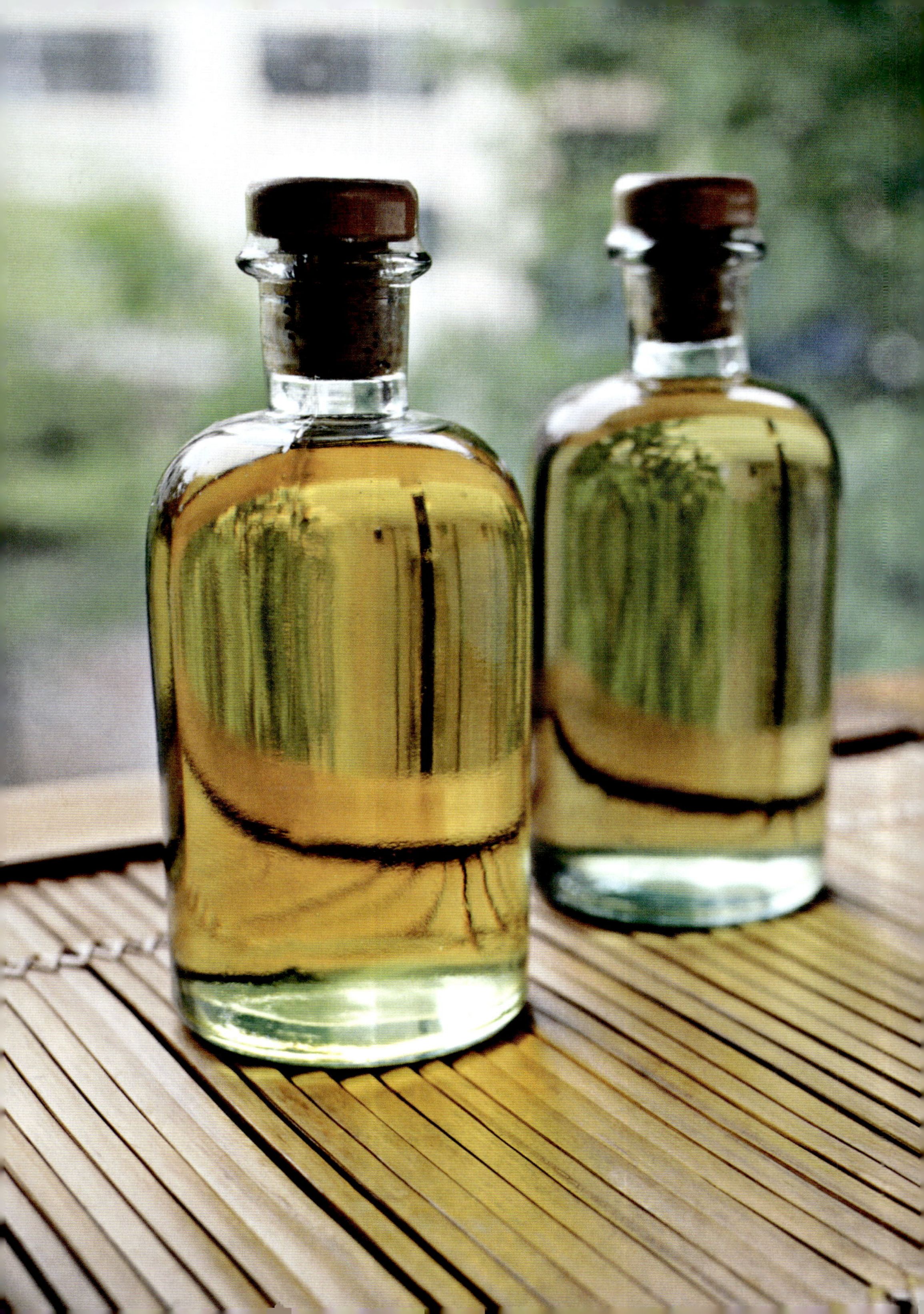

Rita Stiens

# Schön um jeden Preis?

High-Tech oder Naturkosmetik - was Haut und Haaren wirklich gut tut

südwest

# INHALT



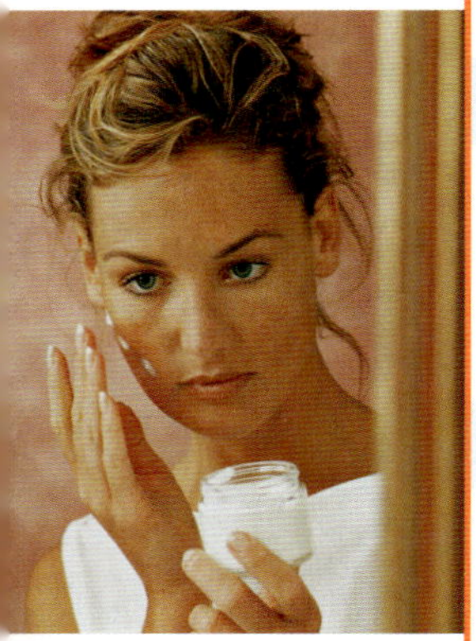

*»Spieglein, Spieglein, an der Wand ...« Schön sein will jede Frau – und davon lebt eine ganze Industrie.*

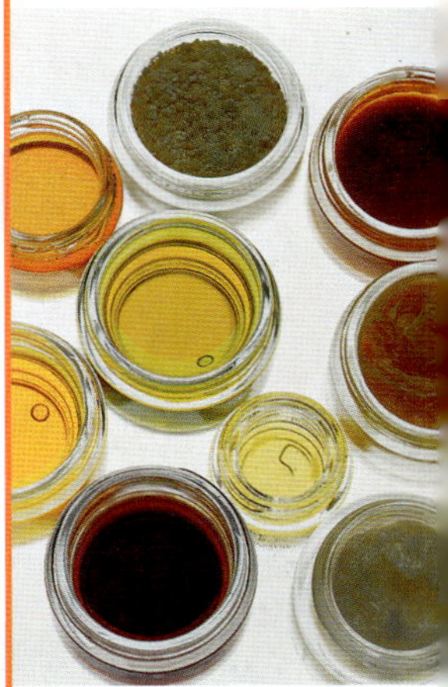

*Pflege ohne schlechtes Gewissen: mit Kosmetik auf natürlicher Basis.*

# Vorwort

Eine schöne, glatte, makellose Haut – die hätten wir alle gerne. Der Teint soll strahlen, die Frisur soll sitzen und das Make-up unsere Vorzüge unterstreichen. Fast 60 Milliarden Euro lassen sich Frauen und Männer in Europa ihr gepflegtes Aussehen kosten. Wir tun viel dafür, sehr viel sogar. Wer Badezimmer und Handtasche einmal genau inspiziert und sich ans Zählen macht, kommt ohne weiteres auf 20 und mehr Pflege- und Verschönerungsprodukte. Sind sie alle so wohltuend, wie es die Hersteller versprechen?

Das Wort »Körperpflege« wird dem Rang der heutigen Beautyprodukte längst nicht mehr gerecht. Sie haben, vor allem im Segment »Anti-Aging«, den Rang eines Hoffnungsträgers, um die Kluft zwischen dem biologischen und dem »gefühlten« Alter zu überwinden.

## Was tut Haut & Haaren wirklich gut?

Seit Jahren machen Nachrichten zu gesundheitlichen Gefährdungen durch Kosmetika Schlagzeilen. Was tun? Ich denke, meine Reaktion deckt sich mit der mancher Verbraucherinnen und Verbraucher: Ich las, was mir in die Finger kam, wechselte die Kosmetik, gab irgendwann nicht mehr viel auf Horrormeldungen, weil sie mir übertrieben erschienen. Fasziniert von den vielen neuen Wirkstoffen kaufte ich mal dieses, dann jenes hochgepriesene Produkt und versuchte, mit noch mehr und noch spezielleren Cremes, Gels, Fluids noch mehr des Guten zu tun. Bis Haut und Körper streikten.

Mein Gesicht spannte immer mehr, die Haut war gereizt und reagierte übersensibel. Ich cremte und pflegte noch besser, wie ich dachte, und haderte mit meiner Haut, die mir die Kosten und Mühe nicht lohnte, sondern übel nahm.

Dann kamen zehn geradezu wundersame Tage meines Lebens. Quelle des Wohlbefindens waren ein großer Tiegel mit vielen Litern warmem Öl, die meinen Körper von den Zehen bis zu den Haaren täglich eineinhalb Stunden tränkten, und Hände, die das Öl sanft in Haut und Haare massierten. Nie zuvor habe ich eine so angenehme Wandlung erfahren wie in diesen zehn Tagen Urlaub auf der Insel Sri Lanka. Meine Haut wurde durch die Ayurveda-Öle babyweich. Es zeigte sich keine einzige durch Sonnenallergie bedingte Pustel, alle Gesichtsrötungen und -spannungen waren wie weggeblasen. Das Beautyköfferchen mit den diversen Tiegeln blieb unangetastet, denn meiner Haut fehlte diesmal gar nichts. Ich fühlte mich wohl in meiner Haut. Rundum wohl. Und ich fand mich schön und attraktiv wie nie zuvor.

Dieser Urlaub war eine Lektion in Sachen Schönheit. Ich hatte endlich mal wieder, und zwar lustvoll, einiges richtig gemacht: Ich aß täglich die herrlich frischen Früchte, Gemüse und Salate vom Buffet, schwamm im Meer, trank bedeutend weniger Kaffee – schließlich ist Sri Lanka die Insel der Teeplantagen –, saß entspannt im Schatten eines Baumes und ließ meine Haut – bis auf die täglichen Ölmassagen – in Ruhe.

## Sich in seiner Haut wohl fühlen, hält jung

Die zehn Tage waren schnell vorbei, und der Alltag hatte mich wieder. Ich schwor mir, schlechte Gewohnheiten über Bord zu werfen. Es blieb zum Teil bei den guten Vorsätzen, das gebe ich zu, aber ich esse seitdem bedeutend mehr Frisches (weil es richtig gut schmeckt), weniger Süßes, weniger Fleisch, bewege mich mehr, Kosmetik ist zu einer herrlichen Nebensache geworden und meine Haut ist pflegeleichter denn je.

Was ist Schönheit? Meine Antwort seit diesen Tagen: Schönheit ist zunächst einmal eine Frage der Einstellung – des pfleglichen, positiven, selbstbewussten Umgangs mit sich selbst. Schönheitspflege ist ein Teil dieses pfleglichen Umgangs mit sich selbst. Und die Wahl der Mittel, das zeigen meine Urlaubserfahrungen, will noch sorgfältiger bedacht werden, als ich es bis dahin getan hatte. »Einfache« natürliche Öle brachten meine völlig aus dem Lot geratene Haut in kurzer Zeit wieder ins Lot – das hat mich nachdenklich gestimmt.

Dass frühere Frauen-Generationen mit einem Miniarsenal an pflegender Kosmetik auskamen, trotzdem eine gute Haut und signifikant weniger Hautprobleme hatten, als Ärzte sie heute beklagen, ist zwar

»Der männliche Körper«, so der Schriftsteller John Updike, »betrügt seinen Bewohner nicht so sehr wie der weibliche. Nie erreicht er dessen Anmut und Reiz und fällt daher auch nicht so tief: Was er an rauer Schönheit hat, ist runzelfest.«

Jedes Jahr kommen über 1000 neue kosmetische Artikel auf den Markt. Und in jeder Produktkategorie – von der Gesichtspflege bis zum Sonnenschutz und Mitteln gegen Zellulite – wird mit wissenschaftlichem Fortschritt und ausgeklügelten Inhaltsstoffen geworben.

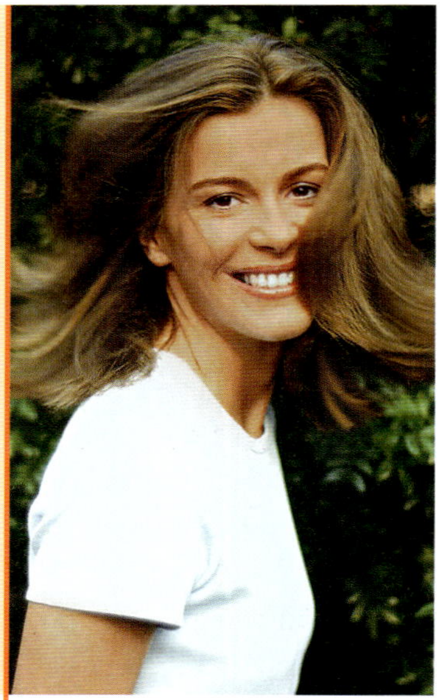

*Gut gepflegt: Wer sich in seiner Haut wohl fühlt, hat gut lachen.*

kein wissenschaftlich fundierter Beweis gegen moderne Kosmetika, aber dennoch eine relevante Beobachtung. Die Umwelt von heute, das bestreite ich nicht, mutet der Haut mehr Strapazen und Belastungen zu. Richtig ist auch, dass unsere Lebensweise ihr zusetzt. Darum begrüße ich Fortschritte, die Haut und Haaren nützen. Nur muss in diesem Zusammenhang zunächst einmal geklärt werden: Was ist eigentlich Fortschritt?

Wer sich einen Weg durch den Dschungel des kosmetischen Angebots bahnen will, steht vor der Herausforderung, die Spreu vom Weizen zu trennen. Sich nicht von raffinierten Verführungen blenden zu lassen, ist die größte Schwierigkeit. Der Glaube an Bilder und verlockende Botschaften hat einen so hohen Grad erreicht, dass der gesunde Menschenverstand kaum mehr zum Zug kommt.

## Die INCI-Deklaration schafft Transparenz

Doch was immer die Werbebotschaften an sensationellen Wirkungen versprechen: Haut und Haare bekommen es mit Produkten zu tun, mit den vielen Inhaltsstoffen der Kosmetika, zu denen wir greifen. Ist jeder dieser Inhaltsstoffe unbedenklich? Der erste wichtige Schritt zu einer Pflege, die Haut und Haaren gut tut, ist also, sich aus dem Sog der Werbung zu befreien und alle Aufmerksamkeit auf eines zu richten: auf das Produkt, um das es geht.

Seit Einführung der INCI-Deklaration, der Auflistung aller Inhaltsstoffe auf der Produktverpackung oder dem Produkt, muss preisgegeben werden, was sich hinter schönem Verpackungsschein und viel versprechen-

den Werbeslogans verbirgt. Der Verbraucher ist nicht länger gezwungen, auf Treu und Glauben zu kaufen, sondern kann kritisch prüfen, wofür er sein Geld ausgibt und seine Haut zu Markte trägt.
Hersteller von Naturkosmetika setzen der konventionellen Kosmetik ein grundlegend anderes Konzept und andere Produkte entgegen. Doch leider sind nicht alle Anbieter von Kosmetikprodukten, die sich mit Adjektiven wie natürlich oder pflanzlich schmücken, vertrauenswürdig. So mancher Hersteller setzt auf die Gutgläubigkeit, die Unsicherheit und die Unkenntnis der Verbraucher. Auf den Prüfstand gehören auch Produkte, die sich in einem auf Gesundheit abonnierten Rahmen präsentieren – in Apotheken.

## Wissen ist Macht: Kosmetikqualität erkennen

Das folgende Beispiel wirft ein Schlaglicht auf Täuschungen, die nur deswegen so erfolgreich sein können, weil sie sich raffinierter Manipulationen bedienen. Meine Tochter, erzählt mir eine Freundin, ist voll auf dem Ökotrip. Die benutzt nur noch natürliche Kosmetika. Sind sie alle natürlich? Wir machen mit Produkten, die sie gekauft hat (siehe Produktanalysen), die Probe aufs Exempel. Disodium EDTA, Phenoxyethanol, PEG-100 Stearate, Sodium Laureth Sulfate, Cyclomethicone – mit Natur haben diese Inhaltsstoffe nichts, aber auch gar nichts zu tun. Die junge Käuferin ist ernüchtert und empört.
Mit diesem Buch möchte ich Ihnen die Möglichkeit bieten, hinter die Fassade zu schauen, denn nur wer gut und umfassend informiert ist, kann Etikettenschwindel, Qualität und Qualitätsunterschiede, Möglichkeiten und Grenzen von Kosmetika erkennen. Im Segment Naturkosmetik helfen auch Zertifizierungen dabei, die richtige Wahl zu treffen. Das Lexikon der über 1300 Inhaltsstoffe ist der Schlüssel zur Entschlüsselung eines Produkts. Sie werden sehen – es macht sogar Spaß, den Dingen auf den Grund zu gehen.

*Rita Stiens*

Ist ein Produkt das Geld wert? Mit dem Lexikon der Inhaltsstoffe, einem Kernstück dieses Buchs, werden Sie interessante Entdeckungen machen!

Die Naturkosmetik hat ihre eigenen Gesetze

# Kosmetik auf dem Prüfstand

## Wie Sie herausfinden können, was in Kosmetika steckt

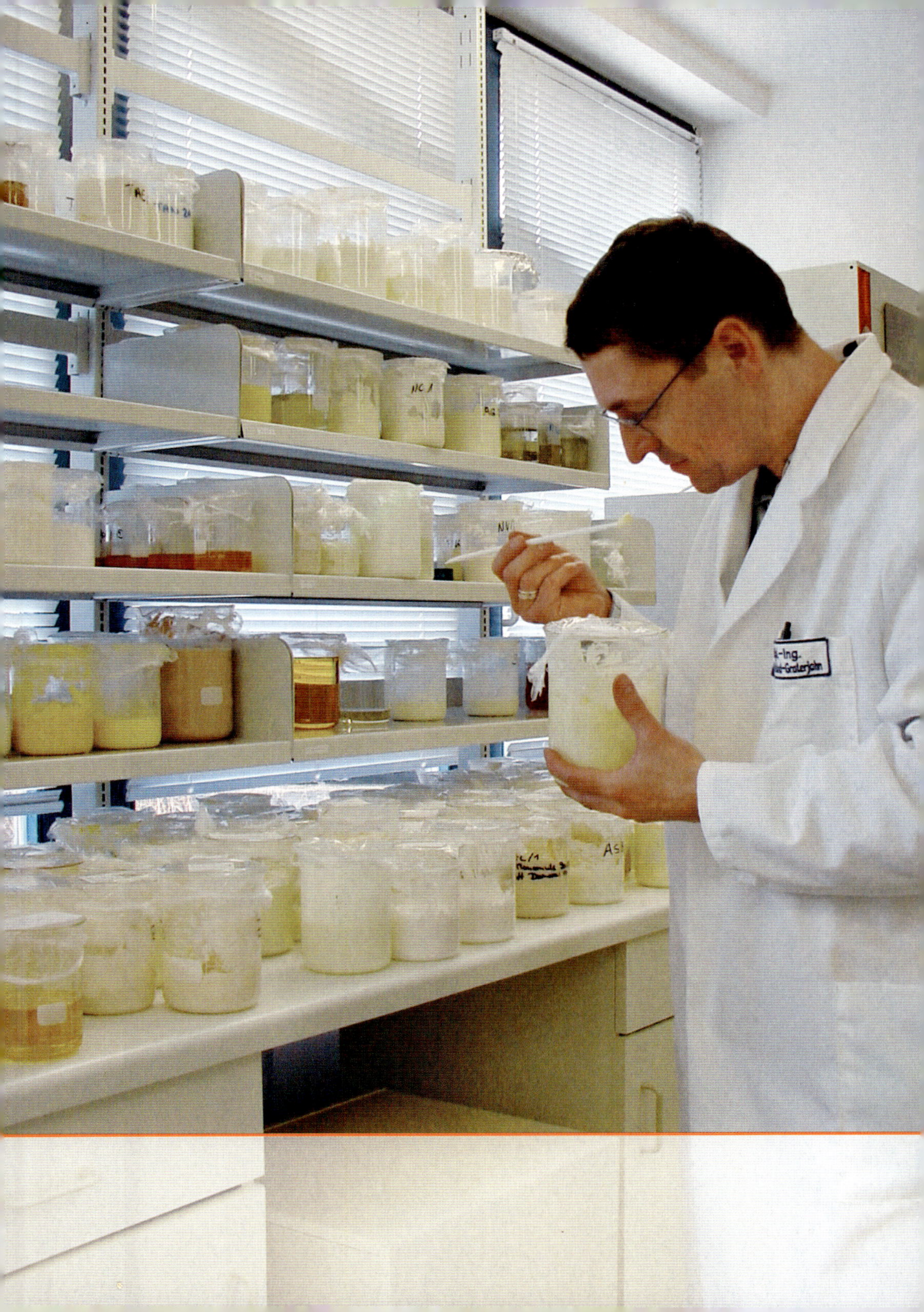

# Schönheit – ein Riesenmarkt

450 Millionen Menschen in Europa benutzen regelmäßig Kosmetika. Als Wirtschaftsfaktor ist die Kosmetikindustrie ein Schwergewicht, denn sie beschäftigt um die 500 000 Menschen – in Großkonzernen und in Tausenden kleinerer bis kleinster Unternehmen.

Schönheitsmittel haben Hochkonjunktur: Saison für Saison werden neue, die Hautpflege vermeintlich revolutionierende Produkte auf den Markt gebracht. Immer raffiniertere Hightech-Verfahren sollen das Beautywunder aus dem Cremetopf möglich machen.

## Gewaltiger Forschungsaufwand

Hört und liest man, woran in den Labors der Kosmetikkonzerne geforscht und gearbeitet wird, ist man tatsächlich geneigt zu glauben, dem Älterwerden könne ein Schnippchen geschlagen werden. Zum Beispiel per Biotechnologie. Da kommen Pflanzen in Reagenzgläsern nicht über das Zellstadium hinaus, weil ihnen dann bereits die gewünschten Wirkstoffe abgezapft werden. Einige Pflanzen werden mit Mikroorganismen geimpft, damit nur bestimmte Teile, zum Beispiel die Wurzeln, kräftig wachsen. Man klont Keimzellen und öffnet Keime mit Ultraschall, um die Zellflüssigkeit zu verarbeiten.

Im Vergleich dazu geht es bei der Produktion naturkosmetischer Produkte geradezu bescheiden zu: Man kultiviert Pflanzen in Gärten oder auf Feldern, erntet sie, teils sogar von Hand, bereitet pflanzliche Öle und Extrakte aus ganzen Blüten, Blättern, Wurzeln zu, um die volle Wirkstoffbreite zu erhalten und zu nutzen

In den Hallen stehen zwar chromglänzende Maschinenparks, doch der Umgang mit pflanzlichem »Material« ist geprägt von einem deutlich anderen Verständnis: Es wird nicht zur biotechnologischen Labormasse, sondern bleibt, von wenigen Ausnahmen abgesehen, was es als Ausgangsprodukt ist – der ganzheitliche Teil eines Naturprodukts.

Wird Natur erst dann zum wirkungsstarken Wirkstoff, wenn sich High-Tech-Chemiker ihrer bemächtigen, sie auf Keimzellengröße reduzieren, klonen oder synthetisch kopieren? Aus der Tatsache, dass in immer kürzeren Zeiträumen immer mehr neue Produkte mit neuen Wirkstoffkomplexen oder patentierten Pflegeformeln auf den Markt kommen, kann und soll der Verbraucher jedenfalls schlussfolgern, dass eine ungemein innovative Forschung ständig bahnbrechende neue Schönmacher entdeckt. Was wird da entdeckt?

## Maßlose Übertreibungen statt Information

Normalerweise ist die Sprache der Schlüssel zu einem besseren Verständnis. Wer liest, was auf einer Packung steht oder über ein Produkt gesagt wird, sollte nach der Lektüre um einiges schlauer sein. Bei Kosmetika ist in der Regel das genaue Gegenteil der Fall, vor allem im Segment der superteuren Produkte.

Verkauft werden »sensationelle« Neuerungen mit Begriffen, die eingesetzt werden wie Beschwörungsformeln von Schamanen: Niemand versteht sie, aber der Glaube daran wirkt Wunder. Vor allem um dem »Albtraum« Älterwerden zu entkommen, werden Wirkstoffe aufgeboten, die scheinbar über Nacht und sogar in wenigen Stunden richten sollen, was an Attraktivität eingebüßt wurde.

- Bei Vichy heißen die Zaubercodes »Filladyn™ und Adenoxine™,
- bei Dior »Capture R60/80™ Bi-Skin Inside« .
- Die Marke Yves Rocher beschwört ihre Kunden mit »bio-pflanzlichen Polyosiden«.
- Rubinstein bietet »Collagen-Mikro-Sphären« auf.

Trotz des harten weltweiten Wettbewerbs stellt Robert Madelin, als Generaldirektor bei der Europäischen Kommission zuständig für Gesundheit & Verbraucherschutz, fest, »sind europäische Kosmetik-Unternehmen weiterhin die Marktführer und produzieren die begehrtesten Marken der Welt«.

## 59 Milliarden Euro im Jahr für Kosmetik

**Mit 11,046 Milliarden Euro ist Deutschland der größte Körperpflegemarkt in Europa, gefolgt von Frankreich (10,382), Großbritannien (9,187), Italien (8,462) und Spanien (6,795). Niederlande: 2,477, Belgien/Luxemburg: 1,682, Schweiz: 1,634, Schweden: 1,338, Griechenland: 1,280, Österreich: 1,212, Portugal: 1,019, Dänemark: 0,879, Norwegen: 0,864, Finnland: 0,672, Irland: 0,521 (COLIPA, Annual Report 2004)**

- Bei Avène verspricht »Ysthéal« die Verjüngung der Zellen, und dafür sollen die darin enthaltenen »Anti-Aging-Moleküle Retinaldehyd© und Pro-Tocopherol©« sorgen.
- In dem Lancôme-Produkt »Résolution Konzentriertes Anti-Falten-Serum« wird eine »intensive Milderung bestehender Falten« durch den »hochkonzentrierten Wirkstoffkomplex D-Contraxol™« versprochen, und neue Falten sollen durch »Resystane« verhindert werden, einen Wirkstoff, der »wie ein ›Stoßdämpfer‹ auf Dermo-Verspannungen wirkt«. Mit im Spiel ist auch die »Skinfibre™-Technologie«.

Kann sich tatsächlich jemand vorstellen was passiert, wenn ein Wirkstoff wie ein Stoßdämpfer auf Dermo-Verspannungen wirkt? Ist auch nur in Ansätzen nachvollziehbar, was hinter den Wortgebilden, die für eine scheinbar exzeptionelle Wirkung stehen, steckt? Nein, denn es sind Chiffren, bestens geeignet als Projektionsflächen für die Phantasie der Leserin. Und die denkt, was sie denken soll: Hinter den vielversprechend mit ™ oder © verzierten Buchstabenfolgen muss ein so grandioser Durchbruch der Wissenschaft stehen, dass er sich dem normalen Menschen gar nicht erschließen kann.

An erster Stelle steht bei Frauen der Wunsch nach einem Mittel gegen Krebs, aber schon an zweiter Stelle der nach einem Mittel gegen Falten. Das ergab eine Studie des Instituts für Rationelle Psychologie in München.

## Abschied nehmen vom schönen Schein

In deutlichem Kontrast zu dem gewaltigen Werbeaufwand steht oft das Ergebnis. Schönheitschirurgen haben nach wie vor Hochkonjunktur. Zu ihren Kunden zählt eine betuchte Klientel, regelmäßig zu Gast in Beautysalons, auf Beautyfarmen und nicht zuletzt die Hauptkonsumenten der neuesten und teuersten Beautyprodukte. Gäbe es tatsächlich kosmetische Mittel gegen Falten und wären sie noch so teuer, die Reichen und Schönen dieser Welt hätten sie sich geleistet. Doch wo sind die Frauen, die sich ihre Falten weggecremt haben? Es gibt sie nicht. Weil es keine Cremes gegen Falten gibt.

»Unhaltbare marktschreierische Versprechen wie Verjüngung der Haut oder Glättung von Falten haben zwar kurzfristig manchem Kosmetikhersteller sehr genützt«, kritisieren die Wiener Autoren Wolfgang Raab,

Facharzt für Dermatologie, und die Apothekerin Ursula Kindl in ihrem Buch »Pflegekosmetik« die Entwicklung, »aber der Sache der seriösen Kosmetik langfristig geschadet.« Den Preis für den Schönheitswahn »Immer mehr, immer neuer, immer wirksamer« zahlt der Verbraucher, der das Angebot – nicht wissend um alle Auswirkungen – nutzt und riskiert, das Wohl seiner Haut zu ruinieren.

## Der gesetzliche Rahmen

Was Kosmetikhersteller dürfen und was sie nicht dürfen, regelt das Kosmetikrecht. Der rechtsverbindliche Rahmen, dem alle Kosmetik in der EU unterliegt – ob »normal«, ob sie sich natürlich oder pflanzlich nennt –, ist die Kosmetik-Richtlinie der EU. Die nationale Gesetzgebung spielt zwar weiterhin eine Rolle, doch die große Linie bestimmt die Gesetzesmaschinerie in Brüssel. Im Jahr 2003 wurde nach mehrjähriger Beratung die bislang letzte, die 7. Änderung zur Kosmetik-Richtlinie veröffentlicht (76/768/EWG).

Für Allergiker ist die Kennzeichnungspflicht ein besonders großer Gewinn. Sie sollten dafür sorgen, dass der Allergiepass auf dem neusten Stand ist.

### Die Verantwortung liegt bei den Herstellern

Wer ein kosmetisches Produkt auf den Markt bringt, muss eine Fülle von Regelungen beachten. Grundsätzlich ist gesetzlich vorgeschrieben:

- Kosmetische Mittel müssen sicher sein, d. h. sie dürfen auch bei langfristiger Anwendung keine Schäden verursachen.
- Kosmetische Mittel dienen nur der Pflege, nicht der Heilung der Haut. Im Gegensatz zu Heilmitteln sind Kosmetika nur äußerlich anzuwenden und dürfen keine Krankheiten oder krankhaften Beschwerden lindern oder heilen.

Anders als Heilmittel müssen kosmetische Produkte nicht zugelassen, sondern nur angemeldet werden, bevor sie auf den Markt kommen. Verantwortlich für ihre Unbedenklichkeit sind die Produzenten und Importeure. Wie sie dieser Verantwortung nachkommen müssen, ist ebenfalls gesetzlich festgeschrieben.

Hersteller und Importeure haben an sicherheitsrelevanten Unterlagen einzureichen:

- Informationen über die Zusammensetzung des Produkts.
- Unterlagen über die physikalisch-chemischen und mirkobiologischen Spezifikationen der Ausgangsstoffe und des fertigen Produkts sowie Unterlagen über die Reinheit und mikrobiologische Beschaffenheit des Produkts.
- Ein Sicherheitsdossier, Name und Anschrift des Sicherheitsbewerters und Material zu Erkenntnissen über negative Auswirkungen für die menschliche Gesundheit.

Der administrative Aufwand ist groß, dass alle kosmetische Mittel sicher sind, ist aber nach wie vor eine Illusion (siehe ab Seite 160 ff.).

Über die Qualität des Outputs lässt sich streiten, doch die Kosmetikgesetzgebung läuft seit Jahren auf Hochtouren. 1974 bestand das deutsche Kosmetikrecht nur aus wenigen Sätzen. Inzwischen füllen die EU-Vorschriften und die nationalen Bestimmungen unzählige Seiten.

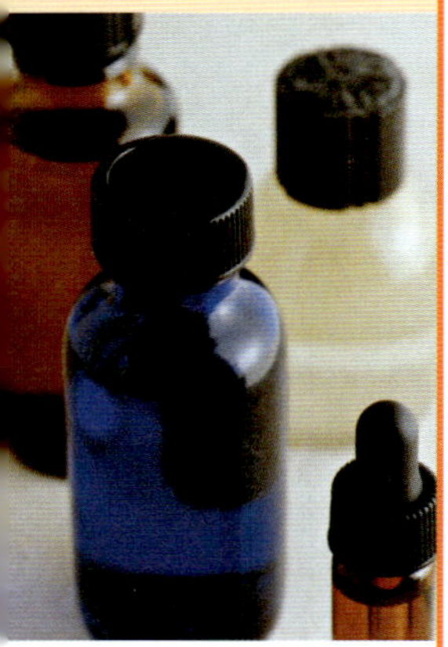

*Wissen, was drin ist: Die INCI-Deklaration sagt es Ihnen.*

# Die INCI-Deklaration: der Schlüssel zu mehr Transparenz

Welche Inhaltsstoffe enthält eine Creme, ein Shampoo, ein Lidschatten oder ein Sonnenschutz-Präparat? Wie viel Natur steckt in einem Produkt, das sich natürlich nennt? Mit der »INCI-Deklaration« hat der Verbraucher die Möglichkeit, hinter die Fassade zu schauen (INCI = International Nomenclature Cosmetic Ingredients), denn auf jeder Verpackung oder auf dem Produkt selbst muss stehen, was es enthält.

## Das Recht auf Information wurde gestärkt

Seit 2004 können bei Herstellern auch weitergehende Informationen abgefordert werden. So müssen z. B. genauere Angaben zu den Inhaltsstoffen (in Prozent) und Angaben zu unerwünschten Nebenwirkungen »öffentlich leicht« zugänglich gemacht werden, allerdings unter Berücksichtigung des Schutzes der »Geschäftsgeheimnisse und der Rechte am geistigen Eigentum«. Manches bleibt ein Geheinmis, denn die Kosmetik-Richtlinie schreibt beispielsweise keine vollständige Offenlegung der Inhaltsstoffe eines Parfümöls vor.

Zu möglichen Nebenwirkungen kann in der Weise informiert werden, dass die Zahl der Unverträglickeiten bezogen auf eine Million verkaufter Packungen genannt wird. Unerwünschte Nebenwirkungen schließen reizende und allergische Reaktionen mit ein, sind aber nicht darauf beschränkt.

Wie kommt der Verbraucher an die Informationen? Das kann in der Praxis schwierig werden. Um den Hersteller oder Importeur zu identifizieren, muss auf dem Etikett eine Anschrift innerhalb der EU angegeben werden. Diese Anschrift muss ausreichend sein, um die vollständige Adresse ermitteln zu können. Wird jedoch nur ein Ort angegeben, kann die Suche nach weiteren Kontaktinformationen (Tel., Fax, E-Mail) einiges an Zeit und Mühe kosten.

Welcher Inhaltsstoff wird in welcher Menge eingesetzt? Wer bei einem Hersteller danach fragt, wird bestenfalls eine ungefähre Angabe bekommen, denn eine solche Frage berührt den Kern – das »Geheimnis« einer Rezeptur.

## Und was sagt uns die Auflistung der Inhaltsstoffe?

Herzlich wenig, wenden Kritiker ein, denn der Verbraucher erfährt nichts über die mögliche Gefährlichkeit der eingesetzten Substanzen. Das stimmt, und es stimm[illegible] Ohne Übersetzungshilfe und ohne Zusatzinformationen ist [illegible]tion von einem Laien tatsächlich nicht zu verstehen. [illegible]altsstoffe, wie Sie es in diesem Buch finden [illegible]

Eine Schwäche der IN[illegible] Inhaltsstoffe, die in einer Men[illegible]tzt werden, in ungeordneter Rei[illegible]as eröffnet dem Missbrauch Tür und [illegible]n ist, pflanzliche Inhaltsstoffe auszuloben, we[illegible]nternehmen gleich acht oder zehn pflanzliche Inhaltsst[illegible]ngen eingesetzt.

Da die ungeordnete Reihenfolge erlaubt is[illegible]nnen besonders verkaufsträchtige pflanzliche Inhaltsstoffe dann an die erste Stelle der Stoffe in kleinen Mengen (unter 1%) gesetzt werden. Sie rücken dadurch, wenn z. B. ein Dutzend weiterer Inhaltsstoffe folgt, ins Mittelfeld der INCI-Deklaration. Diese Position erweckt beim Verbraucher den Eindruck, es sei wirklich Pflanzliches drin. Die Realität sieht oft ganz

anders aus: Es kann sich trotz der Mittelposition um eine pflanzliche Zutat handeln, die nur in einer Menge von 0,001 % eingesetzt wurde.
Zu beklagen ist auch die Möglichkeit, für einzelne Inhaltsstoffe Vertraulichkeit zu beantragen. Davon wird in manchen Konzernen reichlich Gebrauch gemacht, wie an Codes wie 600355 D oder FIL D2125/2 zu erkennen ist. Nicht erkennbar sind auch so genannte technisch unvermeidbare Bestandteile. Das kann ein Kochsalz sein, das völlig ungefährlich ist und z. B. bei der Herstellung von Tensiden anfällt, aber auch Nickel. Aus Sicherheitsgründen sind je nach Substanz unterschiedliche Mengenbeschränkungen für solche Stoffe vorgeschrieben.

## INCIs: nützlich, aber keine erbauliche Lektüre

Wer zum ersten Mal eine Auflistung der Inhaltsstoffe unter die Lupe nimmt, verspürt wenig Lust, sich damit zu befassen. Das liegt zum einen daran, dass INCI-Begriffe wie Phenoxyisopropanol oder Dimethicone Copolyol keinem Laien locker über die Lippen kommen.
Außerdem ist die Deklaration oft kaum zu entziffern. Das ist ärgerlich – aber auch ein Hinweis darauf, wie ernst ein Hersteller seine Kunden nimmt. Wem an Transparenz gelegen ist, der stellt sicher, dass der Käufer ohne Vergrößerungsglas lesen kann, was er lesen soll.
Ein Nachteil ist zudem, dass natürliche Inhaltsstoffe nur schwer auszumachen sind, da die botanischen Bezeichnungen nach Carl von Linné

Vorgeschrieben ist, dass die Angaben zu den Inhaltsstoffen »deutlich sichtbar und leicht lesbar« anzubringen sind. Dieser gesetzlichen Vorgabe entsprechen zahlreiche Deklarationen auf Verpackungen oder Kosmetika in keiner Weise.

## Infos zu Herstellern und Importeuren im Internet

**Im Internet finden Sie unter www.european-cosmetics.info ein Verzeichnis mit Namen und Kontaktangaben von Unternehmen. In diesem Verzeichnis kann jeder, der Wert darauf legt, seine Daten veröffentlichen. Wer den Hersteller oder Importeur seines Produkts dort nicht findet, kann als Verbraucher daraus durchaus den Schluss ziehen, dass dieser lieber unentdeckt bleiben möchte.**

(1707-1778), dem schwedischen Arzt und Naturforscher, verwendet werden und nicht die CFTA-Nomenklatur. Nach den amerikanischen CFTA-Bestimmungen heißt ein Jojoba-Öl »Jojoba Oil«, was für den Verbraucher sehr viel verständlicher ist als die botanische Bezeichnung »Simmondsis Chinensis«.

Das wird sich jedoch ändern, wenn eine Regelung in Kraft tritt, die bislang im Gestrüpp der EU-Administration hängen blieb: die Neuregelung zur Deklaration pflanzlicher Inhaltsstoffe. Von einigen Herstellern wird sie jedoch schon praktiziert.

Nach dieser Regelung umfasst die INCI-Bezeichnung nicht nur den Namen des Ausgangsprodukts, zum Beispiel Prunus armenica (Aprikose), denn daraus geht nicht hervor, was genau eingesetzt wurde: ob es sich um einen öligen oder wässrigen Extrakt handelt, um ein Pflanzenpulver oder welcher Pflanzenteil als Extraktgrundlage diente.

Es müsste spezifischer und verständlicher deklariert werden. Statt »Simmondsia Chinensis« würde „Simmondsia Chinensis (Jojoba) Seed Oil" in der INCI-Deklaration stehen.

Die häufigsten Spezifizierungen bei Pflanzenteilen sind: Flower (Blüte), Leaf (Blatt), Seed (Samen), Root (Wurzel) oder Kernel (Kern).
Bei der Art der Inhaltsstoffe: Extract (Extrakt, in der Regel wässrig), Oil (Öl), Powder (Pulver), Juice (Saft) oder Meal (Mehl).

## Internet-Shops: zumeist ohne INCI-Deklaration

Höchst bedauerlich ist aus Verbrauchersicht, dass für Internet-Shops scheinbar nicht zwingend vorgeschrieben ist, die INCI-Deklaration des Produkts, das verkauft wird, vor dem Kauf zugänglich zu machen. Im Internet wird weitgehend blind gekauft. Wer ein Produkt bestellt, findet bei vielen Shops keine Auflistung der Inhaltsstoffe.

Das könnte sich ändern, denn von offizieller Seite ist inoffiziell in Erfahrung zu bringen, dass sich noch keiner richtig um den Verkaufsort Internet gekümmert hat und man dem Sachverhalt nachgehen werde. Folgt man der Logik der Vorschriften zur Deklarationspflicht, dürfte eigentlich nichts verkauft werden, ohne dass der Käufer über die inhaltsstoffe des Produkts informiert wird. Der aktuelle Stand ist jedoch ein anderer: Wer wissen möchte, was er im Internet kauft, muss den Umweg über die Hersteller-Anfrage gehen.

▸ Der Umgang der Unternehmen mit dem Recht des Verbrauchers auf die INCI-Deklaration reicht von vorbildlicher Transparenz über keinerlei Deklarierung bis hin zur Erweckung eines falschen Eindrucks. Zum Beispiel dadurch, dass im Internet eine Taste »Inhaltsstoffe/Ingredients« vorhanden ist, sich hinter dieser Taste aber keine vollständige Liste aller in den Produkten verwendeten Inhaltsstoffe findet, sondern nur ein Teil – die natürlichen Inhaltsstoffe. Das ist eine ärgerliche Manipulation, denn es wird der Eindruck erweckt, als kämen nur die genannten Inhaltsstoffe zum Einsatz.

Transparenz mit Hintertürchen: Wer einen Inhaltsstoff hinter einem Code verstecken will, muss eine Begründung dafür bei der Behörde einreichen. Manche Konzerne machen davon reichlich Gebrauch. Und die Behörden spielen mit.

## So müssen Inhaltsstoffe deklariert werden

**Die Inhaltsstoffe sind in einer bestimmten Art und Reihenfolge auf der Außenverpackung, dem Produkt selbst oder, wenn das nicht möglich ist, auf einer Packungsbeilage anzugeben.**

**▸ Die einzelnen Inhaltsstoffe werden in abnehmender Reihenfolge ihrer Konzentration deklariert. Den Löwenanteil eines Produkts machen zumeist die ersten vier bis acht Inhaltsstoffe aus. Bei Inhaltsstoffen, die in einer Menge von unter einem Prozent eingesetzt werden, muss keine abnehmende Reihenfolge eingehalten werden. Man kann also z. B. einen Wirkstoff, der nur zu 0,003 Prozent eingesetzt wurde, vor einen Inhaltsstoff setzen, der 0,99 Prozent des Produkts ausmacht.**

**▸ Farbstoffe werden zum Schluss aufgelistet. Für sie gelten die Colour-Index-Nummern (die Abkürzung CI plus eine fünfstellige Zahl). Bei dekorativen Kosmetika, die in mehreren Farbnuancen angeboten werden, können alle möglicherweise vorkommenden Farbstoffe in einer eckigen Klammer aufgelistet sein, beispielsweise [+/– CI 15580, CI 18965] usw. Das +/– heißt: Es sind nicht alle, sondern vielleicht nur einige der genannten Farben in dem Produkt enthalten.**

**▸ In besonderen Fällen kann für einen Inhaltsstoff Vertraulichkeit beantragt werden. Wird dem stattgegeben, erfolgt die Kennzeichnung in Form einer siebenstelligen kodierten Zahl.**

# Die »Gesetze« der Naturkosmetik

Innerhalb der Kosmetikbranche ist die Naturkosmetik nach wie vor ein kleiner, aber feiner Geschäftszweig. Auf drei bis sechs Prozent wird ihr Marktanteil in Europa geschätzt, und das bedeutet ein Umsatzvolumen von mehreren Milliarden Euro. Interessanter als der Blick auf den Ist-Zustand ist jedoch der Blick auf das Wachstumspotential. Während es die Kosmetikindustrie insgesamt im Jahr 2002 auf 3,6 % Wachstum brachte, im Jahr 2003 auf 3,5 % und 2004 nur auf 2 %, glänzen unter den Naturkosmetikherstellern nicht wenige seit Jahren mit zweistelligen Zuwachsraten. Deutlich über 20 % sind keine Seltenheit.

Der Erfolg der Naturkosmetik zeigt sich auch an ihrer Messe-Präsenz. Auf der BioFach, der bedeutendsten deutschen Fachmesse, tritt die Naturkosmetik 2006 erstmals als eigenständiger Sektor auf. Diesen Aufstieg verdankt sie dem Besucherinteresse und der stark gestiegenen Zahl der Aussteller: Seit 2000 haben sich die Ausstellerzahl und die vermietete Fläche des Naturkosmetik-Bereichs verdoppelt und fast jeder dritte Messebesucher will sich nicht nur über Bio-Lebensmittel oder Ökologie, sondern gezielt über Naturkosmetik informieren.

Die wichtigste Leistungsschau der Naturkosmetikhersteller ist die Messe BioFach. Dort werden alljährlich auch Preise für die besten Innovationen und die besten neuen Produkte vergeben.

## Was ist echte Naturkosmetik?

Wer in Kosmetikprospekten oder auf Websites nach einer Antwort auf diese Frage sucht, trifft auf sachliche Zurückhaltung und auf viele wohlklingende Worte. Während Marken wie Logona, Wala mit seiner Dr. Hauschka-Kosmetik oder Weleda einen eher leisen Auftritt haben, trommeln andere sehr viel lauter. Yves Rocher ist nach eigener Aussage »weltweit die Nr. 1 in Kosmetik auf Pflanzenbasis« und The Body Shop präsentiert seine Produkte unter der Überschrift »von der Natur inspiriert«. Die Trendmarke Nuxe verspricht: »Die Phytotherapie und die Aromatherapie sind das Fundament unserer Rezepturen.«

Auch Kosmetika, die in Apotheken verkauft werden, erwecken den Eindruck, anders, gesünder, hautfreundlicher zu sein. Um die Verwirrung

*Schönheit kommt von innen. Wichtiger als alles andere: eine vitaminreiche Ernährung.*

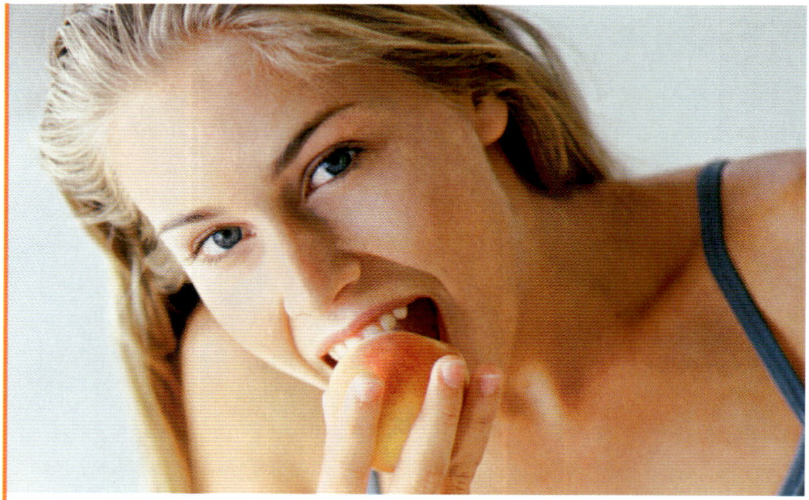

Wenn Models und andere Beauty-Idole über ihre Pflegegeheimnisse plaudern, verraten sie oft erstaunlich einfache Rezepte. Ihre Wunderwaffen sind z. B. viel Schlaf, reichlich Wasser trinken, Milchwaschungen und ausgedehnte Spaziergänge.

komplett zu machen, locken auch klassische Kosmetika mit Hinweisen wie »mit Kamille«, »mit hochwertigem Vitamin E«, »mit ätherischen Ölen«. Auf der verbalen Ebene, das zeigen viele Produktaufschriften, surft das Gros der Kosmetikindustrie auf der »Grünen Welle«.

Auf Pflanzenbasis, von der Natur inspiriert, Aromatherapie – wie aussagekräftig sind solche Botschaften? Sie sagen zunächst einmal gar nichts aus, denn jedes Produkt kann sich mit Begriffen aus dem Fundus des Natur-, Pflanzen- und Gesundheitsvokabulars schmücken. Der Begriff »Naturkosmetik« kommt allerdings weder bei Yves Rocher noch bei The Body Shop oder bei Frankreichs In-Marke Nuxe vor: aus gutem Grund, wie die Produktanalysen (Seite 82 ff.,118 ff., 142 ff., 154 ff.) zeigen.

## Naturkosmetik: von der Öko-Bewegung beflügelt

Naturkosmetik ist kein geschützter Begriff, doch seit Ende der 1990er Jahre hat er ein Profil. Wer ihn verwendet, kann vieles nicht machen. Ein Produkt, das als Naturkosmetik bezeichnet wird, aber gespickt ist mit synthetischer Chemie, geriete zumindest ins Visier der Konkurrenz und der Medien. Es würde als Pseudo-Naturkosmetik enttarnt. Formulierungen wie »auf Pflanzenbasis« oder »von der Natur inspiriert« sind also kein Zufall, sondern bewusst gewählt, um so zu tun als ob.

Den Erfolg der Naturkosmetik beflügelte die ökologische Bewegung der 1970er und 1980er Jahre. Ihr verdanken nicht nur traditionsreiche Natur- und Heilmittelhersteller einen Aufschwung. Es wurden auch zahlreiche neue Kosmetik-Unternehmen gegründet.

Die grüne Szene rückte den Umweltschutz und das Gefahrenpotential der modernen Chemie nachhaltig ins Bewusstsein. Ihr Hauptanliegen – die Rettung der Natur – bescherte zum Beispiel einem Kosmetikunternehmen wie The Body Shop einen sensationellen Boom. Kosmetika im Windschatten weltweiter Walschutz-, Regenwald- und Dritte-Welt-Kampagnen zu verkaufen, machte die Marke nicht zuletzt bei jungen Käufern zum Kult. Die tatsächliche Naturqualität der Body-Shop-Produkte interessierte weitaus weniger als das ökologische, soziale und politische Engagement.

Neben den auch international bekannten deutschen Naturkosmetik-Herstellern gibt es eine Fülle kleiner und kleinster Unternehmen. Die meisten von ihnen sind nachhaltig von den Überzeugungen der Gründerin bzw. des Gründers geprägt.

## Konkurrenten werden zu Verbündeten

Kurioserweise wurde das Bemühen um echte naturkosmetische Qualität von der Umwelteuphorie der 1970er und 1980er Jahre überrollt und geradezu konterkariert. Natürliche Signale wie eine Frucht oder Pflanze auf dem Etikett oder simple Hinweise wie »mit Kamille« reichten aus, um die Illusion zu nähren, man kaufe ein besonders natürliches Produkt. Da zu diesem Zeitpunkt noch keine Pficht zur Deklaration der Inhaltsstoffe bestand, war kein Käufer in der Lage herauszufinden, wie es um die tatsächliche Naturqualität eines Produkts bestellt war.

Der Boom bei pseudo-naturkosmetischen Produkten zwang Naturkosmetik-Hersteller zum Handeln. Konkurrenten mussten zu Verbündeten werden, um ein Regelwerk zu erarbeiten – ein Qualitäts- und Marketinginstrument für echte Naturkosmetik.

Gesetzliche Regelungen zur Naturkosmetik gibt es keine. Es existiert zwar ein Papier, das von der EU akzeptiert wurde, doch das ist nur insofern von Bedeutung, als es bei Rechtsstreitigkeiten als Maßstab herangezogen wird. Auch bei Meinungsverschiedenheiten zwischen Herstellern und Kontrollbeamten spielt es eine gewisse Rolle. Ein zwingend einzuhaltendes Regelwerk für natürliche Kosmetika ist es jedoch nicht.

### Navigationssysteme, um die Spreu vom Weizen zu trennen

Wie weit manches natürliche Produkt vom natürlichen Pfad abweicht, zeigen auch einige der in diesem Buch vorgestellten Kosmetika. Statt wertvoller Naturstoffe finden sich bedenkliche Zutaten aus dem Chemielabor. Dazu zählen Substanzen, die Formaldehyd abspalten oder Emulgatoren auf der Basis von Polyethylenglykolen (PEG). Verwendet werden auch billige Erdölprodukte statt pflegender pflanzlicher Öle.
Der Verbraucher steht vor dem Problem herauszufinden, welche Produkte einem natürlichen Anspruch gerecht werden und welche nicht. Um Unterscheidungen leicht zu machen, wurden »Navigationssysteme« für Kosmetika entwickelt – die Zertifizierungen. Zu erkennen sind zertifizierte Produkte an einem aufgedruckten Label.

Auch natürliche Zutaten können nicht pur verwendet werden, sondern müssen aufbereitet werden. Die Ergebnisse solcher Aufbereitungen sind z. B. ätherische Öle, wässrige, alkoholische oder pulverförmige Extrakte.

## Zertifizierungen als Gütesiegel

Auf nationaler und europäischer Ebene wird seit Mitte der 1990er Jahre um Kriterien für eine Definition von Naturkosmetik gerungen. Dass es Jahre dauerte, bis Regelwerke verabschiedet wurden, ist bei genauerer Betrachtung der Materie keine Überraschung. Es ist leicht, die Vorzüge der Natur zu preisen. Wer sich jedoch daran macht, Natur im Zusammenhang mit einem kosmetischen Produkt zu definieren, landet nicht nur im Dschungel chemischer Verfahren, sondern auch in einem Dickicht von Philosophien, ethischen Ansprüchen und Überzeugungen.
An der Chemie führt auch für den Hersteller von Naturkosmetik kein Weg vorbei, denn der Chemie als solche ist nicht anzulasten, was sie in Verruf gebracht hat.
Niemand kann eine Mandel, ein Blatt oder eine Kamillenblüte pur verwenden. Ihrem Vorgänger, der Alchemie, verdankt die Chemie viele Ver-

fahren, um das natürliche Kraftpotential eines Rohstoffs zu erschließen. Zum Beispiel das Schmelzen, Legieren, Destillieren, Filtrieren oder Färben von Stoffen. Alle Medizin und auch die Naturkosmetik haben ihre Wurzeln in der Alchemie und der Chemie.

## Natur oder nicht Natur: der lange Weg zur Zertifizierung

Was in den frühen 1990er Jahren begann, gewann ab Mitte des Jahrzehnts an Fahrt und führte Anfang 2000 zu Ergebnissen. Vorreiter der Zertifizierungsaktivitäten in Deutschland war der Bundesverband Naturwaren Naturkost (BNN). Im Rahmen dieser Organisation wurde eine erste Richtlinie erarbeitet, doch sie blieb weitgehend Theorie. Dass sie an der Praxis scheiterte, lag vor allem am damals noch extrem ausgeprägten Misstrauen der Naturkosmetikhersteller untereinander. Diskutiert wurden Idealvorstellungen, denn niemand gab Informationen zur praktischen Herstellung preis.

Ein neuer ernsthafter Anlauf wurde erst wieder ab 1997 unternommen. Die zu dem Zeitpunkt stabilere Vertrauensbasis führte zu einer konstruktiven Zusammenarbeit diverser Hersteller. Nach den ersten Sitzungen nahm die Gruppe das Angebot des Bundesverbands Deutscher Industrie- und Handelsunternehmen für Arzneimittel, Reformwaren, Nahrungsergänzungsmittel und Körperpflegemittel (BDIH) an, unter dem Dach des Verbands als »Arbeitsgruppe Naturkosmetik« weiter zu arbeiten. Am Tisch dieser Arbeitsgruppe saßen Vertreter aller wichtigen Marken wie Weleda, Wala, Logona oder Lavera. Die 2001 vorgelegte Naturkosmetik-Richtlinie trägt darum auch eine Handschrift, die die Zusammensetzung des Gremiums widerspiegelt: Sie wurde von Praktikern für die Praxis erarbeitet.

## Die schwierige Suche nach der Natur der Natur

Für Puristen ist die einzige Alternative zu einem herkömmlichen Shampoo eine Haarwäsche mit Lavaerde, einer Tonerde, die mit Wasser ange-

Die meisten Naturkosmetik-Hersteller vertreiben ihre Produkte über ausgewählte Geschäfte wie Bioläden oder Reformhäuser sowie über Internet-Shops.

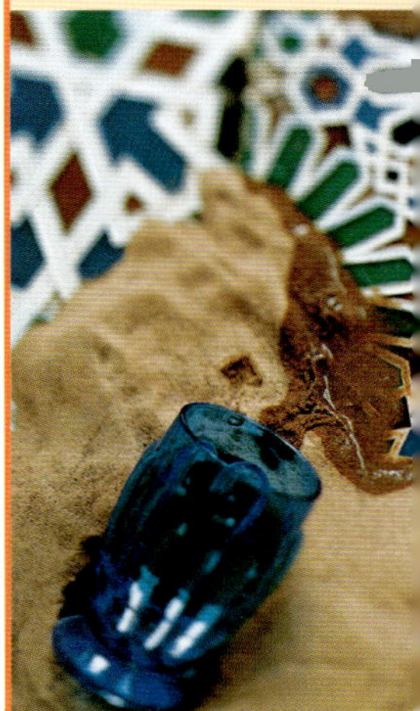

*Natur pur: Lavaerde, auch Rhassoul genannt.*

rührt werden muss. Betrachtet man Lavaerde unter dem »Convenience«-Gesichtspunkt, ein für die Akzeptanz eines Produkts wichtiger Begriff, schneidet sie weniger gut ab. Als »convenient«, also behaglich, empfindet der Käufer ein Produkt, das seinen Erwartungen entspricht: So soll ein Haarwaschmittel nicht erst angerührt werden, sondern fertig aus der Flasche kommen; es soll schön schäumen und das Haar zugleich weich und kämmbar machen. Natur pur verlangt dem Käufer einiges an Umdenken ab. Und das ist nicht jedermanns Sache.

## Wofür steht der Begriff »Naturkosmetik?«

Wie weit darf sich Naturkosmetik modernen chemischen Verfahren öffnen? Worauf will man verzichten, worauf nicht? Im Arbeitskreis Naturkosmetik des BDIH wurde viele Sitzungen lang, über einen Zeitraum von gut drei Jahren, diskutiert, bis endlich eine Richtlinie verabschiedet werden konnte. Welche Herkulesaufgabe zu bewältigen war, zeigen die folgenden Anmerkungen. Der Einsatz potentiell gefählicher Inhaltsstoffe stand natürlich nie zur Debatte. Aber was ist gefährlich? Und was wird unter »weicher Chemie« verstanden?

Da die Richtlinie für alle Unternehmen, die mit dem BDIH-Label »Kontrollierte Naturkosmetik« zertifiziert werden wollen, verbindlich ist, wurde hart um eine gemeinsame Basis gerungen. Sie sollte wegweisend und nicht nur der kleinste gemeinsame Nenner sein.

»Kometen« hieß bei den Griechen der Antike der für die Körperpflege zuständige Berufsstand. Sie verstanden unter Kosmetik eine ordnende und gestaltende Kunst, die die innere und äußere Harmonie des Menschen unterstützen soll.

## In der Präambel festgeschrieben: der ganzheitliche Ansatz

Das Grundverständnis von Naturkosmetik ist im ersten Satz der Präambel festgehalten. Er lautet: »Naturkosmetik ist eine von verschiedenen Möglichkeiten, auch bei Dingen des täglichen Gebrauchs von einem ganzheitlichen Naturverständnis auszugehen und sich im Sinne eines verantwortungsvollen Umgangs mit der Umwelt zu verhalten.«

Geschrieben wurde der Satz von einem Vertreter eines Unternehmens mit anthroposophischem Hintergrund. Nun orientieren sich nur wenige Unternehmen durchgängig an der Antroposophie, doch der ganz-

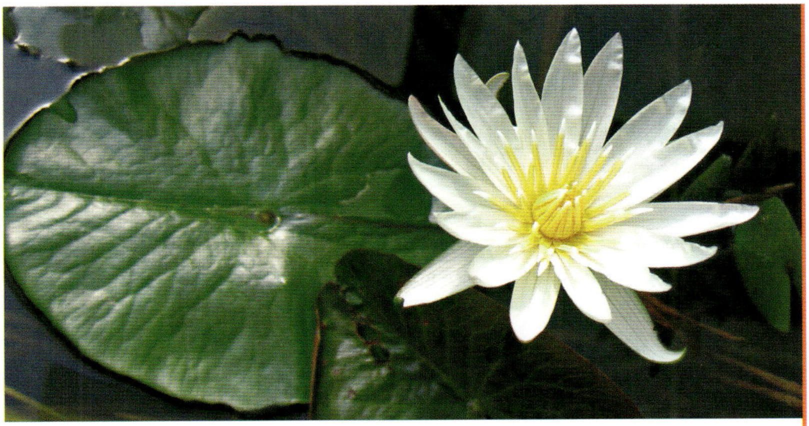

*Im Trend: Kosmetik-Wirkstoffe aus Asien, zum Beispiel aus der Lotus-Pflanze.*

heitliche Ansatz fand Zustimmung. Naturkosmetik, so die einheiliche Einschätzung, kann nicht isoliert betrachtet werden, sondern ist eingebettet in eine ganzheitliche Auffassung von Mensch und Natur.

## Sieben Kriterien zur Herstellung eines Produkts

Kern der Richtlinie sind sieben Kriterien zur Herstellung eines kosmetischen Produkts, wobei jedes einzelne Kriterium reichlich Diskussions- und Sprengstoff enthielt. Manche Themen sprengten tatsächlich die Runde: Einige Hersteller verabschiedeten sich aus dem Projekt, weil sie den eingeschlagenen Weg nicht mitgehen wollten und konnten.

Manche Isolierung eines Stoffs ist durchaus sinnvoll. So ist die Isolierung des Kamillenwirkstoffs Bisabolol für Allergiker ein Gewinn, denn in ihrer natürlichen Form kann die heilende Kamille auch Allergien auslösen.

### Kriterium Nr. 1: Pflanzliche Rohstoffe

»Einsatz pflanzlicher Rohstoffe soweit möglich aus:

- kontrolliert-biologischem Anbau (kbA), unter Berücksichtigung von Qualität und Verfügbarkeit
- kontrolliert-biologischer Wildsammlung«

Welcher Rohstoff, war die Frage, kommt auf die Liste der Rohstoffe aus kontrolliert-biologischem Anbau? Eine entscheidende Frage, denn Stoffe, die auf dieser Liste stehen, müssen, wenn sie eingesetzt werden, zwingend aus kontrolliert-biologischem Anbau stammen. Das kann teuer werden. Mancher Rohstoff aus kontrolliert-biologischem Anbau kostet doppelt so viel wie ein konventioneller Rohstoff, mancher ist um ein Vielfaches teurer. Außerdem war zu berücksichtigen, dass alle Stoffe auch in ausreichender Menge zur Verfügung stehen.

Für den Verbraucher bedeutet die Formulierung »soweit möglich aus«, dass auch ein Produkt ohne Rohstoffe aus kontrolliert-biologischem Anbau zertifiziert werden kann. Ein solches Produkt enthält pflanzliche Inhaltsstoffe aus der normalen Landwirtschaft.

Wer Rohstoffe aus kontrolliert-biologischem Anbau einsetzt, weist bei der Produktdeklaration zumeist durch ein Sternchen (*) an dem betreffenden Inhaltsstoff darauf hin. Das wird gerne gemacht, denn die Hochwertigkeit der Rohstoffe aus kontrolliert-biologischem Anbau ist ein zusätzliches Qualitätsmerkmal.

**Kriterium Nr. 2: Tierschutz**

- »Weder bei der Herstellung noch bei der Entwicklung oder Prüfung der Endprodukte werden Tierversuche durchgeführt noch in Auftrag gegeben.
- Rohstoffe, die vor dem 01.01.1998 noch nicht im Markt vorhanden waren, dürfen nur dann verwendet werden, wenn sie nicht im Tierversuch getestet worden sind. Außer Betracht bleiben hierbei Tierversuche, die durch Dritte durchgeführt wurden, die weder im Auftrag noch auf Veranlassung des Auftraggebers gehandelt haben, noch mit diesen gesellschaftsrechtlich oder vertraglich verbunden sind.
- Der Einsatz von Rohstoffen toter Wirbeltiere (z. B. Walrat, Schildkrötenöl, Nerzöl, Murmeltierfett, tierische Fette, tierisches Collagen und Frischzellen) ist nicht gestattet.«

Das Thema Tierschutz bewegt viele Menschen. Als Faustregel kann gelten: Je mehr synthetische Chemie, desto größer ist die Wahrscheinlichkeit, dass Stoffe im Tierversuch sind oder waren.

Das Thema »Tierschutz« zählt zu den extrem emotionsgeladenen Themen. Nüchtern betrachtet haben Naturkosmetik und Tierschutz nichts miteinander zu tun. Beim Tierschutz geht es um ethische Fragen, bei der Naturkosmetik um die Qualität der Rohstoffe und um chemische

Verfahren. Dass beide Themen dennoch nicht voneinander zu trennen sind, liegt am Selbstverständnis der Naturkosmetik, wie es in der Präambel beschrieben wird. Die Diskussionen darüber, was ethisch für einen Hersteller von Naturkosmetika vertretbar ist und was nicht, gerieten an manchen Sitzungstagen zur Zerreißprobe. Es ging um sehr viel. Nicht zuletzt um die Frage, ob ein Hersteller von Naturkosmetik bestimmte Produkte überhaupt herstellen soll oder aus Gründen des Tier- und Umweltschutzes ganz darauf verzichtet wird.

Der rote Farbstoff der Cochenillen wird nicht nur für kosmetische Produkte verwendet. Er gibt auch dem Campari seine typische rote Farbe.

Auf der Ebene der Inhaltsstoffe waren Fragen zu klären wie:

- Soll Naturkosmetik auf ein intensives Rot verzichten? So ein Rot ist nur mit giftigen Azofarbstoffen zu erreichen oder mit Carmin, einem roten Farbstoff der Cochenillen (Schildläuse).
- Soll Naturkosmetik auf Seide verzichten, z. B. auf Seidenpulver als Glanz gebendes Mittel in Haarpflegeprodukten oder auf hydrierte Stoffe (gehärtete Fette) für Lippenstifte? Seide wird aus den Kokons der Seifenraupen gewonnen. Die Kokons werden in der Regel geerntet, bevor die Raupen geschlüpft sind. Dann sind sie noch intakt und liefern lange Fäden, die z. B. in der Textilindustrie eingesetzt werden. Aus den Kokon-Abfällen wird die kosmetische Seide gewonnen.
- Soll Naturkosmetik auf natürlich Filmbildner in Haarsprays verzichten? Chitosan ist der Rohstoff, der dafür benötigt wird. Gewonnen wird er aus Schalen von Krabben. Die Krabbenschalen liefert die Lebensmittelindustrie, denn sie verwendet nur das Krabbenfleisch.
- Soll die Naturkosmetik auf den Einsatz von Schweineschmalz verzichten, das von jeher Bestandteil einer natürlichen Kosmetik war? Nach zähem Ringen wurde festgeschrieben: Carmin aus Cochenillen ist erlaubt, auch kosmetische Seide und Chitosan dürfen eingesetzt werden. Schweineschmalz dagegen nicht. Warum? Weil die Trennungslinie, auf die man sich einigte, der des Tierschutzbundes entspricht. Das heißt: Der Einsatz tierischer Rohstoffe aus toten wirbellosen Tieren ist gestattet, der Einsatz von Rohstoffen aus toten Wirbeltieren dagegen nicht.

**Kriterium Nr. 3: Mineralische Rohstoffe**

»Der Einsatz anorganischer Salze (z. B. Magnesiumsulfat) und mineralischer Rohstoffe (z. B. Natriumchlorid) ist grundsätzlich gestattet. Ausnahme siehe unter Punkt 5.«

Auch die wenigen mineralischen Rohstoffe, die für Naturkosmetika erlaubt wurden, bereiteten einiges Kopfzerbrechen. Bei unproblematischen Stoffen wie z. B. Natriumchlorid (Kochsalz) oder Magnesiumsulfat (Glaubersalz) war schnell Einigkeit erzielt, doch zur Debatte standen auch eine Hand voll mineralischer Rohstoffe, die bei genauerer Betrachtung der Gewinnung bzw. der Herstellmethode weit über die Grenze des Natürlichen hinausgehen.

Zu diskutieren war: Wenn nicht auf Produkte mit Lichtschutz und auf manche Farbstoffe verzichtet werden soll, müssen mineralische Rohstoffe eingesetzt werden, die unter problematischen Bedingungen gewonnen oder verarbeitet werden. Um eine »Absolution« für solche Stoffe wurde zäh gerungen. Dabei ging es um Zutaten wie:

- Mikronisiertes Titandioxid (ein mineralischer Lichtschutz), das z. B. nur unter Einsatz von Säuren und extrem hoher Temperaturen gewonnen werden kann.
- Auch ein mineralischer Farbstoff wie »Preußisch Blau« wird mittels »harter« Chemie hergestellt. Im Endeffekt ist er jedoch im Vergleich zu vielen organischen Stoffen ungefährlich.

Nachdem die Würfel gefallen waren, saßen einige Hersteller nicht länger mit am Tisch. Die getroffenen Entscheidungen waren mit ihrem Verständnis von Naturkosmetik nicht zu vereinbaren.

Laufen bestimmte chemische Prozesse auch in der Natur ab? Das ist eine zentrale Frage bei der Definition einer für Naturkosmetika akzeptablen Chemie. Veresterungen sind z.B. chemische Prozesse, die auch in der Natur vorkommen.

**Kriterium Nr. 4: Rohstoffe mit beschränktem Einsatz**

»Für die Herstellung von Naturkosmetika können Bestandteile verwendet werden, die durch Hydrolyse, Hydrierung, Veresterung, Umesterung oder sonstige Spaltungen und Kondensationen aus folgenden Naturstoffen gewonnen werden:

- Fette, Öle und Wachse
- Lecithine und Lanolin
- Mono-, Oligo- und Polysaccharide
- Proteine und Lipoproteine

Den konkreten Rohstoffeinsatz regelt die aktuelle Positivliste für die Entwicklung und Herstellung von ›Kontrollierter Natur-Kosmetik‹.«

Eine Hydrierung ist eine Härtung von Fett. Eine solche Fetthärtung wird zum Beispiel vorgenommen, um aus flüssigem Öl Margarine herzustellen.

Aus rechtlichen Gründen musste die BDIH-Richtlinie an die EU-Richtlinie angelehnt werden. Das Problem: Der Kenntnisstand von damals ist nicht mit dem von heute zu vergleichen. Damals dachte man beim Thema »Milde chemische Prozesse« nur an Emulgatoren und Tenside. An Vitamin E (Tocopherylacetat) zum Beispiel, ein Wirkstoff und kein Emulgator, oder an hydrierte (gehärtete) Inhaltsstoffe wie Hydrogenated Coconut Oil als Konsitenzgeber und andere vergleichbare Stoffe dachte noch niemand. Die in Punkt 4 genannten milden chemischen Prozesse werden aber auch für solche Inhaltsstoffe benötigt.

**Kriterium Nr. 5: Bewusster Verzicht auf**

- organisch-synthetische Farbstoffe
- synthetische Duftstoffe
- ethoxilierte Rohstoffe
- Silikone
- Paraffine und andere Erdölprodukte

Zulassungskriterium für natürliche Riechstoffe ist die ISO-Norm 9235.

*Logo des BDIH für echte Naturkosmetik*

Kontrollierte Natur-Kosmetik • BDIH •

Für ein naturkosmetisches Produkt bedeuten diese Bestimmungen:

- Eingesetzt werden nur ätherische Öle oder Einzelsubstanzen aus ätherischen Ölen. Solche Einzelsubstanzen werden nur physikalisch isoliert. Synthetische Duftstoffe kommen nicht zum Einsatz.
- Es kommen auch keine synthetischen Farbstoffe zum Einsatz. Als Farben werden mineralische wie Eisenoxide, pflanzliche wie Chlorophyll, anorganische oder das tierische Carmin eingesetzt.

Die Sorbinsäure, eine der für Naturkosmetika zugelassenen Konservierungsmittel, kommt z. B. auch in Vogelbeeren vor.

**Kriterium Nr. 6: Konservierung**

»Zur mikrobiologischen Sicherheit der Produkte werden, neben natürlichen Konservierungssystemen, nur bestimmte naturidentische Konservierungsmittel zugelassen:

- Benzoesäure, ihre Salze und Ethylester
- Salicylsäure und ihre Salze
- Sorbinsäure und ihre Salze
- Benzylalkohol

Beim Einsatz dieser Konservierungsstoffe ist der Zusatz: ›Konserviert mit ... [Name des Konservierungsstoffes]‹ erforderlich!«

»Dieses Produkt enthält keine synthetischen Konservierungsmittel« – mit dieser Aussage werben viele Hersteller von Naturkosmetika. Und den Verbraucher freut es – und es motiviert ihn zum Kauf –, denn synthetische Konservierungsmittel stehen nicht zu Unrecht heftig in der Diskussion.

Rein rechtlich gesehen ist die Konservierung ein heikles Thema. Nach den Buchstaben des Gesetzes dürfen für Kosmetika nur die in der Kosmetikverordnung genannten Mittel verwendet werden. Aus diesem Grund müssen auch in Regelwerken zur Naturkosmetik Konservierungsmittel aus diesem Katalog der rechtlich erlaubten Mittel genannt werden. Die oben aufgezählten »naturidentischen« Konservierungsmittel sind die am wenigsten problematischen unter den Konservierungsmitteln der Kosmetikverordnung.

Die meisten Hersteller von Naturkosmetika lehnen die aufgelisteten Konservierungsmittel jedoch ab. Würden sie eingesetzt, müsste das Produkt mit dem Hinweis »konserviert mit ... Name des Konservierungsmittels]« versehen werden. Und genau das möchte man nicht. Darum werden zur Konservierung Substanzen eingesetzt, deren Hauptnutzen ein anderer ist, die aber auch eine konservierende Wirkung haben. Zum Beispiel das Lösungsmittel Alkohol oder spezielle natürliche Duftstoffe (ätherische Öle).

**Kriterium Nr. 7: Keine radioaktive Bestrahlung**
»Eine Entkeimung von organischen Rohstoffen und kosmetischen Endprodukten durch radioaktive Bestrahlung ist nicht gestattet.«

Dieser Punkt trägt der Tatsache Rechnung, dass es durchaus üblich ist, organische Rohstoffe wie Pflanzen zu bestrahlen. Das kommt häufig bei getrockneten Pflanzen vor. Aber auch Gewürze werden bestrahlt, um den Keimgehalt zu reduzieren. Da die Bestrahlung von pflanzlichen Rohstoffen zu schädlichen organischen Veränderungen führen kann, sind bestrahlte organische Rohstoffe für Naturkosmetika tabu.

Auch in Frankreich entwickelt sich der Markt für Naturkosmetik positiv, doch Deutschland ist in diesem Segment die Nummer eins in Europa.

## Weitere europäische Zertifizierungen

Im offenen Markt der EU stehen Kosmetikprodukte aus vielen Ländern in den Regalen. So sind in Deutschland zum Beispiel alle großen französischen Marken vertreten, aber auch kleinere, die ein Pendant zur deutschen Naturkosmetik sind. Die französischen Zertifizierungsbemühungen sind eng mit den deutschen Aktivitäten verbunden.

- Den Anfang machte die Öko-Organisation Nature & Progrès (N & P) 1998 mit einer ersten Richtlinie. Sie griff auf die vom BNN erarbeitete Grundlage zurück. Und blieb weitgehend dabei. Auch die jüngste Überarbeitung hält an einem im Vergleich zur BDIH-Richtlinie deutlich restriktiveren Kurs fest.

Einschränkend ist bei N & P bereits die Festlegung, dass vorzugsweise Inhaltsstoffe aus kontrolliert-biologischem Anbau einzusetzen sind, die

### Weniger ist mehr

**Eines ist allen Herstellern von Naturkosmetik gemeinsam: Sie handeln nach der Devise »weniger ist mehr«. Das INCI-Inventar der möglichen Kosmetikinhaltsstoffe umfasst Tausende von Substanzen. Die Positivliste des BDIH erlaubt nur 690 Inhaltsstoffe.**

*Feiner Lotusblüten- und Bambusextrakt sind Wirkstoffe in der Serie »Asia«.*

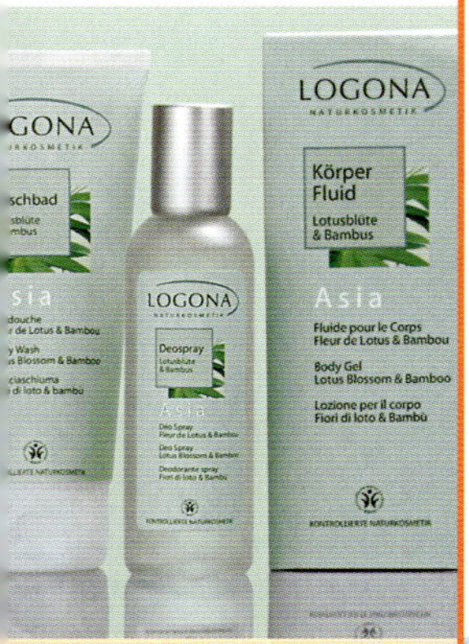


nach Nature & Progrès zertifiziert sind. Das gilt zwar mit Einschränkungen, doch wenn dieser Punkt genommen wird, müssten überwiegend von N & P zertifizierte pflanzliche Rohstoffe eingesetzt werden.

▸ Vergleichbar mit der BDIH-Richtlinie ist das 2002 vorgelegte Regelwerk der Organisation Ecocert. Ecocert, hervorgegangen aus der A. C. A. B. (Association des Conseillers en Agriculture Biologique), wurde 1991 gegründet und zählt inzwischen zu Europas großen, weltweit agierenden Kontroll- und Zertifizierungsverbänden.

Nach der Ecocert-Richtlinie sind die meisten französischen Naturprodukte zertifiziert. Gewicht verleiht ihr auch die Tatsache, dass sie von staatlicher Seite als verbindliche Regelung abgesegnet wurde.

In Frankreich heißen Naturkosmetika »Cosmétique Bio«. Und das hat seinen Grund. In Frankreich wird für eine Zertifizierung eine spezifische Naturqualität gefordert – die Bio-Qualität. Pflanzliche Inhaltsstoffe aus

»Ich benutze nur Kosmetik, die auf natürlicher Basis ohne chemische Zusätze hergestellt wird«, dieser Aussage stimmen 44 Prozent der befragten Personen ganz oder überwiegend zu (Kommunikationsanalyse 2004 der Zeitschrift *Brigitte*). Zertifizierungen helfen, echte Naturprodukte zu finden.

## Einige Tausend Produkte sind zertifiziert

**▸ Mit dem Label »Kontrollierte Naturkosmetik BDIH« sind über 2500 Produkte zertifiziert. Diese Produkte werden von 50 Unternehmen hergestellt. Schätzungsweise tragen über die Hälfte aller in Europa verkauften zertifizierten Naturkosmetikprodukte das BDIH-Label.**

**Nach der BDIH-Richtlinie sind zum Beispiel als bekanntere und größere Marken zertifiziert: Lavera, Logona, Wala/Dr. Hauschka Kosmetik, Weleda, Sante, Walter Rau Speickwerke, Primavera und Taoasis als Spezialisten für ätherische und andere Öle. Zu den kleineren Marken gehören beispielsweise: aloecare, Aloe Vera premium, Anika, Aubrey Organics, Aurica, Classic Ayurveda, CMD, Fitne, Harmonie, Kraus, Laveré, Neumond, Provida Organics, Rock Star Baby, Santaverde, Schupp, SE, SpiruSkin, Verima, wellments.**

**▸ Die Ecocert-Labels »Cosmétique BIO Charte Cosmebio« und »Cosmétique ECO Charte Cosmebio« finden Sie in Frankreich auf rund 1200 Produkten.**

**▸ Nature & Progrès zertifizierte 2005 die Produkte von 19 französischen Unternehmen.**

biologischem Anbau sind auch ein wichtiges Merkmal von Produkten, die das deutsches BDIH-Label tragen. Im Unterschied zu einem Ecocert-Label wird der prozentuale Anteil der Inhaltsstoffe aus kontrolliert-biologischem Anbau aber nicht beziffert.

## Die Labels: Es gibt Unterschiede

So wichtig und richtig eine Zertifizierung von Produkten ist – für den Verbraucher ist es eine Last, zwischen den verschiedenen Labels zu unterscheiden. In Deutschland dominiert eindeutig das BDIH-Label, aber auch das neuform-Label nimmt für sich in Anspruch, Naturqualität zu gewährleisten (siehe Seite 36 f.).

Die in Europa vorherrschenden Labels sind:

- Das Label »Kontrollierte Naturkosmetik BDIH«.

Infos: www.kontrollierte-naturkosmetik.de

- Die auf der Basis der Ecocert-Richtlinien vergebenen Labels »Cosmétique BIO Charte Cosmebio« und »Cosmétique ECO Charte Cosmebio«. Sie unterscheiden sich dadurch, dass für das Label »Cosmétique BIO Charte Cosmebio« ein höherer Prozentanteil biologischer Inhaltsstoffe vorgeschrieben ist. Infos: www.ecocert.fr

## Zertifizierung und Kontrolle

Eine Zertifizierung ist nicht auf das einzelne kosmetische Produkt beschränkt. Sie umfasst den gesamten Herstellungsprozess – vom Einkauf über die Produktion bis zur Lagerung. Das Produkt ist also nur ein Teil des Ganzen. Auf den Prüfstand kommt das gesamte Unternehmen. Ist die Gesamtbilanz positiv, kann das Label verwendet werden. Aber nur unter bestimmten Bedingungen.

Der BDIH legt beispielsweise zur Verwendung des Labels fest:

- Eine Zertifizierung wird nur für einzelne Produkte, nicht für eine Marke vergeben. 60 Prozent der Produkte einer Marke müssen den Zertifizierungs-Richtlinien entsprechen. Erst dann darf das Logo für ein Produkt genutzt werden.

Wer in Frankreich »Cosmétique BIO« kauft, stößt häufig auf Angaben wie »97,7 Prozent pflanzliche Inhaltsstoffe aus biologischem Anbau«. Solche Zahlen werden nach einem äußerst komplizierten Schlüssel errechnet. In den Grundzügen unterscheidet sich die Qualität aber nicht von Produkten, die nach dem BDIH-Label zertifiziert sind.

Kontrollen sind bei Prüfsiegeln das A und O. Sie werden in der Regel jährlich durchgeführt. Die Arbeit des Kontrolleurs gleicht in mancher Beziehung der eines Steuerprüfers. So müssen Unternehmen eine Fülle von Dokumenten vorgelegen, um lückenlose Nachweise zu erbringen, zum Beispiel bei Substanzen aus kontrolliert-biologischem Anbau.
Überprüft wird die gesamte Prozesskette, von den externen Verarbeitungsstätten bis zu Aufzeichnungen über Beanstandungen. Zu jedem einzelnen Rohstoff sind, soweit erforderlich, gültige Zertifikate oder Kontrollbestätigungen vorzulegen. Ein Prüfbericht umfasst Posten wie die Chargenrückverfolgung, Probeentnahmen und eingesehene Unterlagen, Rezepturdokumentationen, Herstellprotokolle oder Inventurlisten zum Mengenabgleich.

## Das Label neuform: Erlaubt ist, was gefällt

Das neuform-Label lässt auch bei Farbstoffen Abweichungen von der Grundregel zu, dass natürliche Farben einzusetzen sind. Als möglicher Ausnahmefall gilt z.B. der große Bereich dekorativer Kosmetik, also ein Segment, in dem Farben das A & O sind.

Die in den etwa 2500 Neuform-Reformhäusern angebotenen Kosmetikmarken (z. B. Annemarie Börlind, Kunze elektrobio oder Diaderma Arya-Layall) tragen das neuform-Label. Dieses Label bleibt in zentralen Punkten weit hinter anderen Richtlinien zurück. Die Bestimmungen sind so unverbindlich, dass sich nicht sagen lässt, von welcher Art ein Produkt mit neuform-Label ist. Es kann an ein naturkosmetisches herankommen, kann aber auch viel bedenkliche synthetische Chemie enthalten.

▸ Das Label neuform erlaubt für Kosmetika zum Beispiel PEG-haltige Tenside, bei den Konservierungsmitteln Parabene und Phenoxyethanol. »Aufgrund ihrer guten Funktionalität kann auf PEG-haltige Tenside nicht verzichtet werden«, heißt es in der Qualitätsbroschüre von Neuform. Ein ganz und gar nicht stichhaltiges Argument, denn Hersteller echter Naturkosmetik verzichten darauf.
Außerdem enthält die Richtlinie sehr dehnbare Absätze.

▸ Befremdlich ist etwa der Passus zu Sonnenschutzmitteln. Er lautet: »Für Sonnenschutzmittel ist der Einsatz von UV-Filtern gesetzlich verbindlich vorgeschrieben. Ihr Einsatz ist zum Schutz von lichtempfindlichen Personen und vor den zunehmenden Gefahren der intensiven UV-

Bestrahlung auch in Sonnenschutzmitteln mit dem neuform-Zeichen notwendig.«

Richtig ist: Ein Sonnenschutzpräparat muss wirksam sein. Der Gesetzgeber erzwingt aber keineswegs den Einsatz synthetischer UV-Filter! Wenn solche Filter in Produkten mit einem neuform-Label eingesetzt werden, kann der Einsatz nicht mit Hinweis auf die Gesetzeslage gerechtfertigt werden, denn es gibt andere Filter. In kosmetischen Produkten, die nach BDIH oder Ecocert zertifiziert sind, ist verbindlich geregelt, dass keine synthetischen UV-Filter verwendet werden dürfen.

- Bei Duftstoffen, Hilfsstoffen, UV-Absorbern, Tensiden kann »zur Erzielung einer besonderen Wirkung« letzten Endes eingesetzt werden, was der Hersteller einsetzen möchte.
- Kontrolliert werden Neuform-Kosmetika auch nicht von unabhängigen Instituten. Kontrollinstanzen sind die Labors der Hersteller und die Neuform selbst!

Gute Zertifizierungen dienen dem Verbraucher, sie sind aber auch ein gutes Geschäft. Darum gibt keine Organisation gerne freiwillig die Zertifizierungs-Kompetenz auf.

## Es kommt: das europäische Label

**»European Standards« für Naturkosmetik sind das Ergebnis der Zusammenarbeit des deutschen BDIH, des französichen Verbands Ecocert, der englischen Soil Association, des italienischen AIAB und der belgischen EcoGarantie, die 2006 in die Schlussphase geht.**

**Der Verband Ecocert, einer der gewichtigen Partner bei den Verhandlungen, musste sich bei der Erarbeitung der neuen Richtlinie von einem wichtigen Punkt seiner Zertifizierungs-Kriterien verabschieden. Nach Ecocert-Standards gilt nämlich auch das Wasser, wenn es ein Hydrolat ist, als Bio-Bestandteil eines kosmetischen Produkts. Da dem so ist, kommen französische Produkte auf hohe Bio-Anteile. Nach dem Verständnis des BDIH kann aber auch ein Hydrolat nicht als Bio-Bestandteil betrachtet werden.**

**Die neue, gemeinsame Richtlinie ist die Basis für die Entwicklung eines europäischen Labels für Naturkosmetik. Geplant ist jedoch ein »Über-Label«. Die vorhandelnen Labels bleiben weiterhin erhalten.**

# Qualität & Wirkung

## Die Kosmetikwerbung arbeitet mit vielen Tricks

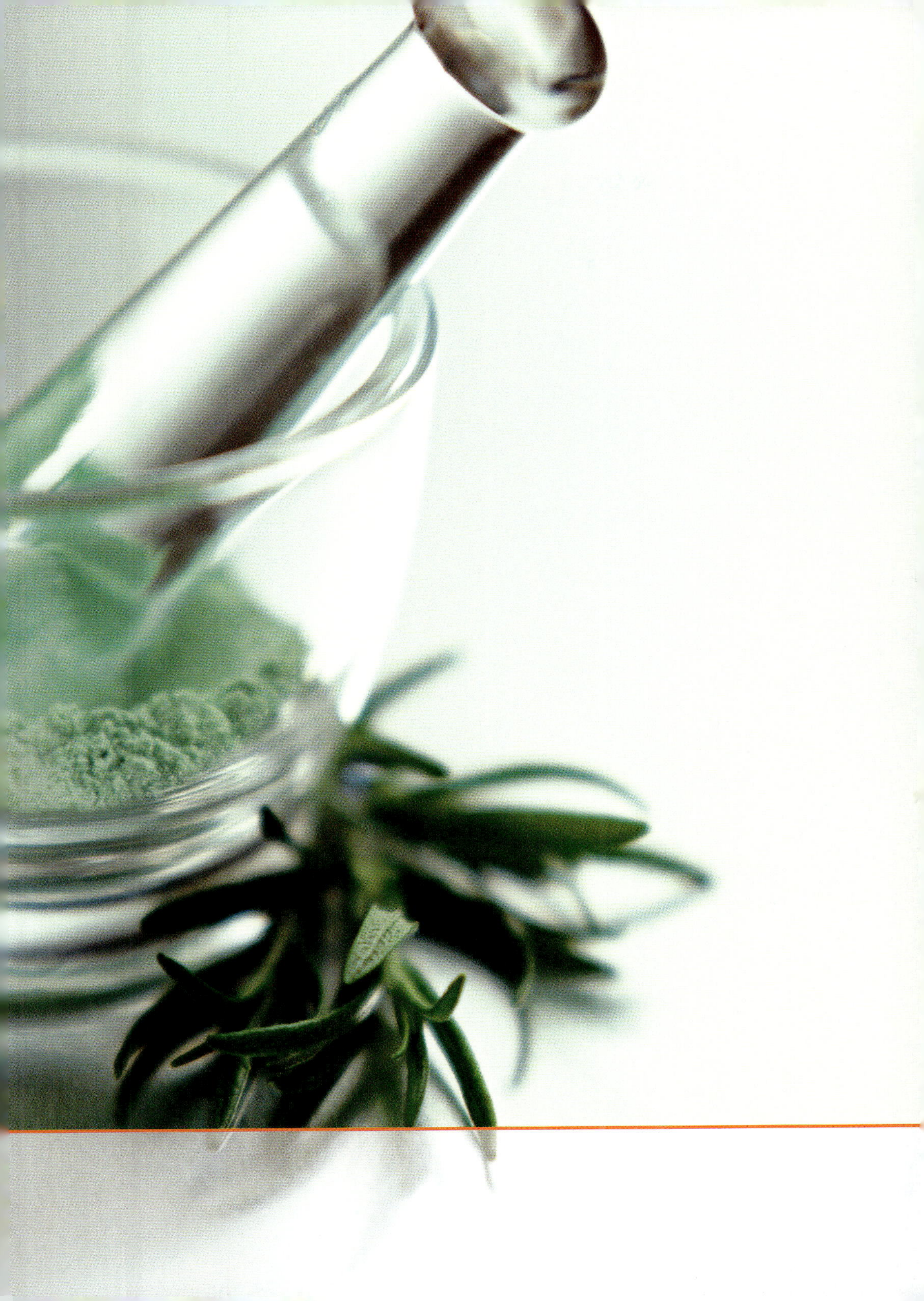

# Die Macht der »Messages«

Beim Thema »Schönheit und Kosmetik« sind sich die meisten Medien und die Werbung in einem Punkt einig: Frauen – und mehr und mehr auch Männer – befinden sich in einem ständigen Kampf gegen Falten, Feuchtigkeitsverlust, Hautunreinheiten, gegen Fett, Schweiß, freie Radikale usw. Der grassierende Schönheitswahn hat vor allem Frauen in unerträglicher Weise unter Druck gesetzt. Und siehe da – auch der von der Kosmetikindustrie erzeugte Schönheitsstress lässt sich, wie das Beispiel Dove zeigt, bestens vermarkten.

Schauspielerinnen, die noch jung sind und nicht mehr beschäftigt werden, weil sie keine lebendige Mimik mehr haben – das gibt es inzwischen! Sie haben sich durch zu viele Botox-Spritzen gegen Fältchen um einen lebhaften Gesichtsausdruck gebracht.

## Clevere Marketingstrategien

Die Marke Dove drehte den Spieß einfach um und startete im Sommer 2005 eine Kampagne mit dem Titel »Initiative für wahre Schönheit«. Für die neue Werbebotschaft tragen Frauen mit flachen Brüsten oder mit Falten und anderen Alterserscheinungen ihre Haut zu Markte. Die Botschaft wurde verstanden: Frauen begeisterten sich für den neuen Traum – den vom Ende des Beautywahns. Und sie stürzten sich zugleich auf das Produkt, mit dem sie diese Botschaft verbanden: Die Verkaufszahlen für die Dove-Bodylotion schnellten europaweit in die Höhe.
Weil das Produkt besser ist als andere? Darauf, zeigt dieses Beispiel, kommt es nicht an. Gekauft wird die »Message«. Sie ist der Nährboden, auf dem die Marketingausgaben reichlich Früchte tragen.

### Eine Goldgrube: der Markt für Anti-Aging-Produkte

Nach der Blitzkarriere der Begriffe »Anti-Aging« und »Lift« hat auch der Begriff »erste Fältchen« einen rasanten Aufstieg erlebt. Und mit dem Kampf gegen die ersten Fältchen kann natürlich gar nicht früh genug begonnen werden. Die hinter solchen Begriffen stehende Marketingstrategie ist so clever wie einträglich: Wem permanent eingeredet wird, dass die Haut tagtäglich schimmsten Umweltattacken ausgesetzt ist, die den vorzeitigen Alterungsprozess massiv beschleunigen, der glaubt irgendwann daran – und greift dankbar zu Produkten, um seine Haut vor dem Schlimmsten zu bewahren.

Normale Produkte, ist die unterschwellige Message, reichen nicht aus. Es müssen »Spezialwaffen« her, um die Feinde zu besiegen. Dass solche Produkte ihren Preis haben, versteht sich von selbst. So wird auch der Begriff »erste Fältchen« zu einem Sesam-öffne-dich. Er schafft den Zugang zu den unter 30Jährigen und garantiert lukrative Geschäfte.

## Die Produktlawine rollt

Greife ich als reifere Frau zu »Revitalift« oder »Antiage«, zu »Idéal Balance«, »Resurface-C« oder »Primordiale Optimum Sérum Flash«? Allein bei Gesichtscremes bieten konventionelle Kosmetikmarken eine solche Produktlawine, dass die Unterschiede kaum mehr auszumachen sind. Wie eine Untersuchung der Zeitschrift *Brigitte* zeigt (siehe Seite 42), sind 38 Prozent der Frauen völlig verunsichert. Gekauft, ist zu vermuten, wird nach dem Motto »die eine könnte ja besser sein als die andere Creme«. Das Produkt-Hopping« führt jedoch immer weiter weg von einem bewussten, individuell sinnvollen Pflegekonzept. Und von einer positiven Einstellung zur eigenen Haut.

Naturkosmetische Marken offerieren ein deutlich geringeres Produktangebot und eine überschaubare Einbindung in Hautpflegekonzepte.

Testergebnisse beweisen es immer wieder: Gerade bei Kosmetika ist Qualität keine Frage des Preises. Doch der Glaube hält sich hartnäckig, dass nur wertvoll für die Haut sein kann, was auch viel kostet.

## Happy Aging statt Anti-Aging

**»Anti macht alt!«, sagt die Naturkosmetikherstellerin Martina Gebhardt. »Anti bedeutet Widerstand und richtet sich letztendlich gegen uns selbst und damit gegen unsere Fähigkeit, uns zu regenerieren.« Auch wenn der Begriff »Happy Aging«, den Martina Gebhardt ihrer Pflegelinie für die reifere Haut gab, vielleicht nicht der glücklichste ist: Der Anti-Welle Einhalt zu gebieten und das Lebensgefühl der über 40Jährigen positiv zu unterstützen, kann nur begrüßt werden.**

Bei Cremes zur Gesichtspflege werden z. B. – in der Regel für unterschiedliche Hauttypen – nur wenige Varianten als Tages- und Nachtpflege angeboten. Und sie heißen, wie z. B. bei Logona, schlicht und verständlich »Tagescreme Aloe für sensible Haut« oder »Nachtcreme Rose für trockene Haut«.

Krankheit, Überforderung und Kummer zeigen sich auch durch eine fahle, spröde Haut. Lebensfreude und Vitalität steigern dagegen die Durchblutung der Haut messbar und bewirken einen frischen, gesunden Teint.

## Die Haut: Freund oder Feind?

Wie wird Haut von Frauen wahrgenommen? Ist sie noch Freund oder wird sie mit jedem Lebensjahr mehr zum »Verräter« – zu einem Körperteil, der das Alter verrät, der frau mehr und mehr im Stich lässt? Die Verkaufsargumente für konventionelle Kosmetika schaffen ein hautfeindliches Klima. In diesem Klima wird die Haut zur Gefahr fürs Wohlbefinden. Darauf bauen, dass sie zu einer positiven Eigenleistung in der Lage ist? Dass sie nicht permanent bearbeitet werden muss? Vielen ist dieses Vertrauen in die eigene Körperhülle abhanden gekommen.

Naturkosmetische Pflegekonzepte setzen an einem Punkt an, der Haut als das begreift, was sie ist: ein Körperteil, das durch Pflegeprodukte dabei unterstützt wird, sich selbst gesund und funktionstüchtig zu erhalten. Es wäre schön, wenn dieser positive Ansatz auch auf der verbalen Ebene nicht verloren ginge. Jedes »Anti« trägt zum Klimawandel, zu einer negativen Selbstsicht bei.

## Unsicherheit und Skepsis

**Die Kommunikationsanalye 2004 der Frauenzeitschrift *Brigitte* kommt zu einer Reihe aufschlussreicher Ergebnisse.**

- **Die Feststellung »Bei dem großen Angebot an Kosmetik, das es heute gibt, blicke ich nicht durch, da fühle ich mich unsicher« bestätigen 38 Prozent der Frauen »voll und ganz« bzw. »überwiegend«.**
- **Auch die Aussage »Bei vielen Kosmetikprodukten befürchte ich, dass sie für die Haut schädlich sind« wird von 42 Prozent der Befragten voll bzw. überwiegend bestätigt. »Trifft gar nicht zu« sagten nur 11 Prozent.**

## Information statt Suggestion: deutliche Unterschiede bei den Marketingstrategien

Im Wettbewerb um die besten kryptischen Wirkungsversprechen entwickelt auch mancher Hersteller natürlicher bzw. scheinbar natürlicher Kosmetikprodukte einen Ehrgeiz, der kaum mehr von dem konventioneller Kosmetikkonzerne zu unterscheiden ist. Ein »Lift« oder »Lifting« im Produktnamen – lange in der Naturkosmetik als unseriös verpönt – ist keine Seltenheit mehr. Doch bei genauerem Hinsehen zeigen sich signifikate Unterschiede.

Informieren oder irreale Hoffnungen wecken – zwischen diesen beiden Polen bewegen sich Produktpräsentationen. Bei seriösen Herstellern neigt sich die Waagschale in Richtung Information, bei anderen dominiert eine Strategie, die mit Ängsten und Hoffnungen spielt.

- Nuxe präsentiert sein Produkt »Gel-Crème Anti-Cellulite Tonific Minceur®« mit dem Satz: »Die Zellulite ist wirklich unser schlimmster Feind.« Zur Wirkung wird versprochen: »Nach 1 Monat sind spektakuläre Ergebnisse zu sehen. Eine Verringerung des Oberschenkels um bis zu 2,5 cm.«
- In deutlichem Gegensatz zur Nuxe-Präsentation steht die Vorstellung des Weleda-Produkts »Birken-Cellulite-Öl«. Zum Problem Zellulite ist bei Weleda zu lesen: »Viele Frauen sind beim Blick in den Spiegel eigentlich ganz zufrieden, wenn nicht Cellulite an Oberschenkeln und vielleicht Armen ihre Schatten auf das harmonische Bild werfen würden.« Als Mittel gegen Zellulite wird empfohlen: »Gesunde Ernährung, Bewegung und Birken-Cellulite-Öl sind die drei Grundvoraussetzungen, um Cellulite in den Griff zu bekommen.«

Die Unterschiede sind nicht zu übersehen:

- Die Weleda-Aussagen zu Zellulite machen deutlich: Zellulite verschwindet nicht durch die Anwendung eines Produkts. Es bedarf eines Bündels an Maßnahmen, um sie in den Griff zu bekommen.
- Im Gegensatz dazu verführt die Nuxe-Präsentation zu der irrigen Hoffnung, Zellulite ließe sich wegcremen. Schön wär's, aber dem ist

Weleda informiert zum Thema »Zellulite« mit einem 45 Seiten umfassenden Ratgeber mit ausführlichen Tipps zu gesunder Ernährung, hautstraffenden Bewegungsprogrammen, Massagen, Wasseranwendungen und Produktvorschlägen für die Körperpflege bei Zellulite.

nun einmal ganz und gar nicht so. Ein kosmetisches Produkt ist ein Baustein, doch ohne grundlegende Verhaltensveränderungen ist dem Problem Zellulite nicht beizukommen.

Auffällig ist zumindest, dass Herstellern von Naturkosmetika, die sich über Jahre durch Seriosität einen Namen gemacht haben, klare, nachvollziebbare Informationen anbieten statt geheimnisvoller Chiffren.

Wichtiger als Kosmetik: der Lebensstil. Das Royal Edinburgh Hospital hat 3000 Frauen, die 10 Jahre jünger aussahen, als sie waren, untersucht und mit altersgemäß aussehenden Frauen verglichen. Das Ergebnis: Die Junggebliebenen ernährten sich ausgewogen, trieben Sport, rauchten nicht, waren kaum in der Sonne und reagierten gelassen auf Stress.

## Bei der Wirkung wird hoffnungslos übertrieben

Schon die gewaltigen Preisunterschiede bei Produkten zur Gesichtspflege erzwingen, dass sich die Anbieter bei den Wirkungsversprechen wechselseitig übertrumpfen. Bei konventionellen Kosmetika liefern in der Regel Testergebnisse die schlagenden Argumente, denn die lügen nicht. Oder?

Hersteller zertifizierter Naturkosmetik setzen aus einer Reihe von Gründen kaum auf Zahlenspiele. Einer dieser Gründe: Um beim Wettlauf um Zahlen mitzuhalten, müsste der Logik konventioneller Produzenten gefolgt werden. Bei den Methoden wie bei den Produkten. Und diese Methoden sind mehr als fragwürdig.

Interessant ist in diesem Zusammenhang, wie Manager großer Kosmetikkonzerne agieren, wenn sie mit dem Vorwurf übertriebener Wirkungsversprechen konfrontiert werden. Sie ziehen sich beim Thema

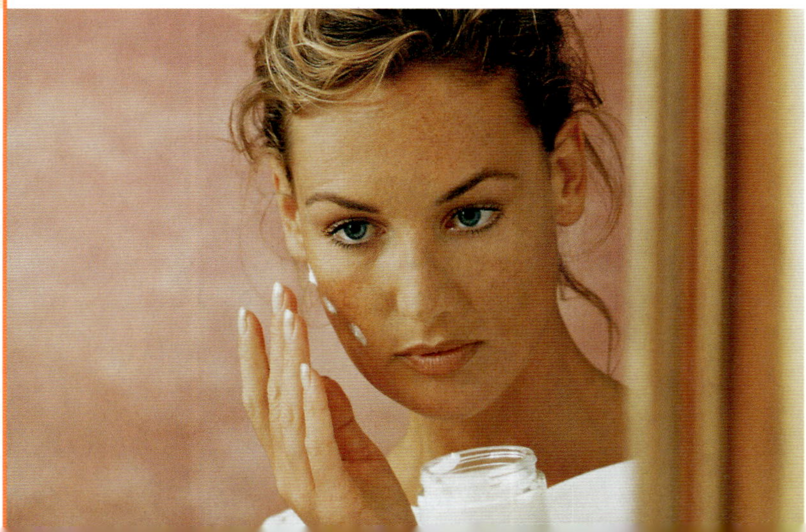

*Unsere Haut wird unweigerlich mit uns älter, aber wir können sie durch eine gute Pflege fit erhalten.*

»Falten« zum Beispiel auf den Standpunkt zurück, Frauen würden ohnehin nicht glauben, dass diese Altersspuren durch Kosmetika verschwinden. Dennoch wird massiv die Hoffnung genährt, kosmetische Produkte wären in der Lage, die »Jungendlichkeit« der Haut zu erhalten.

## Messergebnisse: der Mythos Nr. 1

Die Wirkung eines Produkts muss schon von Gesetzes wegen nachgewiesen werden. Zum Schutz der Verbraucher vor Irreführungen haben Gesetzgeber und Behörden der EU sowie der einzelnen Länder entsprechende Richtlinien erlassen. Vorgelegt werden müssen Beweise aber nur auf Verlangen einer Behörde. Das heißt: Solange niemand klagt, kommt auch nichts auf den Tisch. Es sei denn zu Werbezwecken. Die üblichen Methoden, die Wirksamkeit nachzuweisen, sind

- Verbraucherbefragungen
- Tests am lebenden Objekt (in vivo) und
- Tests im Reagenzglas (in vitro).

Dass molligere Menschen im Gesicht eher jünger aussehen als recht magere, liegt daran, dass sie eine reichlich fettgepolsterte Unterhaut haben. Dieses Fett in der Unterhaut sorgt für eine straffer gespannte Haut.

### Befragungstests: ihre Aussagekraft ist gleich Null

Welche Tests vorgenommen wurden, zeigen in Anzeigen z. B. Sternchen*. Irgendwo in der Anzeige ist dann, in kleinen Buchstaben, zu lesen, wie man zu den behaupteten Ergebnissen kam. Zum Beispiel:

- durch Verwendertests über 8 Tage mit 100 Frauen nachgewiesen
- Selbsteinschätzung im Rahmen eines 4-wöchigen, klinisch durchgeführten Tests mit 38 Personen
- von 68 Frauen über 3 Wochen getestet.

»Fraglich mag das richtig sein«, stellt die Fachzeitschrift *Euro Cosmetics* fest. Und stellte die berechtigte Frage: »Was hat der Verbraucher von dem Ergebnis?«

Was durch die Verwendung des Wortes Test so objektiv und wissenschaftlich klingt, entpuppt sich nämlich als rein subjektives Empfinden. Außerdem ist die Zahl der Personen, die zum »Test« herangezogen wurden, selbst bei Produkten riesiger Konzerne überraschend klein.

Die Art der Anwenderbefragung bestimmt allein das Unternehmen, das sie durchführt. In der Praxis heißt das: Frauen füllen zum Beispiel einen Fragebogen zu dem Produkt, das sie bekommen haben, aus. Wie und was gefragt wird, entscheidet das Unternehmen selbst.
Es entscheidet natürlich auch, wo getestet wird. So halten sich in der Branche hartnäckig Gerüchte, dass manches Unternehmen vorzugsweise mit Frauen aus Osteuropa arbeitet. Es ist anzunehmen, dass sich Frauen in Ländern mit einem Durchschnittseinkommen von 200 bis 300 Euro durch eine besondere Dankbarkeit auszeichnen. Und niemand weiß, was während der Testphase geschieht. Haben die Frauen zum Beispiel nur eine Zellulite-Creme benutzt? Mussten sie viel Sport treiben oder abnehmen, um zu guten Ergebnisse zu kommen?

Manche Menschen haben von Natur aus gute Voraussetzungen dafür, jünger auszusehen. Hohe Wangenknochen und ein ausgeprägtes Kinn geben der Haut Halt und tragen dazu bei, dass sie nicht so schnell schlaff wird.

## Die Power der Psyche: Jede dritte Frau fühlt sich verjüngt

Warum so viele Wirkungsversprechen darauf abzielen, Hoffnungen zu nähren, wird bei Anwendertests überdeutlich. Wer glaubt, eine Anti-Falten-Creme bekommen zu haben, fühlt sich verjüngt! Dieser psychologische Effekt ist bei etwa einem Drittel der Anwenderinnen auszumachen. Es fühlen sich bei solchen Tests auch Frauen verjüngt, die gar keine spezielle Anti-Falten-Creme bekommen haben, sondern eine ganz normale Gesichtscreme.
In Euro und Cent ausgrechnet heißt das: Frauen, die eine Anti-Faltencreme für 18 bis 20 Euro für 10 ml verwendet hatten fühlten sich ebenso verjüngt wie Frauen, die eine Gesichtscreme für 1,50 Euro für 10 ml aufgetragen hatten. Fazit: Wirksam ist nicht die Power der Wirkstoffe, sondern die Power der Psyche!

## Messergebnisse: Zahlen lügen nicht – und sagen nichts

Kosmetika wirken, unbestritten. Konturen werden durch Gesichtspflegeprodukte gestrafft, Falten und Fältchen werden geglättet, das Gesicht wirkt ebenmäßiger. So weit so gut. Eine solche Leistung bringt jede Creme, die die Bezeichnung »kosmetisches Produkt« verdient.

Zum kleinen Abc eines kompetenten Herstellers von Kosmetika gehört das Fachwissen, eine Rezeptur so zu gestalten, dass die Haut gut mit Wasser und Fett unterpolstert wird. Das fertige Produkt bewirkt dann eine Feuchtigkeitsanreicherung, die auch eine messbar geringere Faltentiefe bedeutet. Bei den üblichen Messungen wird die Hautelastizität (Hautstraffung), die Hautrauigkeit und die Hautfeuchtigkeit bestimmt. Und zwar in vivo, d. h. am lebenden Menschen.

Die Hautrauigkeit kann auch über Farbe, die sich umso mehr an den Schüppchen anlagert, je rauer die Haut ist, deutlich sichtbar und messbar gemacht werden (Methylenblaumethode nach Padberg).

## In-vivo-Messungen zur Hautrauigkeit

Das Produkt wird in der Regel am Unterarm der Versuchsperson getestet. Man trägt die Substanz auf, macht einen Silikonabdruck und misst nach einer bestimmten Anwendungszeit erneut. Gearbeitet wird entweder mit einem Tastgerät, oder man gibt ein Mikroskopbild des Abdrucks über eine Kamera in einen Computer ein und lässt den Rechner die Berg- und Talwerte analysieren. Denn eine raue Haut hat durch viele lose Hautschüppchen eine größere Profiltiefe als eine glatte. Liegen die Werte um die 30 Prozent, hat man ein positives Ergebnis erreicht: Die Creme bewirkt insgesamt eine gute Glättung der Haut.

## Messung der Hautfeuchtigkeit und der Elastizität

Auch die Hautfeuchtigkeit wird in vivo, am lebenden Objekt, gemessen. Und zwar mit Geräten, die nur aufgesetzt werden. Drückt man den Messkopf eines so genannten Corneometers auf die Haut, gelangt die

## Gegenproben werden nicht gemacht

**Gerade bei Produkten, die massiv mit der Wirkung einzelner Inhaltsstoffe werben, wäre ein doppelter Test interessant. Man sollte es einmal mit den ein oder zwei besonders herausgestellten Wirkstoffen per Messungen testen und einmal ohne diese Wirkstoffe. Welche Ergebnisse bringt das Produkte mit den Wirkstoffen, welche ohne? Würden solche Messungen gemacht, würde wohl manche Seifenblase platzen.**

Hornschicht in den Streubereich des Kondensatorfelds. Je nach Wassergehalt kommt es zu Kapazitätsveränderungen. Durch die sehr kurze Messzeit sind Fehler durch Hautdeformation und Verdampfungsstau weitgehend ausgeschlossen. Das Prozedere ist im Prinzip stets das gleiche: Eine Testperson trägt eine bestimmte Zeit lang ein Produkt auf, die Hautstelle wird gemessen, und die Werte werden mit denen einer unbehandelten Hautstelle verglichen.

Bei Messungen zur Wirkung von Kosmetika spielen auch äußere Faktoren eine Rolle, z. B. ob es sonnig oder regnerisch war und wie sich die Testperson während der Zeit ernährt hat. Fünf Prozent sind daher eine normale Schwankungsbreite.

Die Hautelastizität wird u. a. mit dem Cutometer festgestellt. Dabei wird die Hautoberfläche durch ein Vakuum in die Öffnung einer angelegten Sonde gezogen. Wie tief die Sonde in die Haut eindringt, wird ohne mechanische Einwirkung optisch erfasst. Die Messungen werden bei gleichbleibendem Unterdruck eine Sekunde lang durchgeführt. Anschließend wird der Unterdruck für eine Sekunde abgeschaltet; der Messzyklus wird 50-mal wiederholt.

## 22 oder 37 Prozent: Der Unterschied ist irrelevant

»Es ist eine Mode geworden, zu messen«, stellte der langjährige Beiersdorf-Entwicklungschef Dr. Klaus-Peter Wittern schon 1998 fest, »und keiner kümmert sich um die Relevanz. 22 Prozent oder 37 Prozent – in der Praxis bedeuten die 15 Prozent Unterschied nur 0,001 Millimeter weniger Faltentiefe. Die Daten basieren durchaus auf objektivierten Tests, doch ob das Auge Unterschiede, die da herausgemessen werden, feststellen kann, das ist eine ganz andere Frage.« Acht Jahre später bestimmen die Zahlen noch immer die Werbung. Zu konventionellen Kosmetikprodukten lauten sie zum Beispiel:

- 87 Prozent Elastizität
- 35 Prozent straffere Haut
- plus 62 Prozent oder gar plus 80 Prozent Feuchtigkeit.

Ist das Produkt, das es nur auf eine 35 Prozent straffere Haut bringt, ein »Versager«? Ist plus 80 Prozent Feuchtigkeit besser als plus 62 Prozent? Anhand der Zahlen lässt sich das in keiner Weise beurteilen, denn die Zahlen sagen absolut nichts über tatsächliche Qualitäts- und Wirkungungsunterschiede aus. Und das aus einem sehr einfachen Grund: weil niemand weiß, mit welchen Methoden und unter welchen Bedingungen die Zahlen ermittelt wurden.

Eigentlich wurden In-vitro-Tests als Alternative zu Tierversuchen entwickelt, aber sie erlebten plötzlich als Marketinginstrumente eine ungeahnte Popularität.

### Es gibt keine verbindlichen Messmethoden

Jedes Kosmetikunternehmen lässt Messungen durchführen. Aber in jeweils anderen Laboren und nach unterschiedlichen Methoden.

- Vorgeschrieben ist nur, wo gemessen wird: am Unterarm.
- Wie gemessen wird, ist nicht vorgeschrieben.

In der Praxis führt das dazu, dass gerade große Konzerne ihre eigenen Messmethoden entwickeln und einreichen. Diese Messmethoden sind natürlich so angelegt, dass sie dem Marketing das bestmögliche Material für Werbemaßnahmen liefern.

## Eine Haut wie neu in einer Stunde?

Wie immer die in der Werbung verwendeten Begriffe lauten – ob Aquasource, Verbesserung der Zellstruktur, Feuchtigkeits-Kick, mit Anti-Aging-Effekt, Haut wie neu usw. –, man muss sehr genau hinschauen um zu ergründen, mit welch raffinierten Mitteln dem Verbraucher Sand in die Augen gestreut wird. Operiert wird mit Psycho-Tricks und es wird gekonnt mit Worten jongliert.

- »Haut ›wie neu‹ in einer Stunde?« – Da sage noch einer, auf Satzzeichen käme es nicht an! Ohne das Fragezeichen und die Anführungszeichen wäre dieser Satz ein Grund, die Firma, die so etwas drucken lässt, zu verklagen. Aber der Psycho-Trick funktioniert. Wer schaut bei einem so verlockenden Versprechen schon auf Fragezeichen und Anführungszeichen? Und überhaupt: Wenn nicht in einer Stunde, denkt sich der hoffnungsfrohe Leser, dann vielleicht in vier oder fünf Stunden. Hauptsache eine neue Haut. Falsch: eine Haut ›wie neu‹.

Aber was ist überhaupt »wie neu«? Wie sehe ich aus mit einer Haut »wie neu«? »Wie neugeboren« und »Jugendlichkeit« sind weitere Schlüsselbegriffe der Dior-Anzeige. Und auch im Zusammenhang mit diesen Begriffen funktioniert der Übertragungs-Trick: Es wird nichts ausgesagt über den Menschen, der die Creme anwendet, sondern nur über die Haut, da von »Jugendlichkeit der Haut« die Rede ist und von einer Haut »wie neugeboren«.

### In-vitro-Messungen sollen Superpower beweisen

In vitro heißen Tests, die im Reagenzglas gemacht werden. Sie sind der Werber liebste Spielzeuge um zu beweisen, dass biotechnologische Wirkstoffe in geradezu wundersamer Weise in der Lage sind zu aktivieren und zu reaktivieren.

In-vitro-Tests sind ein gutes Instrument, um die Verträglichkeit von Tensiden zu untersuchen. Man gibt z. B. verdünntes Rinderblut zu Lösungen mit unterschiedlichen Tensidkonzentrationen und kann dann anhand der Veränderungen im Blut feststellen, ob ein Tensid aggressiv ist und Zellen zerstört.

Eine beliebte Wirkungsbeschreibung ist die »Aktivierung der Zellerneuerung«. Das klingt gut, aber was passiert, wenn die Zellerneuerung auf Touren kommt? Dann wird der Zellstoffwechsel angeeregt. Und das bedeutet: Der Alterungsprozess der Zelle wird beschleunigt. Sie kommt schneller nach oben, ins Stratum corneum, und das bewirkt eine stärkere Neubildung von Zellen. Wer daraus den Schluss zieht, man habe durch die Neubildung von Zellen eine Haut wie neu, der irrt. Experten können noch nicht einmal die Frage beantworten, ob so ein Eingriff in die Biologie der Haut überhaupt wünschenswert wäre.

## Kaum etwas kommt wirklich an die Zelle heran

Weit verbreitet sind Hinweise auf In-vitro-Tests im Zusammenhang mit so genannten Aktivatoren. Dann wird z. B. gesagt, eine Creme enthalte ein »hauteigenes reparierendes Enzym«, und das sei »ein wichtiger Schlüssel für die Regenerationsfähigkeit der Haut«. Richtig ist: Enzyme sind wichtig für die Haut. Falsch ist jedoch die Annahme, Enzyme in einer Creme, die von außen aufgetragen wird, hätten die gleiche Wirkung wie Enzyme im menschlichen Organismus.

Testet man Aktivatoren in vitro – nämlich in isolierten Geweben, Zellkulturen, Fibroplasten oder Keratinozyten –, haben sie zweifellos eine anregende Wirkung auf den Zellstoffwechsel. Im In-vitro-Reagenzglastest sieht die Wirkungswelt jedoch ganz anders aus als im System der

Haut. Dr. Klaus-Peter Wittern: »Im System Haut kommt man an die einzelnen Keratinozythen gar nicht ran, um dort eine Wirkung zu untersuchen. Also behilft man sich mit dem In-vitro-Ansatz. Nun stellt sich die Frage, ob das, was man im In-vitro-Versuch herausgefunden hat, auch im komplexen System Haut funktioniert.«

Ein gutes Beispiel dafür, dass es nicht funktioniert: Im In-vitro-Versuch wurde herausgefunden, dass ein bestimmter Stoff die Langerhanszellen schützt, also als Sonnenschutz wirkt. Der Zellschutz funktioniert im Reagenzglas auch wunderbar. Bei Versuchen an Menschen kam die Testsubstanz nicht einmal in die Nähe einer Langerhanszelle!

### Irreführung oder Fehlinterpretation des Lesers?

Wie viele andere, sind auch die Anzeigentexter von Yves Rocher Meister der raffiniert gewählten Worte. »Sie wirken also wie ein Repair-Serum«, ist in einem Anzeigentext zum »Sérum Végétal« zu lesen. Was wirkt da wie ein Repair-Serum? Das Produkt »Sérum végétal«? Nein – die biopflanzlichen Polyoside, mit deren Hilfe die sudanesische Akazie verletzte Stellen selbst reparieren kann.

»Die Yves Rocher-Forschung«, heißt es weiter, »hat diese Moleküle analysiert und als Aktivstoff in eine hautverdichtende Intensivpflege mit Anti-Aging-Wirkung integriert«. Darf der Leser daraus den Schluss ziehen, das Sérum Végétal sei ein Repair-Serum? Das tut er vielleicht – darf er aber eigentlich nicht, denn eine Repair-Wirkung des Serums wäre nicht nachzuweisen. Der Mensch ist halt keine Akazie.

Beim Thema »Falten« treiben es klassische Kosmetikkonzerne besonders bunt. Die Hoffnung, Falten ließen sich »wegcremen«, wird massiv genährt. Falten lassen sich aber nun einmal nicht »wegcremen«. Mit keiner Creme. Falten sind nur mehr oder weniger sichtbar.

## 60 Prozent Faltenreduktion?

**Wenn neuerdings bei manchem Produkt von bis zu 60 Prozent Faltenreduktion die Rede ist, dann steckt eine Auffüllung dahinter. Die Faltentasche setzt sich zu, ähnlich wie beim Auftragen eines Make-ups. Solche Cremes enthalten Inhaltsstoffe, die kleine Hautdellen und Faltentaschen füllen. Die Falte wird nicht minimiert, sondern zeitweise kaschiert.**

Eine gesunde Haut
ist eine schöne Haut

# Die Gesichtspflege

## Nach wie vor Spitze: die Power der Natur

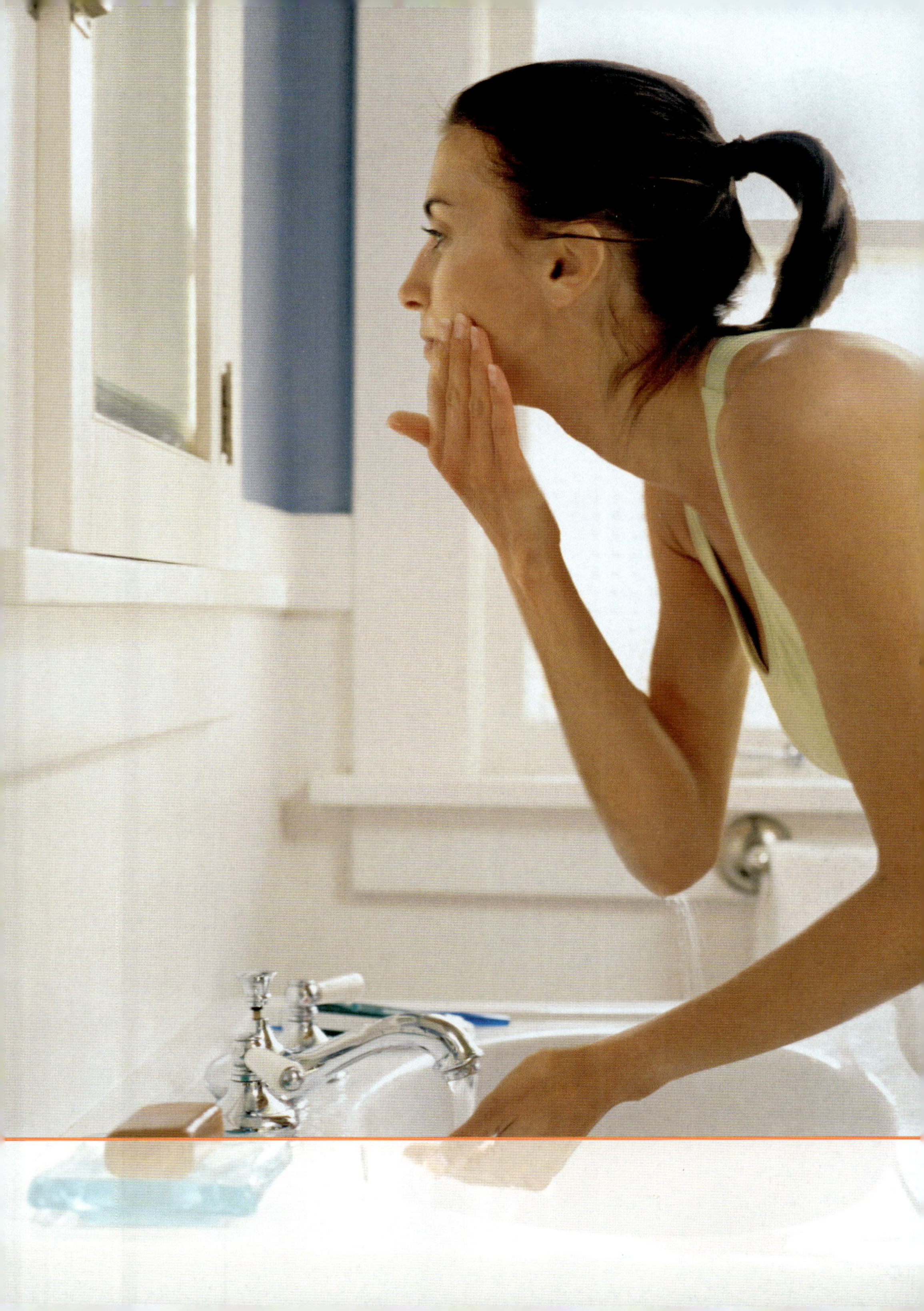

# Wie Sie Qualität erkennen

Keine Frage – es gibt gute Gesichtpflegeprodukte und gute kosmetische Wirkstoffe. Aber was braucht die Haut? Die Fülle der unterschiedlichen Produkte hat fast völlig den Blick fürs Wesentliche verstellt. Es scheint, als müsse die Haut ständig mit einer Vielzahl von Präparaten behandelt werden, vor allem mit zunehmendem Alter.
Zum Typus der Alternden gehört nach dermatologischer Definition bereits die Haut ab 25. Ein Fall für Anti-Age ist sie deswegen noch lange nicht – auch wenn oft der Eindruck erweckt wird, es müssten biotechnologische und andere Geschütze her, um dem Altern Paroli zu bieten.

Junge Menschen probieren gerne neue Pflegepräparate aus, um Hautprobleme zu lösen. Oft entwickeln sich Unreinheiten und Überempfindlichkeit aber gerade deswegen – weil die Grundlagen nicht gut sind und die Haut mit Wirkstoffen überflutet wird.

## Zu viel Pflege schadet der Haut

Bei genauerem Hinsehen entpuppt sich das »Drama« der älteren Haut bei einem normal gepflegten Gesicht als ein über Jahre zumeist kaum spürbarer Prozess der natürlichen Alterung. Die Haut wird trockener, die Hornschicht verdickt sich, weil sich der Prozess der Hauterneuerung verlangsamt. Sie reagiert empfindlicher, und die Zellaktivität lässt nach. Die ältere Haut braucht eine andere, aber nicht deutlich mehr Pflege. Hautärzte beklagen generell eher eine Überpflege bzw. eine falsche Pflege der Haut als ein Zuwenig an Pflege.

▸ Die richtige Pflege am Morgen, die richtige Pflege am Abend und die eine oder andere Zusatzpflege wie eine Maske und ein Präparat für die Augenpartie sind das Grundgerüst der kosmetischen Gesichtspflege. Zum Morgenprogramm gehören die Reinigung, das Gesichtwasser und die Tagescreme, zum Abendprogramm ebenfalls Reinigung, Gesichtswasser und eine Nachtpflege.
Bei allen Produkten ist die Grundlage der Zubereitung das entscheidende Qualitätsmerkmal. Das gilt in besonderem Maße für die Gesichtspflege-Cremes.

## Das A & O: die Grundlage

Was ist die Grundlage? So geheimnisvoll und vielfältig kosmetische Rezepturen zu sein scheinen – im Prinzip geht es zu wie beim Kuchenbacken. Da gibt es den Rührteig, den Hefeteig oder den Mürbteig, und aus allen dreien lassen sich die unterschiedlichsten Kuchen und Torten herstellen.

Wie gut die jeweiligen Grundteige sind, hängt von den Zutaten ab. Es kommt also auf das Mehl, die Butter, die Eier usw. an. Sie müssen außerdem im richtigen Verhältnis zueinander stehen. Und jede Art Kuchenteig kann zu unterschiedlichen Endprodukten verarbeitet werden: der Hefeteig beispielsweise zu einem süßen Kuchen oder zu einer pikanten Pizza. Ähnlich ist es bei Kosmetika.

Ob konventionelle oder Naturkosmetik: Die Grundregeln für eine Rezeptur – zum Beispiel zur Herstellung einer Emulsion – sind für alle gleich. So eine Emulsion ist ein »Grundteig«, aus dem sich eine Reihe von Produkten herstellen lassen: eine Reinigungsmilch, eine Gesichtscreme, ein Sonnenschutzmittel oder eine Haarpackung.

## Hauptbestandteile kosmetischer Produkte

- **Die Grundlage.** Unter der Grundlage oder Basis versteht man den mengenmäßig größten Anteil. Bei einer Emulsion sind das Wasser und Öle oder Wachse.
- **Die Wirkstoffe.** Sie sorgen dafür, dass die Kosmetika weitere pflegende Aufgaben erfüllen. Feuchtigkeitsspendende Substanzen und Lichtschutzmittel sind Wirkstoffe, ebenso wie Vitamine.
- **Die Hilfsstoffe.** Sie stabilisieren eine kosmetische Zubereitung. Zu den Hilfsstoffen zählen z. B. die Konservierungsmittel und die Antioxidanzien.
- **Die Duftstoffe.** Ein Beautyprodukt kommt ohne weiteres ohne zusätzliche Duftstoffe aus, aber die Nase kauft mit. Der Duft spielt sogar eine entscheidende – wenn nicht gar die entscheidende – Rolle beim Kauf.

Wie und wann altern wir? Wissenschaftliche Untersuchungen haben ergeben, dass 65 Prozent des Verlaufs des Alterungsprozesses genetisch festgelegt sind und nur 35 Prozent vom Lebensstil und von der Pflege abhängen.

Der menschliche Körper braucht eine Reihe von Emulgatoren, u. a. für den Transport wasserlöslicher Fette oder für die Verdauung von Nahrungsfetten, und stellt sie auch selbst her, z. B. Phospholipide aus Fett, Phosphat und Aminosäuren.

Da der Feuchtigkeitshaushalt entscheidend für eine schöne straffe und glatte Haut ist, müssen ihr vor allem wasserbindende Stoffe und Lipide zugeführt werden. Und das nicht einfach nacheinander, sondern möglichst gleichzeitig. Genau das schafft eine Emulsion. Darum ist sie die nach wie vor die häufigste kosmetische Zubereitung.

## Emulsionen: Öl-in-Wasser oder Wasser-in-Öl?

Bei Emulsionen wird zwischen drei Emulsionsarten unterschieden: zwischen der Öl-in-Wasser- (O/W), der Wasser-in-Öl-Emulsion (W/O) und der (selten vorkommenden) 3-Phasen-Emulsion.
Ob die Creme eine Öl-in-Wasser- oder eine Wasser-in-Öl-Emulsion wird, hängt vom Emulgator und von der Wassermenge ab.

- Die Öl-in-Wasser-Emulsion ist leicht, feuchtigkeitsspendend und zieht gut ein. Milch ist z. B. eine Öl-in-Wasser-Emulsion, bei der das Butterfett im Milchwasser verteilt ist.
- Die Wasser-in-Öl-Emulsion hat einen höheren Fettanteil und ergibt eine stark fettende Creme.
- Eine 3-Phasen-Emulsion, z.B. die Wasser-in-Öl-in-Wasser-Emulsion (W/O/W), besteht aus einer normalen Emulsion, die erneut mit einem Emulgator und einer äußeren Phase versetzt wird. Dabei entsteht eine Emulsion, bei der Wasser und Öl anders verteilt sind: feine Wassertröpfchen in Öltröpfchen, und die wiederum sind ganz fein im Wasser verteilt. Durch eine solche Emulsion kann eine 1 bis 2 Stunden länger anhaltende Befeuchtung der Haut erreicht werden (Depoteffekt).

## Die Grundlage macht 80 Prozent der Wirkung aus

»Mit einer exzellenten Grundlage«, betont der langjährige Beiersdorf-Entwicklungschef Dr. Klaus-Peter Wittern, »erreicht man etwa 80 Prozent der Produktwirkung. Wirkstoffe machen nur noch die Top-20-Prozent aus. Die vielen wissenschaftlichen Untersuchungen, die wir gemacht haben, zeigen eindeutig, dass selbst der beste Wirkstoff wenig nützt, wenn er in eine schlecht wirkende Grundlage eingearbeitet wird.« Darum ist die Qualität der Grundlagenzutaten das A & O. Einkäufer in Unternehmen haben die Wahl. Sie können entweder billige Ware einkaufen oder hochwertige. Was sie jeweils einsetzten, ist dem Produkt nicht anzusehen, denn weiche, weiße, wohlriechende Kosmetik-Mixturen lassen sich auch aus minderwertigen Inhaltsstoffen herstellen.

# Öle und Fette für die Grundlage

Grundsätzlich haben Kosmetikentwickler bei der Komposition einer Grundlage die Wahl zwischen drei Möglichkeiten:

- Sie nehmen für die Ölphase einer Emulsion pflanzliche Öle und Fette
- Mineralölderivate wie Paraffinum Liquidum
- oder sie greifen zu synthetischen Zutaten wie Silikonen.

Gut für die Haut sind Grundlagen-Rohstoffe, , die sich gut mit den hauteigenen Substanzen vertragen. Aber was gut ist für die Haut ist nicht unbedingt gut für die Gewinnmargen, denn ein pflanzliches Öl in bester Qualität ist bedeutend teurer als Paraffin oder ein Silkonöl.

Naturkosmetik-Hersteller setzen weder Silikone noch Mineralöle ein. Abgelehnt werden diese Rohstoffe aus ökologischen Gründen (schlecht abbaubar), aber auch, weil sie »totes Material« sind, ein Material, das nicht von der Haut verwertet wird.

Silikone sind vollsynthetische Stoffe, die aus Silizium und Sauerstoff gebaut werden. Theoretisch könnte man auch Sand nehmen, um daraus Silikone herzustellen.

## Silikone: Es gibt nichts, was sie nicht können

Wer sich die INCI-Deklarationen verschiederner Cremes anschaut, wird feststellen, dass Dimethicone einer der meistverwendeten kosmetischen Inhaltsstoffe ist. Dimethicone gehört wie Methicone oder Polysiloxane zu den Silikonen. Das sind synthetische Polymere, die ungemein vielseitig einsetzbar sind. Sie bestehen aus vielen gleichartigen Grundmolekülen, Monomeren, und sind, je nach Molekulargröße, flüssig harzig oder ölig.

Wie Paraffinöl stammen auch Wachse wie Vaseline (INCI-Bezeichnung: Petrolatum) aus Rückständen der Erdöldestillation. Auch Ceresin wird aus Erdölen oder Ozokerit (Erdwachs) gewonnen.

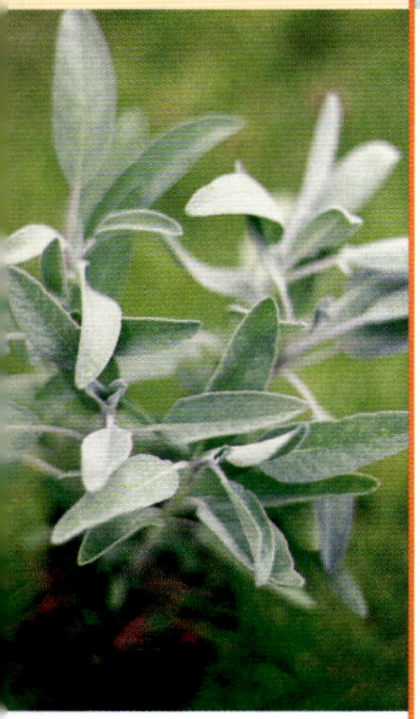

*Der Salbei: geschätzt, weil er das Hautbild verfeinert.*

## Was kostet wie viel?

| | normal | Bio-Qualität |
|---|---|---|
| ▸ 1 kg Paraffinöl | 1,00 Euro | |
| ▸ Mandelöl | 4,00 Euro | 20,00 Euro |
| ▸ Olivenöl | 2,60 Euro | 6,00 Euro |
| ▸ Avocadoöl | 4,50 Euro | 18,00 Euro |
| ▸ Sanddornöl | 160,00 Euro | |

**Auch bei Tensiden sind die Preisunterschiede groß. Die besten sanften waschaktiven Substanzen (Acyglutamate) kosten bereits deutlich mehr als ein Zuckertensid. Konventionelle Tenside wie Lauryl Sulfat sind sehr viel billiger, vor allem bei den Einkaufsmengen der Großkonzerne.**

| | |
|---|---|
| ▸ 1 kg Acylglutamat (Aktivsubstanz) | 20,00 Euro |
| ▸ 1 kg Lauryl Sulfat (Activsubstan)z | 2,60 Euro |

*(Zirka-Preise bei einer kleinen Abnahmemenge von 500 kg)*

Zur großen Freude der Chemiker können Silikonöle oder -wachse strukturiert werden, wie man es gerade braucht. Sie sind thermisch und chemisch resistent, verteilen sich gut und garantieren eine lange Haltbarkeit der Emulsion.

▸ Ob eine Silikonzutat gute Hautpflegeeigenschaften hat oder nicht, hängt von der Art der Synthese ab. Mineralölen sind sie unter Hautpflegegesichtspunkten auf jeden Fall vorzuziehen.

## Paraffine: billig und leicht zu handhaben

Mineralöle wie z. B. Paraffinum liquidum bestehen aus Kohlenwasserstoffketten ohne Sauerstoffanteil. Sie sind resistent gegen jede Umwandlung durch Lebensprozesse, der Organismus kann sie nicht verarbeiten. Gewonnen werden Paraffinöle und -wachse aus Rückständen bei der Erdöldestillation.

▸ Paraffine werden noch immer gerne eingesetzt, denn sie sind einfach zu handhaben und vor allem kostengünstig. Aus Mineralölen lassen sich mit entsprechenden Emulgatoren lange haltbare und gut zu verarbeitende Emulsionen herstellen. Sie werden nicht ranzig, verfärben sich nicht, entwickeln keinerlei Eigengeruch und sind problemlos mit jedem gewünschten Duft zu versehen.

## Pflanzenöle: erste Wahl für eine wirkstoffreiche Grundlage

Es gibt auf der Welt etwa 300 000 blühende und 500 000 blütenlose Pflanzen wie Farne oder Moose. In der Kosmetik werden etwa 5000 Pflanzen verwendet. Pflanzliche Öle sind eine Säule der Naturkosmetik. Ein natürliches Pflanzenöl verhält sich auf der Haut ganz anders als ein Paraffinöl. Pflanzenöle stammen aus Samen und Früchten. Das Öl der Pflanzen ist das Resultat eines lebendigen Prozesses, gebildet durch Wärme und Licht.

Pflanzenöle arbeiten mit der Haut. Sie erhalten sie geschmeidig und regen den Aufbau des hauteigenen Schutzfilms an. Sie begünstigen außerdem die Bildung einer gesunden Wärmehülle um den Körper.

Pflanzliche Öle, Fette und Wachse aus kontrolliert-biologischem Anbau (kbA) stammen von Pflanzen, die u. a. ohne Einsatz von chemischen Dünge- und Unkrautvernichtungsmitteln angebaut werden. Der Begriff »kbA« ist auch gesetzlich festgeschrieben, und die kbA-Produktion wird von Prüfstellen überwacht.

## Die Silikon-Chemie: eine eigene künstliche Welt

**Chemiker unterscheiden zwischen der Kohlenstoff- und der Silikon-Chemie. Letztere ist eine völlig von der Natur abgekoppelte Chemie. Mit den Tausenden von Kreationen der Silikon-Chemie könnte eine völlig eigene Kunstwelt geschaffen werden.**

**Für kosmetische Hautpflegeprodukte werden beispielsweise Silikone als »Skinconditioner« geschaffen. Das heißt, sie sind eine Art Weichmacher und erzeugen ein zartes Hautgefühl. Nährstoffreich wie ein pflanzliches fettes Öl oder wirkungsstark wie ein ätherisches Öl sind sie nicht.**

**Als Entschäumer werden Silikone z. B. auch in Abführmittel für Kleinkinder eingesetzt. Sie sorgen wegen ihrer »Durchmarschwirkung« nach oben fürs Bäuerchen und nach unten für entlastende Entleerung.**

# Die wichtigsten fetten Öle

Natürliche Öle werden auch in hydrierter Form eingesetzt. Dann beginnt die INCI-Bezeichnung mit »Hydrogenated« (z. B. Hydrogenated Castor Oil für hydriertes Rizinusöl). Solche wachsartigen Öle festigen eine Creme oder einen Lippenstift.

## Glycine soja (Sojaöl )

Sojaöl, das Öl der Sojabohne, ist reich an Lezithin und Vitamin E. Sojaöl dient auch zur Herstellung von Pflanzenextrakten. So entsteht Calendulaöl als Extrakt der Ringelblume mit Hilfe von Sojaöl.

▸ Es macht die Haut geschmeidig, bindet Feuchtigkeit, beruhigt und strafft.

## Helianthus annuus (Sonnenblumenöl )

Sonnenblumenöl stammt aus den Kernen der Sonnenblume und gilt schon von alters her als Schönheitsöl.

▸ Es ist reich an ungesättigten Fettsäuren, stimuliert die Regeneration der Haut, macht raue Haut wieder geschmeidig, stärkt und heilt.

## Juglans regia (Walnussöl)

Walnussöl ist sehr vitaminreich und für alle Hauttypen, vor allem für normale Haut, geeignet.

▸ Das sehr gehaltvolle Öl hat auch eine leichte Lichtschutz-Wirkung.

## Macadamia ternifolia (Macadamianussöl)

Macadamianussöl wird aus den Nüssen des im pazifischen Raum beheimateten Macadamia-Baums gewonnen.

▸ Das Öl enthält die seltene Ölsäure Palmitolein, die sich besonders günstig auf die trockene Haut auswirkt.

## Olea europapaea (Olivenöl)

Olivenöl zählt zu den Spitzenölen für die Hautpflege. Es enthält außer Ölsäure auch Linol- und Palmitatensäure.

▸ Das Öl dringt gut in die Haut ein, macht sie weich und hat ausgezeichnete hautpflegende Eigenschaften.

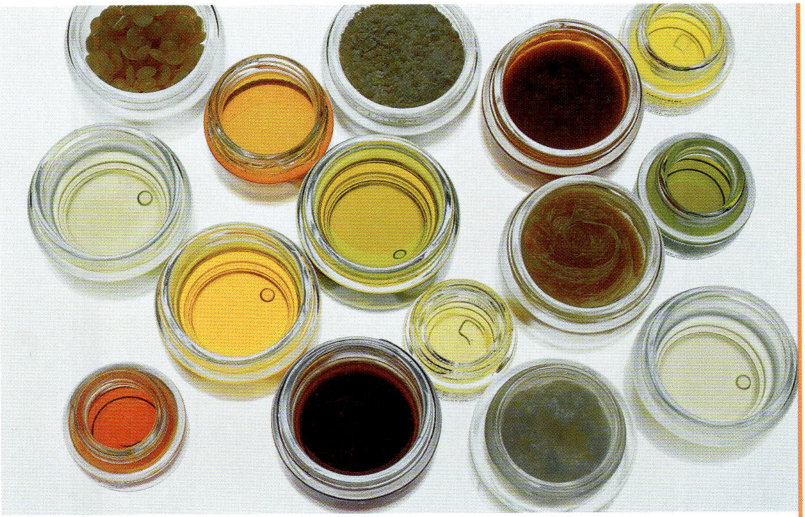

*Pflanzliche Öle sind eine reichhaltige Gabe der Natur.*

## Persea gratissima (Avocadoöl )

Avocadoöl wird von der Haut gut aufgenommen, bindet Feuchtigkeit und ist reich an Vitaminen, ungesättigten Fettsäuren und Lezithin, das als Emulgator wirkt.

▸ Das in Avocados reichlich enthaltene Vitamin A unterstützt die Neubildung von Zellen und wirkt der Verhornung und Verschuppung der oberen Hautzellen entgegen. B-Vitamine begünstigen den Zellstoffwechsel und die essentiellen Fettsäuren verhindern, dass die oberen Hautschichten rissig werden.

## Prunus armeniaca (Aprikosenkernöl )

Das bereits seit langem für seine Heilwirkung bei Magen- und Verdauungsproblemen bekannte Öl macht die Haut weich und glatt.

▸ Aprikosenkernöl eignet sich besonders gut, um Fältchen rund ums Auge zu glätten. Es ist eine Wohltat bei trockener Haut und kann als Extrapflege auf die Haut aufgebracht werden. Fein gemahlene Aprikosenkerne werden als Rubbelstoff in Peeling-Produkten eingesetzt.

Schon um das Jahr 300 v. Chr. beschrieb der griechische Philosoph Theophrast in seiner »Naturgeschichte der Pflanzen« an die 500, deren Bestandteile als Heilmittel verwendet wurden.

Natürliches Walrat ist ein äußerst hautfreundliches Fett, gewonnen aus der Stirnhöhle des Pottwals. Seitdem dieser Meeresbewohner aus Gründen des Artenschutzes nicht mehr gejagt werden darf, stellt man Walratersatzstoffe mit denselben Eigenschaften her. Einer der bekanntesten und wirksamsten Ersatzstoffe ist das Jojobaöl.

## Prunus dulcis (Mandelöl )

Mandelöl ist ein Klassiker unter den Hautpflegeölen. Es hat einen mittleren Fettgehalt, wird nicht schnell ranzig und ist eines der mildesten und besten Grundöle für Kosmetika, vor allem für Cremes, Reinigungspräparate und Badeöle. Von Vorteil ist zudem, dass Mandelöl keinen Eigengeruch hat.

▸ Das glättende Öl macht die Haut schön weich und eignet sich hervorragend zur Pflege der fettigen Haut.

## Ricinus communis (Rizinusöl)

Rizinus, auch Wunderbaum genannt, ist in den Tropen, Subtropen und dem Mittelmeerraum zu Hause. Die Samenkapseln dieses Wolfsmilchgewächses enthalten sehr ölhaltige Samen. Rizinusöl ist ein ausgesprochen guter Inhaltsstoff, denn es ist hautverträglich, pflegend und rückfettend.

▸ Rizinusöl ist eine Besonderheit unter den Ölen, denn es ist leicht hydrophil. Diese Eigenschaft macht es zum einzigen Öl, das in Ethanol lösbar ist. Darum wird es häufig als Rückfetter in alkoholischen Produkten wie Deos eingesetzt.

## Sesamum indicum (Sesamöl)

Sesamöl stammt aus dem Samen der fingerhutähnlichen Sesampflanze, der zu etwa 50 Prozent aus einem hellen, fast geruchlosen Öl besteht.

▸ Aufgrund seiner ausgesprochenen Milde wird es gerne in Augencremes eingesetzt. Zudem bietet es einen leichten UV-Lichtschutz.

## Simmondsia Chinensis (Jojobaöl )

Jojobaöl erlebte aus gutem Grund in den letzten Jahren einen regelrechten Siegeszug. Es ist eine Besonderheit unter den pflanzlichen Ölen, denn bei Jojobaöl handelt es sich eigentlich um ein Wachs, das bei über 10 °C flüssig wird. Zur Ölgewinnung werden die kleinen Samen des immergrünen Buchsbaumgewächses ausgepresst. Das fast geruchsfreie Öl ist auch unkonserviert lange haltbar.

▸ Es ist sehr hautverträglich, dringt schnell ein und hinterlässt keinen Fettfilm. Zur Glättung und Straffung von schlaff gewordener Haut und zur Verbesserung von rauer, beanspruchter Haut ist es wegen seiner feuchtigkeitsbindenden Wirkung hervorragend geeignet.

### Triticum vulgare (Weizenkeimöl )

Weizenkeimöl ist reich an Vitaminen. Es ist das Vitamin-E-reichste Öl überhaupt! Eingesetzt wird es gerne in Masken für ältere, trockene und schuppige Haut.

▸ Es ist auch ideal als Körperpflegeöl oder als warme Kompresse, denn Weizenkeimöl fördert das Abstoßen von Hautschuppen und gibt der Haut sichtbar mehr Frische.

▸ Weizenkeimöl pur ist eine gute Intensivpflege bei trockener und normaler Haut, doch es zieht nicht gut ein und wird darum zumeist mit einem größeren Anteil leichterem Öl gemischt. Weizenprotein wird eingesetzt, um dem Haar Festigkeit und Glanz zu verleihen.

Sesamöl wird in der altindischen Gesundheitslehre für Massagen und Bäder empfohlen. Man verwendet es meist in gereiftem Zustand, d. h. es wird zunächst über längere Zeit schonend erwärmt.

## Shea- oder Karitébutter: eine wertvolle Zutat

**Sheabutter ist ein Zwitter zwischen Wachs und fettem Öl. Sie hat hervorragende hautpflegende Eigenschaften, besonders wegen ihres hohen Anteils an Unverseifbarem.**

**Bei den meisten Ölen liegt dieser Anteil zwischen einem halben und zwei Prozent. Sheabutter bringt es auf bis zu 15 Prozent. Zum Vergleich: Ein gutes Avocadoöl enthält maximal sechs Prozent. Dieses Unverseifbare ist sehr wertvoll und zählt darum zu den wichtigen Wirkstoffen: Es dringt gut in die Haut ein, macht sie weich, bindet Feuchtigkeit und fördert die Aufnahme anderer Wirkstoffe.**

# Besonders wertvoll – fette Wirkstofföle

Fette Wirkstofföle unterscheiden sich von anderen fetten Ölen qualitativ wie quantitativ. Sie werden in viel geringeren Mengen, größtenteils aus sehr kleinen Samen, gewonnen und zeichnen sich durch einen hohen Gehalt an essenziellen Fettsäuren aus. Essenziell bedeutet, dass der Körper sie benötigt, aber nicht selbst bilden kann.

Diese Öle sind pur wie auch als Bestandteil eines kosmetischen Mittels eine wunderbare Verwöhnung für die Haut. Zudem haben die meisten dieser Öle eine lange Tradition als Heilmittel; ihre Wirksamkeit ist geprüft und nachgewiesen. Die Samen der Nachtkerze, zu einem Brei verarbeitet, waren zum Beispiel ein bewährtes Wundheilmittel der Medizinmänner Mexikos.

▸ Öle mit einem hohen Gehalt an essenziellen Fettsäuren erhalten die Haut elastisch und unterstützen die natürliche Regeneration. Das wirkt sich besonders positiv bei trockener, sensibler Haut aus. Zur Reizberuhigung, Harmonisierung und Glättung tragen nicht zuletzt auch die in den Ölen enthaltenen Vitamine bei.

Auch Hanf wird seit Urzeiten therapeutisch genutzt. In guter Qualität wird Hanföl aus den Samen von pestizidfrei angebauten Pflanzen kaltgepresst. Es ist reich an ungesättigten Fettsäuren, vor allem an Gamma-Linolensäuren.

## Arganöl: ein neuer Stern am Kosmetikhimmel

**Arganöl (Argania spinosa) wurde als »sensationell« und »heißeste Neuentdeckung« gepriesen. Auch wenn das übertrieben ist – die Qualität eines guten Arganöls rechtfertigt durchaus Lobeshymnen.**

**▸ Das »goldene« Öl aus dem Südwesten Marokkos ist reich an ungesättigten Fettsäuren (über 80 Prozent), insbesondere an wertvoller Olein- und Linölsäure und ungewöhnlich reich an Tocopherol.**

**▸ Eine Wohltat ist Arganöl in kosmetischen Zubereitungen vor allem für die reifere Haut (bei trockener Haut, Hautalterung, Falten), aber es ist nicht nur als Kosmetikzutat »märchenhaft«. Dass es von enormer Bedeutung für die Gesundheit ist – als Nahrungsmittel genossen –, wissen die Berber schon seit Hunderten von Jahren.**

## Borretschsamenöl (Borago officinalis)

Die Samenkörner des Borretsch haben nur die Größe eines Stecknadelkopfs.

▸ Ihr Öl enthält einen hohen Anteil an wertvoller Alpha-Linolensäure und Gamma-Linolensäure, die den Stoffwechsel fördern.

Borretsch gedeiht als einjähriges Kraut im Garten, wo er sich meist reichlich selbst aussamt. Die klein geschnittenen Blätter sowie die hübschen blauen Blüten aromatisieren und verfeinern Salate und pikante Kaltschalen.

## Nachtkerzenöl (Oenothera biennis)

Vor allem Menschen, die unter Neurodermitis, Schuppenflechte oder Ekzemen leiden, wissen die lindernde Wirkung des Nachtkerzenöls zu schätzen. Die Nachtkerze ist eine der ältesten Heilpflanzen der Indianer, wurde hier zu Lande aber erst spät bekannt.

1917 entdeckte der deutsche Wissenschaftler Unger, dass ihr Samen zu 15 Prozent aus einem reinen, goldgelben Öl besteht. Erst zwei Jahre später fand man heraus, dass die Nachtkerze eine der wenigen Pflanzen ist, die reich an mehrfach ungesättigten essenziellen Fettsäuren ist (etwa 78 Prozent Linolsäure) und die seltene Gamma-Linolensäure enthält (etwa neun Prozent).

▸ Das Öl der Nachtkerze verträgt sich gut mit süßem Mandelöl. Es wirkt heilend, vitalisierend und verbessert das Hautbild. Bei strapaziertem Haar ist Nachtkerzenöl auch eine wertvolle Zutat in Packungen. Wegen des hohen Preises wird es oft gemischt angeboten, beispielsweise mit Leinsamen- oder Weizenkeimöl.

## Schwarzkümmelöl (Nigella sativa)

Das Öl wird aus den Samenkörnern der Schwarzkümmelpflanze gewonnen. Qualitativ besonders hochwertiges Schwarzkümmelöl kommt aus Ägypten. Schon Nofretete und Cleopatra sollen sich damit gepflegt haben. Das fette Öl enthält etwa 70 Prozent ungesättigte Fettsäuren, wertvolle Fettbegleitstoffe wie Stearine, Vitamin E sowie ätherisches Öl.

▸ In kosmetischen Zubereitungen wird Schwarzkümmelöl als Gesichts- und Körperpflegemittel, aber auch als Massageöl verwendet. Wegen seiner stark antibakteriellen und antimykotischen Wirkung eignet es sich besonders zur Pflege fettiger, unreiner oder zu Entzündungen neigender Haut. Schwarzkümmelöl wird in der Regel auch von Menschen mit sehr empfindlicher Haut gut vertragen.

### Wildrosenöl (Rosa mosqueta)

»Wildrosenöl« ist die Bezeichnung für das feine Kernöl der Hagebutte.
▸ Es ist reich an Vitaminen und mehrfach ungesättigten Fettsäuren. Wildrosenöl spendet trockener Haut Feuchtigkeit, sorgt für Spannkraft und macht raue Haut wieder weich und geschmeidig.

### Mazerta: eine besondere Art fettes Öl

Als Mazerate oder Infusöle werden Öle bezeichnet, die auf eine spezielle Art hergestellt werden: Man gewinnt die öllöslichen Wirkstoffe der Pflanze durch Ölauszüge. Dabei werden die Ringelblume oder das Johanniskraut über mehrere Wochen in Basisöle wie Mandel- oder Sonnenblumenöl gegeben.

Die gelb blühende, margeritenähnliche Arnika gedeiht auf mageren Bergwiesen und ist Gebirgswanderern wohl bekannt. Sie gehört zu den ältesten zu Heilzwecken verwendeten Kräutern.

### Arnikaöl (Arnica montana)

Das wirkstoffreiche Öl enthält unter anderem Flavonoide, Vitamin-A-Verbindungen und Azulen.
▸ Als stark durchblutungsförderndes Hautfunktionsöl eignet es sich besonders bei Beinleiden wie Krampfadern oder Venenentzündungen. In Gesichtskosmetika wird es in der Regel gegen Hautunreinheiten eingesetzt.

### Calendulaöl (Calendula officinalis)

Calendulaöl, das Öl der Ringelblume, ist schon seit der Antike als Heilöl bekannt.
▸ Es fördert die Durchblutung, beruhigt, kräftigt und wirkt entzündungshemmend. Calendulaöl ist ein wertvolles Pflegemittel bei verschiedenen Hautproblemen.

## Sanddornöl (Hippophae rhamnoides)

Es ist eines der wertvollsten Öle und kann wegen seines Wirkungsreichtums durchaus als Medizin bezeichnet werden. In Russland steht es im Arzneibuch und wird zur Behandlung von Hautschäden durch UV-Strahlung eingesetzt, auch in der Krebstherapie.

Sanddornbeeren haben einen hohen Gehalt an Vitamin C. Die wichtigen Ölinhaltsstoffe sind Linolsäure, Alpha-Linolsäure, Palmitoleinsäure, Vitamin E, Carotinoide, der hohe Flavonoid-Anteil und die Phytosterole.

▸ In Kosmetika wird das orangefarbene Öl vor allem zur Pflege der trockenen, spröden Haut sowie in Shampoos und Haarkuren bei juckenden Kopfhaut und Schuppen eingesetzt.

## Johanniskrautöl (Hypericum perforatum)

Johanniskraut wird wegen seiner wundheilenden Wirkung geschätzt. Johanniskrautöl, das aus frischen Blüten gewonnen wird, empfiehlt sich bei sensibler, trockener oder spröder Haut. Es lindert auch einen leichten Sonnenbrand.

▸ In Masken verwendet man es vor allem bei unreiner Haut und Akne. Wegen seines hohen Gerbstoffgehalts hat Johaniskrautöl eine stark durchblutungsfördernde Wirkung und ist deshalb ein ausgezeichnetes Massageöl bei Muskelkater, Hexenschuss oder Verspannungen.

▸ In kosmetischer Zubereitung sorgt es bei blasser, schlecht durchbluteter Haut für einen frischen Teint.

## Klettenwurzelöl (Articum majus)

Die Klettenwurzel enthält unter anderem einen hohen Anteil an durchblutungsfördernder Gerbsäure.

▸ Klettenwurzel-Ölauszüge sind bewährte Pflegemittel bei fettigen Haaren, Schuppen und Haarausfall. In Haarpflegemitteln wird häufig Klettenwurzelextrakt eingesetzt, um den Haarboden und die Wurzeln zu kräftigen sowie das Wachstum und die Vermehrung von Bakterien und Pilzen, z. B. bei Schuppen, zu stoppen.

Die haarigen Früchte der Klette sind bei Kindern beliebte Wurfgeschosse, weil sie sich in Kleidung und Haaren festkletten. Für kosmetische Zwecke wird die fleischige Wurzel der zweijährigen Pflanze verwertet.

Wenn Sie Ihr Gesicht in einem kosmetischen Vergrößerungsspiegel betrachten, können Sie sich ein gutes erstes Bild von der Haut machen: Ist sie eindeutig großporig, gehört sie zum fettigen Typus, ist sie kleinporig, zum normal bis trockenen Typus.

# Das A & O: die Gesamtkomposition der Grundlage

Wie werden Öl und Wasser miteinander verbunden? Ohne Vermittler, die das leisten, kommt keine Creme oder Bodylotion aus. Diese Vermittler heißen Emulgatoren. Auch bei den Emulgatoren geht die Naturkosmetik andere Wege als die klassische Kosmetikindustrie.

## PEG oder nicht: eine Grundsatzentscheidung

Dass die drei Buchstaben PEG in fast jeder INCI-Deklaration eines konventionellen Kosmetikprodukts auftauchen, hat gute Gründe. Sie sind praktische und preiswerte Emulgatoren und Verdicker (siehe Seite 71). Die Naturkosmetik lehnt PEG als harte, umweltbelastende Chemie ab. Die Entwicklung guter Emulgatoren, die sich mit dem Grundverständnis von Naturkosmetik vertragen, hat in den letzten Jahren zu immer besseren Ergebnissen geführt. Eine wichtige Gruppe sind die so genannten Polyglycerinemulgatoren. Sie kommen teilweise in ihrer Wirkung den PEG-Emulgatoren oder Solubilisatoren sehr nahe, sind aber nicht ethoxiliert. In der INCI-Deklaration sind sie an dem Wort Polyglyceryl plus einer Zahl zu erkennen.

## Klassiker unter den natürlichen Emulgatoren

- Immer noch aktuell in der Naturkosmetik sind so genannte Cold. Das sind Emulsionen, die als einzigen Emulgator verseiftes Bienenwachs enthalten (Sodium Beeswax).
- Das aus Schafwolle gewonnene Lanolin dient häufig als Emulgator in W/O Emulsionen. Dass Lanolin Allergien auslöste, war zumeist auf Verunreinigungen durch Pestizide zurückzuführen. Die Schafe wurden vor der Schur durch Pestizidbäder getrieben, um die Parasiten in der Wolle abzutöten. In der Naturkosmetik wird jedoch ausschließlich Lanolin von Schafen eingesetzt, die solche Prozeduren nicht über sich ergehen lassen mussten!

- Ein weiterer Klassiker unter den Emulgatoren ist Glyceryl Stearate, eine einfache Glycerin-Fettsäure-Verbindung, die stabile, hautfreundliche O/W-Emulsionen bildet.
- In jüngster Zeit werden auch Lebensmittelemulgatoren aus der Backwarenindustrie in kosmetischen Produkten eingesetzt, z. B. die Zitronen- und Milchsäureester (Glyceryl/Cocoate/Citrate/Lactate oder Glyceryl/Oleate/Citrat bzw. Glyceryl/Stearate/Citrate).

Vitamine in Kosmetika sind kein Ersatz für eine vitaminreiche Ernährung: Im Vergleich zu einer Creme liefert eine einzige Orange bedeutend mehr Vitamin C und dazu zellaktivierende Fruchtsäure. Bei 0,1 Gramm Vitamin C (entspricht ca. einer Orange) in einem Tiegel Hautcreme kommen nur minimalste Dosen bei einer Anwendung auf die Haut.

# Die Wirkstoffwelle rollt

Falsche, irreführende und übertriebene Wirkungsversprechen haben Tradition. Auch Gerichtsurteile konnten die Flut der verführerischen Versprechungen nicht eindämmen. Gerade bei Produkten für die ältere Haut ist zu beobachten, was Raab/Kindl als »Entgleisungen« beschreiben mit der Folge, dass sich Hautärzte wegen der »unhaltbaren Versprechungen von der gesamten Kosmetik distanzierten und sie als unseriös abtaten«.

## Eine gesunde Haut ist eine schöne Haut

Dass es wirksame Wirkstoffe gibt, ist unbestritten. Ob und wie sie wirken, hängt jedoch von einer Reihe von Faktoren ab. Der »Moisturizer-Effekt« ist zum Beispiel ein häufiger Hinweis bei Gesichtspflegeprodukten. Urea (Harnstoff) ist ein guter Moisturizer, doch Untersuchungen zeigen, dass erst ab einer Konzentration von 3 Prozent oder in einer bestimmten Kombination eine deutliche Feuchtigkeitswirkung erreicht wird. Eine kleine Menge Urea bringt also keinerlei »Moisturizer-Effekt«. Nicht selten sind gute Wirkstoffe zwar vorhanden, aber nicht in einer wirklich wirksamen Menge.

Darüber hinaus führt erst das Zusammenspiel von Grundlage – und das ist vor allem eine Grundlage mit gehaltvollen pflanzlich-natürlichen Zutaten – und Wirkstoffen im Endergebnis zu einem wirkungsstarken kosmetischen Produkt.

### Im Trend: Rezeptorwirkstoffe

Wirklich neue chemische Verbindungen, die weitaus wirksamer sind als die bislang bekannten, sind ausgesprochen rar. Bei neuen kosmetischen Wirkstoffen geht es in der Regel um Varianten des bekannten Repertoires: um Vitamine, Vitaminvorstufen und Mineralstoffe.

Doch der Ehrgeiz der Forscher zielt auf mehr Tiefenwirkung. So genannte Rezeptorwirkstoffe sollen in die biologische Hautfunktion eingreifen, um sie quasi von innen heraus frisch und fit zu halten. Hautmodelle zeigen, wie es funktionieren könnte. Überprüfbar ist das in der Regel nicht.

Einmal in der Woche tut es jedem Teint gut, wenn frische Gurkenscheiben aufgelegt werden. Das wirkt prima gegen Mimikfältchen, da die Hautfeuchtigkeit ansteigt.

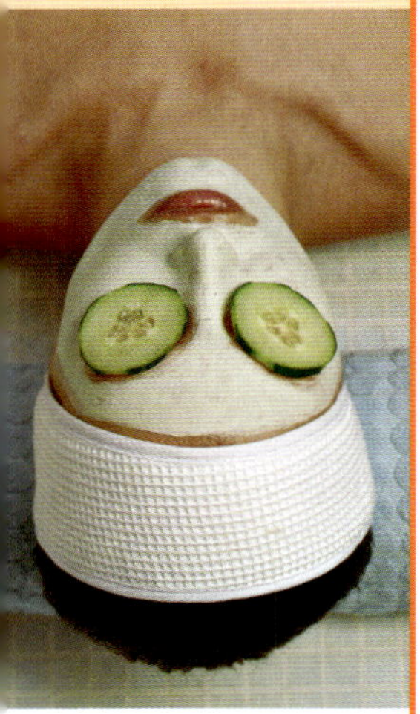

*Sich pflegen und zugleich entspannen: mit einer Gesichtsmaske.*

## Die besten Wirkstoffe für die Haut

Die »Fachgruppe der Gesellschaft deutscher Chemiker (GDCh)« hat Datenblätter zur Bewertung der Wirksamkeit von Wirkstoffen in kosmetischen Mitteln erarbeitet. Die folgenden Ausführungen basieren u. a. auf diesen Datenblättern. Die GDCh ist die größte Fach-Vereinigung dieser Art in ganz Europa (www.gdch.de).

### Allantion: der Weichmacher

Allantoin ist im Harn von Säugetieren und in Pflanzen wie Ahorn, Rosskastanie, Weizenkeimen, Schwarzwurzeln und Roten Rüben enthalten. Es kann den Hautzustand deutlich verbessern – zumindest im Reagenzglas (in-vitro).

▸ Bei der üblichen Dosierung in kosmetischen Produkten gibt es jedoch keine Beweise dafür, dass eine positive Produktwirkung auf das Allantoin zurückzuführen ist.

### Vitamin E: Tocopherol

Mit Hinweisen auf Vitamin E wird gerne geworben, denn es ist ein wichtiger hautschützender Wirkstoff. Vitamin E verhindert licht- und sauerstoffbedingte Oxidationsprozesse, glättet die Haut und verbessert die Wasserbindefähigkeit der Hornschicht. Aber gerade bei populären Wirkstoffen wird oft mehr vorgetäuscht als vorhanden ist.

- Bei einer Produktaufschrift wie »mit Vitamin E« ist Vorsicht geboten. Sie lässt auf eine sehr geringe Konzentration schließen.
- Wird mit Aussagen wie »Vitamin E für die Haut« oder mit einem Zusatz wie »Pflegeeffekt« geworben, sollten etwa 0,2 Prozent Vitamin E in einem Produkt enthalten sein, denn unterhalb dieser Konzentration ist bestenfalls ein gewisser antioxidativer Effekt zu erwarten.
- Wenn ein Produkt mit Vitamin E »angereichert« oder »verstärkt« sein will, müssten um die 0,5 Prozent eingesetzt werden.

### Vitamin A: Retinol

Vitamin A ist ein außerordentlich fragiler Stoff, denn reines Vitamin A zerfällt, sobald es mit Sauerstoff in Berührung kommt. Darum wird es

Vitamine sind häufige Wirkstoffe in Cremes, weil sie auch das Präparat selbst stabilisieren: Da geringe Mengen Luftsauerstoff regelrechte zersetzende Kettenreaktionen in einem Produkt auslösen können, werden Vitamin E (Tocopherol) und Vitamin C als Antioxidantien eingesetzt.

## Multifunktionale Emulgatoren und Tenside

**Zuckeremulgatoren wie Cetearyl Glucoside, Coco Glucoside oder Cocoyl Glucoside sind schon etwas länger auf dem Markt, finden wegen ihrer Vielseitigkeit aber immer mehr Beachtung. Sie ermöglichen sehr hautfreundliche O/W-Emulsionen und -Lotionen, aber auch die Herstellung von Sprüh-Emulsionen oder Schaumprodukten (Emulsionsschäume). Das Gleiche gilt für Acylglutamate wie Sodium Cocoyl Glutamate und Disodium Cocoyl Glutamate. Sie wurden bislang fast ausschließlich als milde Co-Tenside eingesetzt, haben aber auch fantastische Emulgatoreigenschaften.**

**Emulgatoren, die als Tenside verwendet werden können, Tenside, die zugleich gute Emulgatoren sind – dieser Trend »weg von der Rohstoffvielfalt, hin zur Multifunktionalität« kommt der Naturkosmetik sehr entgegen. Naturnahe Rohstoffe für Emulgatoren und Tenside zu finden, die sehr hautverträglich sind, ist gar nicht so einfach. Dass sich die bislang entwickelten als multifunktional erweisen, vergrößert den Spielraum für die Produktion vielfältiger hautfreundlicher Naturprodukte.**

in Kosmetika in der Regel als Palmitat eingesetzt, das erst in der Haut zum Vitamin A umgebaut wird.

▸ Vitamin A (Retinol) macht die Haut geschmeidig, stimuliert die Regeneration und gleicht altersbedingte Veränderungen aus. Die üblichen Einsatzkonzentrationen bei Cremes liegen bei 0,05 bis 0,1 Prozent.

### Vitamin C: Ascorbylpalmitate

Unsere Haut ist ein Stützpfeiler des gesamten Immunsystems, das ständig einsatzbereit sein muss – und dafür sorgt Vitamin C, denn die Abwehrzellen verbrauchen dieses Vitamin bei ihren Einsätzen gegen Bakterien und Viren. Vitamin C ergänzt auch den Vitamin-A-Schutz vor freien Radikalen. Es bewahrt die Zellen vor nachhaltiger Schädigung durch Sonne, Autoabgase und Zigarettenqualm.

▸ Die Bedeutung von Vitamin C geht also weit über die positiven Auswirkungen für die Haut (Kollagenfaseraufbau, Festigkeit von Haut und Bindegewebe, Wundheilung) hinaus: Vitamin C ist ein entscheidender Schutz für die lebenswichtigen Abwehrzellen.

Um den natürlichen Hauttonus und den individuellen pH-Wert wieder herzustellen: Geben Sie einen Spritzer einer guten Rosenlotion in etwas klares, lauwarmes Wasser. Mit dieser Mischung das Gesicht nach der Reinigung abwaschen.

### Panthenol

Panthenol ist eine Form des B-Vitamins Panthotensäure und wird in der Haut in Panthotensäure umgewandelt. Panthenol, das »Schönheits-

## Wasser: spült viel Geld in die Kassen

**Sind 60 Prozent Wasser in einem kosmetischen Produkt? 70 oder gar 90 Prozent? Einer Creme ist nicht anzusehen, wie wasserhaltig sie ist. Dem Hersteller spült ein hoher Wasseranteil jedoch viel Geld in die Kasse. Aus diesem Grund wird Wasser in Expertenkreisen auch »Profitol« genannt. Inzwischen werden sogar Emulgatoren angeboten, die einen Wasseranteil von 90 Prozent ermöglichen. Verwendet wird in der Regel normales Wasser, das aufbereitet wird, d. h. es wird enthärtet und entkeimt. In naturkosmetischen Produkten werden auch Hydrolate eingesetzt.**

vitamin«, bindet in der Haut Wasser, fördert den Energiestoffwechsel, wirkt beruhigend und heilend.

▸ In Hautpflegeprodukten wird Panthenol als Moisturizer eingesetzt, vor allem in Produkten zur Pflege der empfindlichen trockenen Haut. Die Menge liegt zumeist zwischen 0,5 und 5 Prozent.

## Provitamin A: Carotin

Das Provitamin A ist eine Vorstufe des Vitamin A und wird vom Körper zu Vitamin A umgewandelt. Eine ausreichende Versorgung des Körpers mit Vitamin A ist von großer Bedeutung für das Immunsystem, für die Haut, die Schleimhäute und die Augen.

▸ In kosmetischen Produkten wird Provitamin A wegen seinen antioxidativen Wirkung eingesetzt, vor allem in Produkten für die trockene, raue, regenerationsbedürftige Haut.

Vitamin A fördert und beschleunigt das Wachstum und die Erneuerung der Oberhautzellen. Bei entsprechender Vitamin-A-Versorgung wird der Bildung von Ekzemen vorgebeugt; die Haut wirkt geschmeidiger und glatter.

## Harnstoff: Urea

Harnstoff macht 7 Prozent der natürlichen Feuchthaltefaktoren der Haut aus. Wird Harnstoff von außen auf die Haut aufgebracht, erhöht sich der Wassergehalt der Hornschicht (»Moisturizer-Effekt«) für mehrere Stunden.

▸ Harnstoff wird häufig mit anderen Feuchthaltemittel abgemischt. Wird er als einzige feuchtigkeitsspendende Substanz verwendet, dann zumeist in einer Konzentration von 1 bis 10 Prozent. Eine deutliche Feuchtigkeitswirkung tritt aber erst ab 3 Prozent ein. Stark befeuchtend und als Schuppenlöser wirkt Urea bei 5 bis 10 Prozent.

▸ In der INCI-Liste bei einer Creme müsste Urea, wenn er mit 3 Prozent und mehr eingesetzt wird, in der oberen Hälfte der Auflistung stehen.

## Proteine/Aminosäuren

Proteine/Aminosäuren sind im Körper für den Stoffwechsel der Zellen zuständig. Aufgebaut ist die unendliche Vielzahl an Proteinen aus nur 20 Aminosäuren (Eiweißbausteine).

*Das beste Schönheitsmittel: Freude am Leben.*

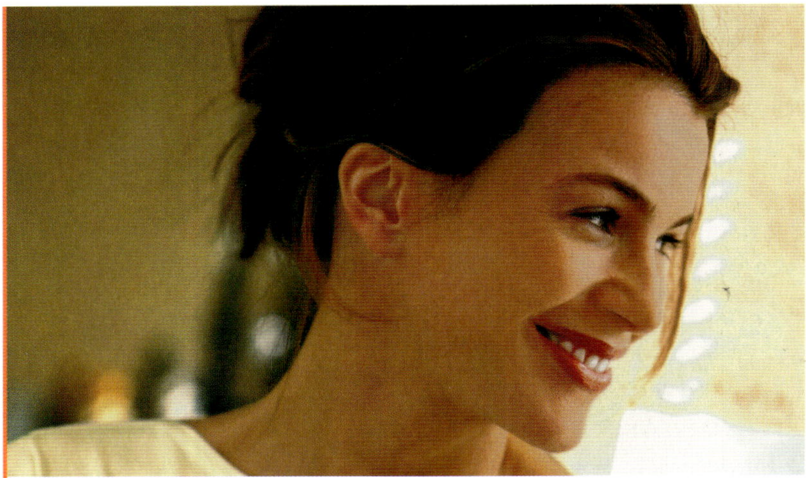

Ein einfaches Hausmittel für einen frischen, straffen Teint ist Apfelessig. Eine morgendliche Massage der Gesichtshaut mit verdünntem Apfelessig (1 Esslöffel auf 1 Tasse Wasser) regt die Durchblutung an.

- Aminosäuren haben eine gute Feuchtigkeitsbindung und tragen dazu bei, den hauteigenen Feuchtigkeitsschutz aufzubauen.

## Coenzym Q 10

Als körpereigene Substanz ist das Coenzym Q10 lebensnotwendig für die Energieversorgung und den Schutz der Zellen. Es wird auch als Nahrungsergänzungsmittel angeboten, weil es nur schwer über Nahrungsmittel aufzunehmen ist.

- Als Antioxidans hielt Q10 in die Kosmetik Einzug. Es soll den Eigenschutz der Hautzellen stärken, um freie Radikale zu neutralisieren.

## Vitamin H: Biotin

Biotin ist ein wasserlösliches Vitamin und ein Bestandteil vieler Enzyme. Im Körper ist es wichtig für den Kohlenhydrat-, Fett- und Proteinstoffwechsel. Reich an Biotin sind z.B. Hefe, Leber, Eigelb und Getreide. Im Organismus ist Biotin auch am Aufbau des Haar- und Nagel-Eiweißstoffes Keratin beteiligt. Dieses Eiweiß lässt Haar und Nägel wachsen, sorgt aber auch für eine glatte und geschmeidige Haut.

▸ Wegen seiner Bedeutung für Haut & Haare ist Vitamin H (Biotin) ein hochwertiges und teures Kosmetikvitamin (siehe auch Seite 109).

### Hyaluronsäure

Ihre Wirkung beruht darauf, dass Hyaluronsäure mit dem Keratin der Hornschicht eine sehr enge Bindung eingeht. Sie macht die Haut weich und glatt, da sie einen die Hornzellen fixierenden Film bildet und die Feuchtigkeit speichert.

▸ Hyaluronsäure wird zumeist in sehr geringen Mengen eingesetzt, da sie sehr teuer ist. Kleine Dosierungen haben durchaus einen befeuchtenden Effekt, doch eine Minimenge von z. B. 0,001 Prozent ist bestenfalls werbewirksam; sie führt nicht zu einer nennenswerten Befeuchtung der Haut. Der altersbedingte Rückgang von hauteigener Hyaluronsäure ist jedoch durch Pflegeprodukte nicht auszugleichen, da die Säure nicht in die Haut eindringen kann.

Natürliche Hyaluronsäure wurde aus Kalbshäuten und Hahnenkämmen gewonnen. Inzwischen wird sie aber vorwiegend biotechnologisch hergestellt.

## Gut glättende und stärkende Wirkstoffe

**▸ Avocadoöl hat wegen seines hohen Anteils an Unverseifbarem eine ausgesprochen gute Pflegewirkung.**

**▸ Bisabolol, ein Wirkstoff der Kamille, wirkt entzündungshemmend und beruhigend bei empfindlicher Haut.**

**▸ Ceramide haben einen positiven Einfluss auf die schützende Hautbarriere.**

**▸ Sasanquaöl hat gute hautglättende und -pflegende Eigenschaften und verbessert die Hautstruktur.**

**▸ Sheabutter, Macadamianussöl, Trauben- und Aprikosenkernöl sind Fette mit bewährten hautpflegenden und -glättenden Eigenschaften.**

**▸ Weizenkeimöl ist reich an Vitaminen. Es belebt vor allem ältere, trockene und schuppige Haut.**

**▸ Hefeextrakte wirken belebend und vitalisierend. Hefe ist zum Beispiel auch eine wunderbare Zutat für Masken und Packungen bei fettiger, unreiner, von Akne befallener Haut.**

### Polyphenole: Flavonoide und Anthocyane

Die positive Wirkung dieser sekundären Pflanzenwirkstoffe spielt auch in der Medizin eine große Rolle.

▸ Polyphenole wirken zum Beispiel als Schutz vor Infektionen (Preiselbeere), bei Herz-Kreislaufproblemen (Rotwein), zur Verbesserung der Durchblutung (Ginkgo) und sogar als Tumorhemmer (bei Leukämie, Lungen- oder Brustkrebs). Zu den tumorpräventiven Wirkstoffen gehören beispielsweise bestimmte Grünteesubstanzen, das Hypericin aus dem Johanniskraut und das Quercetin aus der Eiche.

▸ Grüner Tee, Lavendel, blaue Weintrauben, Mohn, Rose, Beeren, Stiefmütterchen – all diese Pflanzen und viele andere mehr enthalten Anthocycane. Da Anthocycane als Radikalefänger sogar mehr leisten als die Vitamine C und E, sind sie ideale Mittel, um die Haut zu schützen und dadurch frisch und gesund zu erhalten.

Polyphenole geben der Natur ihre Farben. Sie färben zum Beispiel die Kirschen rot und die Heidelbeeren blau. Bekannt sind um die 5000. Sie wirken, je nach Kombination, sehr unterschiedlich.

## Hautbefeuchter: die Top Five

Den besten Beweis dafür, dass neu nicht gleich besser ist, liefert das gute alte Glycerin. Hyaluronsäure und Urea liefen ihm den Rang ab und

## AHA-Säuren: eine Tortur für die Haut

**AHA-Säuren waren einmal das Thema Nr. 1, aber die AHA-Welle ist, wie andere Wirkstoff-Wellen auch, verebbt. Das ist zu begrüßen, denn in normalen Kosmetikprodukten haben AHAs ohnehin nichts bewirkt.**

**▸ AHA-Säuren gehören zu den Keratoplastika. Keratolyse ist der Fachterminus für eine Hautreinigung, bei der Zellkitt gelöst wird. Die Haut erlebt ein massives Peeling, eine Art Schälung. Hohe Dosen dürfen aber nur von Kosmetikerinnen und ab 70 Prozent nur von Dermatologen eingesetzt werden. Schälprozeduren sind bei einer normalen Haut weder nötig noch zu empfehlen, denn selbst bei richtiger Anwendung der Säuren können sie, so Raab/Kindl, »zu Irritationen der Haut führen, die sich in Rötung, Brennen und Spannungsgefühl und stärkerer Abschuppung äußern.«**

wurden zu Superstars unter den Befeuchtungsmitteln. Zu Unrecht.

**Die Nr 1: Glycerin.** Messungen zeigen übereinstimmend, dass Glycerin als hautbefeuchtender Wirkstoff unglaublich wirksam ist.

**Die Nr 2: Urea.** Der Harnstoff (Urea) kann mit dem Glycerin mithalten. Die häufig ausgelobte Hyaluronsäure kommt jedoch nur in größeren Mengen auf gute Ergebnisse, und diese Mengen sind zumeist in Produkten nicht enthalten.

**Die Nr 3: Hyaluronsäure.** Sie dringt nicht in die Haut ein, sondern wirkt als eine Art Film auf der Hautoberfläche.

**Die Nr 4: Aloe vera.** Ein bewährtes pflanzliches Befeuchtungsmittel bei trockener, angegriffener Haut. Ihre Wirkstoffe wurden ausgiebig untersucht. Mit modernen Analyseverfahren konnten 160 Stoffe nachgewiesen werden (Mineralien, Fermente, Vitamine und Aminosäuren).

**Die Nr 5: Alkohole & Aminosäuren.** Aminosäuren leisten im Cocktail der hauteigenen Substanzen einen Beitrag, doch die Alkohole Propylene Glycol und Butylene Glycol rangieren als Befeuchtungsmittel noch vor ihnen. Bei diesen Alkoholen handelt es sich jedoch nicht um normalen Alkohol, sondern um mehrwertigen Alkohol (Polyole). Auch Sodium PCA, ein Hauptbestandteil des natürlichen Feuchthaltefaktors der Haut, ist ein guter Wirkstoff, um Feuchtigkeit zu speichern.

Pflegetipp für eine intensivere Wirkung: Wärme trägt dazu bei, das die unterschiedlichen Stoffe besser in die Haut eingeschleust werden. Warme Kompressen über der aufgetragenen Creme bewirken bereits eine intensivere Aufnahme der Wirkstoffe. Auch vorbereitende Gesichtsdampfbäder fördern diesen Prozess.

## Extrakte: die Seele eines Produkts

Pflanzenextrakte spielen in der Naturkosmetik eine Schlüsselrolle. Manche bezeichnen sie als die Seele des Produkts. Die Herstellung solcher Extrakte ist eine Kunst, in der das gesamte Wissen der Naturheilkunde und der Forschung der anthroposophischen Wissenschaftler steckt.

Pflanzenextrakte sind reich an Wirkstoffen und werden in nahezu allen Körperpflegeprodukten eingesetzt, von der Creme bis zum Shampoo. Einige Unternehmen, z. B. Weleda und Wala, stellen ihre Extrakte in der Tradition der anthroposophischen Gründerväter her, aber auch bei Logona sind die hauseigenen Extrakte ein Markenzeichen der Produkte. Bei der Logona-Extraktherstellung wird z. B. eine Mischung aus Ethanol,

Wasser und Glycerin eingesetzt, die die Pflanzenteile sechs bis acht Stunden lang durchfließt. Einige der in der Kosmetik wichtigen Extrakte sind:

### Schafgarbenextrakt

Einsatz und Wirkung: antibakteriell, entkrampfend, entzündungshemmend, wundheilend, harmonisierend, reguliert die Talgdrüsenfunktion, besonders geeignet für die empfindliche und strapazierte Haut.

### Bambusextrakt

Einsatz und Wirkung: Die Wurzel gilt als adstringierend und kühlend, der Extrakt aus jungen Sprossen wirkt entzündungshemmend. Der Saft hat einen hohen Gehalt an Kieselsäure. Kieselsäure ist ein wichtiger Baustoff der Haut und der Knochen.

Hopfenextrakt wirkt hautentspannend und -beruhigend. Ginkgoextrakt wird eingesetzt, um die Haut zu festigen und zu straffen.

### Camelia Oleifera-Extrakt

Ein Extrakt aus den Blättern des Thea Sinensis. Einsatz und Wirkung: antibakteriell, hautberuhigend, Radikalefänger (schützt vor vorzeitiger Hautalterung), schützt vor Karies.

### Kamillenextrakt

Einsatz und Wirkung: hautberuhigend und -verfeinernd, wundheilend, entzündungshemmend, antiseptisch.

### Myrrhenextrakt

In Alkohol gelöstes Harz des Myrrhenbaums Commiphora Myrrha. Einsatz und Wirkung: verfeinert das Hautbild, entzündungshemmend, antiseptisch.

### Hamamelisextrakt

Einsatz und Wirkung: hautstraffend, verfeinert das Hautbild, entzündungshemmend.

### Neemextrakt

Einsatz und Wirkung: ein bewährter Extrakt, um Haut und Haare gesund zu erhalten.

### Rosenblütenextrakt

Einsatz und Wirkung: verfeinert das Hautbild, beruhigend, ausgleichend, reinigend, klärend, kräftigend, erfrischend.

### Rosmarinextrakt

Einsatz und Wirkung: klärend, reguliert die Talgdrüsen, durchblutungsfördernd, antibakteriell.

### Salbeiextrakt

Einsatz und Wirkung: verfeinert das Hautbild, entzündungs- und schweißhemmend, antibakteriell.

### Grünalgenextrakt

Einsatz und Wirkung: vitamin- und mineralstoffreich, feuchtigkeitsanreichernd, hautglättend und -beruhigend.

### Melissenextrakt

Einsatz und Wirkung: ausgleichend, schützend, beruhigend, stärkend, antibakteriell.

### Lotusblütenextrakt

Einsatz und Wirkung: Wichtige Bestandteile des Lotus sind Aspargin (Aminosäure), Nelumbin und Stärke. Wegen seiner adstringierenden Eigenschaften verfeinert er das Hautbild.

### Calendulaextrakt

Einsatz und Wirkung: Der Extrakt der Ringelblumenblüten wirkt hautberuhigend und -pflegend. Besonders bei trockener Haut.

In Augenpflegeprodukten kommt häufig Augentrostextrakt zum Einsatz. Er beruhigt gereizte Haut. Citrusextrakt verfeinert das Hautbild und Tigergrasextrakt strafft die Haut.

# Von der Idee zur Naturkosmetik-Creme

Die Rezeptur für eine Tagescreme zu kreieren, ist für einen Kosmetikentwickler eine schöne Aufgabe. Die eigentliche Arbeit aber beginnt mit der Produktion. Beschrieben wird der Entstehungsprozess eines Gesichtspflegeprodukts am Beispiel der Tagescreme Rose von Logona.

Die Ringelblume wurde schon im Mittelalter von der großen Heilerin Hildegard von Bingen zur Behandlung von Hautunreinheiten eingesetzt.

## Schritt 1: Die Auswahl der Roh- und Wirkstoffe

Da es sich um eine für die trockene Haut konzipierte Tagescreme handelt, kommen speziell darauf abgestimmt Zutaten zum Einsatz:

- Rosenblütenextrakt (beruhigend, ausgleichend, erfrischend), Kakaobutter (glättet, ist besonders rückfettend),
- Jojobaöl (pflegt, ist rückfettend und reich an Vitamin C),
- Vitamin E (schützt vor Umwelteinflüssen und freien Radikalen),
- pflanzliches Glycerin (feuchtigkeitsbewahrend).

Insgesamt werden an Inhaltsstoffen ausgewählt: Kakaobutter, Mandelöl, Jojobaöl, Traubenkernöl, pflanzliches Glycerin, Bienenwachs, Wildrosenöl, Rosenblütenextrakt, Ringelblumenextrakt, eine Mischung ätherischer Öle, Olivenöl und Vitamin E.

Besondere Aufmerksamkeit erfordert die Qualität der Roh- und Wirkstoffe, denn sie sollen so weit wie möglich aus ökologischem Anbau oder aus kontrolliert-biologischer Wildsammlung stammen.

*Rosen liefern wertvolle Pflegeöle für die trockene Haut*

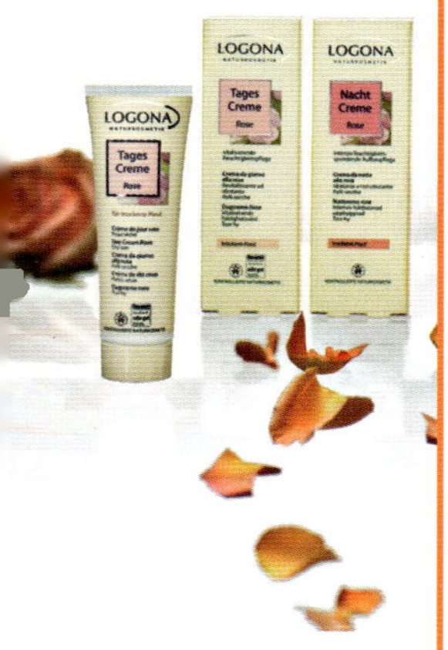


## Schritt 2: Die Laboransätze

Um zu eruieren, wie es um die geplante Creme bestellt ist, werden zahlreiche Laboransätze gemischt und untersucht. Geprüft wird z. B., wie es um die Konsistenz der Creme bestellt ist und ob sie sich gut auftragen lässt. Diesen Untersuchungen folgen eine Reihe weiterer Tests.

Ist das Produkt mikrobiologisch stabil? Das ist eine Schlüsselfrage, denn ein mit Keimen verunreinigtes Produkt stellt eine Gesundheitsgefährdung dar. Geprüft wird auch die physikalische und chemische Stabilität. Dabei wird untersucht, ob die Konsitenz bei Hitze wie bei Kälte unverändert bleibt, sodass die Creme ohne Probleme im Karibik- wie im Alaskaurlaub benutzt werden kann.

Führen alle Untersuchungen zu positven Ergebnissen, geht das Produkt an ein unabhängiges Institut, um die Wirksamkeit und Hautverträglichkeit zu ermitteln. Sind auch diese Resultate zufriedenstellend, kann – nach der Sicherheitsbewertung und der Anmeldung bei den Behörden – mit der Produktion begonnen werden.

Dass die bei konventionellen Kosmetika üblichen Cremetiegel bei naturkosmetischen Produkten nicht verwendet werden, hat einen guten Grund: Die Tube als Verpackung trägt zur besseren Haltbarkeit bei.

## Schritt 3: Die Produktion

Wasser und Fett werden in hochmodernen Maschinen zunächst zu einer sahnigen Emulsion verrührt, dann werden die übrigen Zutaten hinzugefügt, darunter der hauseigene Rosenblütenextrakt. Schließlich wird das Fett im Homogenisator zerschlagen, damit die Creme schön geschmeidig wird.

## Schritt 4: Die Abfüllung

Die fertige, in sterilen Fässern zwischengelagerte Crememasse wird in der Abfüllstraße in Tuben gefüllt. Und zwar nicht mehr in Aluminium-Tuben. Sie waren früher das einzige sichere Material, um das Produkt vor Keimen zu schützen. Nach jahrelanger hausinterner Entwicklungsarbeit setzt Logona jetzt die umweltfreundlicheren PE-Tuben (Polyethylen) ein. Auf synthetische Konservierungsmittel kann trotzdem verzichtet werden. Hygiene ist jedoch das oberste Gebot. Nach jeder Abfüllung wird die Anlage zerlegt und die Komponenten werden mit speziellen, naturverträglichen Mitteln gereinigt und desinfiziert.

## Schritt 5: Die Quarantäne

Vor der Auslieferung der Produkte steht die Quarantäne. Das heißt: Das Produkt geht erst dann in die Läden, wenn Proben aus jedem Stadium der Abfüllung in der Mikrobiologie auf mögliche Keime getestet wurden. Erst wenn alles in Ordnung ist, werden die Produkte verpackt und ausgeliefert.

# Produktanalyse Gesichtspflege

Konventionelle Produkte und Naturkosmetika unterscheiden sich bereits durch die Menge der eingesetzten Inhaltsstoffe. Bei Naturkosmetika liegt die Zahl bei einer Creme zumeist bei 20 bis 30, bei konventionellen Produkten deutlich über 40. Doch Quantität ist nicht gleich Qualität!

## Entscheidend: die Qualität der Inhaltsstoffe

Die wesentlichen Unterschiede zwischen naturkosmetischen und konventionellen Produkten zeigen sich erst bei genauer Betrachtung der einzelnen Inhaltsstoffe und der Gesamtformulierung. Woraus besteht die Grundlage? Wie wirkungsstark ist das Produkt? Welche Hilfstoffe wurden eingesetzt? Welche Konservierungsmittel?
Bei den folgenden Produktanalysen steht hinter jedem Inhaltsstoff ein Buchstabe. Diese Buchstaben bedeuten:
**G** = Grundlage, **W** = Wirkstoff, **H** = Hilfsstoff, **K** = Konservierung. Eine **G/W** weist darauf hin, dass dieser Bestandteil der Grundlage zugleich ein Wirkstoff ist. Das trifft vor allem bei Naturkosmetika zu.

- Da die ersten Zutaten, die in der INCI-Auflistung genannt werden, mengenmäßig über 90% des Produkts und den Löwenanteil der Wirkung ausmachen, sind Qualitätsunterschiede bereits an den ersten 6–8 Inhaltsstoffen zu erkennen.
- Um die 10 Inhaltsstoffe gehen bei konventionellen Produkten allein schon auf das Konto Konservierung und Hilfsstoffe.
- Wer Produkte gleicher Hersteller miteinander vergleicht, wird feststellen, dass »Handschriften« auszumachen sind. Vor allem bei den Grundlagen und bei der Konservierung. In der Regel dominiert ein bestimmter Mix.

Manche Marken setzen bei der Grundlage zum Beispiel auf einen hohen Anteil Silikone. Dieser Grundakkord zieht sich dann in der Regel durch die meisten Gesichts- und Körperpflegeprodukte auf der Basis einer Emulsion.

### Die Bewertung der Qualität

Grundlage der Bewertung ist die im Lexikon (ab Seite 188) vorgenommene Beurteilung der einzelnen Inhaltsstoffe.

- Bei der Gesamtbeurteilung in den Kategorien Grundlage, Wirkstoffe, Hilfsstoffe und Konservierungsmittel wurden die jeweiligen Besonderheiten wie z. B. der Mix bei den Konservierungsmitteln oder bei den Grundlagenzutaten berücksichtigt.
- Im Gegensatz zu Silikon- und Mineralölen sind pflanzliche Öle wertvolle Inhalts-

stoffe, denn jedes pflanzliche Öl ist bereits in sich ein hochwertiger Wirkstoff-Mix.

▸ Gute kosmetische Pflanzenöle könnten auch als Speiseöle verwendet werden. Ein Silikonöl als Salatöl? Davon ist dringend abzuraten. Es hat keinerlei Nährwert und erzwingt den schnellen Gang zur Toilette, weil es kurzerhand »durchmarschiert«.

## Die Benotungen für Grundlage, Wirkstoffe und Hilfsstoffe

| | |
|---|---|
| ☺☺☺ | Sehr gut |
| ☺☺ | Gut |
| ☺ | Befriedigend |
| ☹ | Nicht befriedigend |
| ☹☹ | Mangelhaft |

**Dr. Hauschka: Gesichtscreme Quitte**

INCI

| | |
|---|---|
| | Aqua, G |
| ☺☺☺ | Prunus Armeniaca, G, W |
| ☺☺☺ | Anthyllis Vulneraria, W |
| ☺☺☺ | Pyrus Cydonia, W |
| ☺☺☺ | Alcohol, H |
| ☺☺☺ | Daucus Carota, W |
| ☺☺☺ | Glycerin, G, W |
| ☺☺☺ | Butyrospermum Parkii, W |
| ☺☺☺ | Prunus Dulcis, G, W |
| ☺☺☺ | Olea Europaea, G, W |
| ☺☺☺ | Cetearyl Alcohol, G |
| ☺☺☺ | Persea Gratissima, W |
| ☺☺☺ | Althaea Officinalis, W |
| ☺☺☺ | Simmondsia Chinensis (Buxus Chinensis), W |
| ☺☺☺ | Cera Flava, G |
| ☺☺☺ | Lecithin, G, W |
| ☺☺☺ | Bentonite, G |
| ☺☺☺ | Hamamelis Virginiana, W |
| | Parfum |
| ☺☺ | Citral*, Parfum |
| ☺☺ | Citronellol*, Parfum |
| ☺☺ | Geraniol*, Parfum |
| ☺☺ | Limonene*, Parfum |
| ☺☺ | Linalool*, Parfum |
| ☺☺ | Eugenol*, Parfum |
| ☺☺ | Benzyl Benzoate*, Parfum |
| ☺☺☺ | Xanthan Gum, G |

*Bestandteil natürlicher ätherischer Öle

☺☺☺ Grundlage/Wirkstoffe

Die wirkstoffreiche Grundlage besteht aus pflanzlichen Ölen und Wachsen. Sie enthält z.B. viel Aprikosenkernöl (in der INCI-Liste gleich nach Wasser), Jojoba- und Karottenöl sowie Sheabutter, dazu Quitten- und Wundkleeextrakt. Als Emulgator dient Lecithin im Verbund mit Fettsäurealkohol.

☺☺☺ Hilfsstoffe

Nur der Weingeist Ethanol. Da der in der INCI-Listung weit oben steht, ist anzunehmen, dass er auch zur Produktkonservierung beiträgt.

☺☺☺ Konservierung

Siehe Hilfsstoffe.

**Yves Rocher: Serum Végétal**

INCI

| | |
|---|---|
| | Aqua, G |
| ☺☺☺ | Lentinus Edodes, W |
| ☺ | Dimethicone, G |
| | Umweltnote: ☹☹ |
| ☺☺ | Butylene Glycol, G |
| ☺☺☺ | Vitis Vinifera, G |
| ☺☺ | Ethylhexyl Cocoate, G |
| ☺☺☺ | Cetyl Alcohol, G |
| ☺ | Propylene Glycol, G |
| ☺☺☺ | Urea, W |
| ☺☺☺ | Glycerin, G, W |
| ☺ | Sodium Mannuronate Methylsilanol, G |
| | Umweltnote: ☹☹ |
| ☺☺ | Methyl Glucose Sesquistearate, G |
| ☺☺☺ | Dicaprylyl Maleate, G |
| ☹☹ | PEG-100 Stearate, G |
| ☺☺☺ | Talc, G |
| ☺ | Sodium Lactate Methylsilanol, G |
| | Umweltnote: ☹☹ |
| ☺ | Petrolatum, G |
| | Hautpflegenote: ☹☹ |
| ☺☺☺ | Butyrospermum Parkii, W |
| ☺☺☺ | Acacia Senegal, W |
| ☺ | Cyclopentasiloxane, G |
| | Umweltnote: ☹☹ |
| | Parfum |
| ☺☺☺ | Glyceryl Stearate, G |
| ☺☺☺ | Ethyl Linoleate, G |
| ☹ | Methylparaben, K |
| ☺☺☺ | Lecithin, G, W |
| ☺ | Dimethiconol, G |
| | Umweltnote: ☹☹ |
| ☺ | Carbomer, G |
| | Umweltnote: ☹☹ |
| ☺☺☺ | Xanthan Gum, G |
| ☺☺☺ | Tocopheryl Acetate, W |
| ☺☺☺ | Sorbic Acid, K |
| ☺☺☺ | Retinyl Palmitate, W |
| ☺☺☺ | Allantoin, W |
| ☹ | Ethylparaben, K |
| ☹☹☹ | BHT, H |
| ☹ | Propylparaben, K |
| ☺☺ | Sodium Hydroxide, H |
| ☹ | Butylparaben, K |
| ☹☹ | Tetrasodium EDTA, H |
| ☹ | CI17200, H |

☹ Grundlage/Wirkstoffe

Als »Nr. 1 der pflanzlichen Kosmetik« bezeichnet sich diese Marke, doch 15 der 38 Inhaltsstoffe sind umweltbelastende oder gesundheitlich bedenkliche synthetische Chemie! Die Grundlage: synthetische Ölkörper, Silikone, Paraffinöl. Positiv zu Buche schlagen z. B. der Shiitake-Pilzextrakt, Traubenkernöl, Vitamin-E-Acetat, Sheabutter und der Zuckeremulgator. Ein weiterer Emulgator ist jedoch ein PEG-Emulgator.

☹☹ Hilfsstoffe

Negativ zu bewerten sind der Azo-Farbstoff, BHT und EDTA.

☹ Konservierung

Mit vier Parabenen konserviert.

**Logona: Tagescreme Wildrose**

INCI

Aqua (Water), G
☺☺☺ Theobroma Cacao (Cocoa Seed Butter), W
☺☺☺ Glyceryl Stearate SE, G
☺☺☺ Prunus Amygdalus Dulcis (Sweet Almond) Oil*, G, W
☺☺☺ Simmondsia Chinensis (Jojoba Seed Oil)*, W
☺☺☺ Vitis Vinifera (Grape Seed Oil), G
☺☺☺ Glycerin, G, W
☺☺☺ Cera Alba (Beeswax), G
☺☺☺ Lanolin, G, W
☺☺☺ Rosa Canina (Fruit Oil)*, W
Parfum (Essential Oils),
☺☺☺ Rosa Centifolia (Flower Extract), W
☺☺☺ Calendula Officinalis (Flower Extract)*, W
☺☺☺ Olea Europaea (Olive Fruit Oil)*, G, W
☺☺☺ Tocopherol, W
☺☺☺ Xanthan Gum, G, H
☺☺☺ Sodium Citrate, H
☺☺☺ Citric Acid, H
☺☺ Limonene, Parfum
☺☺ Geraniol, Parfum
☺☺ Linalool, Parfum
☺☺ Citronellol, Parfum
☺☺ Citral, Parfum

☺☺☺ Grundlage/Wirkstoffe

Sehr positiv zu vermerken ist der hohe Anteil Kakaobutter (in der INCI-Liste gleich nach Wasser), Mandel-, Jojoba- sowie Wildrosenöl. Das Produkt bietet außer den guten pflanzlichen Ölen und Wachsen weitere wohltuende Wirkstoffe wie Rosen- und Ringelblumenextrakt. Die Emulgatoren: Glycerinstearate pflanzlichen Ursprungs.

☺☺☺ Hilfsstoffe

Zur Einstellung des ph-Wertes werden Säuren wie Zitronensäure verwendet, die auch als Lebensmittelzusatzstoffe zugelassen sind. Das gilt auch für das Verdickungsmittel Xanthan Gum.

☺☺☺ Konservierung

Konserviert wurde vermutlich mit Stoffen, die einen Mehrfachnutzen haben wie z. B. Alkohol oder ätherische Öle.

**Martina Gebhardt: Happy Aging Hautcreme**

INCI

Aqua, G
☺☺☺ Olea Europaea*, G, W
☺☺☺ Persea Gratissima*, W
☺☺☺ Lanolin, G, W
☺☺☺ Cera Flava*, G
☺☺☺ Butyrospermum Parkii*, W
☺☺☺ Vitis Vinifera*, G
☺☺☺ Punica Granatum*, W

☺☺☺ Theobroma cacao*, W
☺☺☺ Hippophaea Rhamnoides*, W
☺☺☺ Daucus Carota*, W
☺☺☺ Tocopherol, W
☺☺☺ Uncaria Tomentosa, W
☺☺☺ Nymphaea Alba, W
Aroma*

☺☺☺ Grundlage/Wirkstoffe
Eine hochwertige Grundlage aus wirkstoffreichen natürlichen Ölen wie Oliven-, Avokado-, Traubenkernöl sowie Pflanzenextrakten. Bienenwachs und Lanolin sind die Emulgatoren. Gute weitere Zutaten sind Kakao- und Sheabutter.
☺☺☺ Hilfsstoffe
Vitamin E als Antioxidanz.
☺☺☺ Konservierung
Keine erkennbaren Konservierungsmittel.

**L'Oréal: RevitaLift**
INCI
Aqua/Water, G
☺☺☺ Glycerin, G, W
☺ Cyclopentasiloxane, G
Umweltnote: ☹☹
☺☺/☺ Alcohol denat., H
☺☺ Isocetyl Stearate, G
☺☺ Butylene Glycol, G
☺☺☺ Lithum Magnesium Sodium Silicate, G
☺☺ Ethylhexyl Methoxycinnamate, W (LSF)
☹ Drometrizole Trisiloxane, W (LSF)
☹☹ PEG-100 Stearate, G
☺☺☺ Cera Alba/Beeswax, G
☺☺☺ Glyceryl Stearate, G
☹☹ PEG-20 Stearate, G
☺☺☺ Stearyl Alcohol, G
☺☺☺ Cetyl Alcohol, G
☺ Acrylamide/Sodium, G
Umweltnote: ☹☹
☺ Acryloyldimetyltaurate Copolymer, G
Umweltnote ☹☹
☺☺☺ Stearic Acid, G
☺ Isohexadecane, G
Hautpflegenote: ☹☹
☹☹ Triethanolamine, H
☺☺☺ Ascorbyl Glucoside, W
☹☹☹ Acetyltrifluoromethylphenyl Valylglycine, G
☺☺☺ Retinyl Palmitate, W
☹☹ Polysorbate 80, G
☺☺☺ Sodium Citrate, H
☹☹ Disodium EDTA, H
☺ Polycaprolactone, H
Umweltnote: ☹☹
☹ Methylparaben, K
☹☹ Diazolidinyl Urea, K
☹ Butylparaben, K
☹☹ Chlorphenesin, K
☺☺ CI 47005/Acid Yellow 3, H
☹ CI 17200/Red 33, H

Parfum/Fragence
☺☺ Linalool, Parfum
☺☺ Benzyl Salicylate, Parfum
☺☺ Citronellol, Parfum
☺☺ Alpha-Isomethyl Ionone, Parfum
☺☺ Geraniol, Parfum
☺☺ Limonene, Parfum
☺☺ Coumarin, Parfum
☺ Hydroxyisohexyl 3-Cycolhexene Carboxaldehyde, Parfüm
☺ Butylphenyl Methylpropional, Parfum
(FIL B1071/13/1)

☹ Grundlage/Wirkstoffe

Eine sehr synthetische Grundlage: viele Silikone, ethoxilierte Inhaltsstoffe (PEG) und Acrylverbindungen, dazu Paraffin (Isohexadecane). Einige gute Wirkstoffe wie Retinyl Palmitate (Vitamin A) und Ascorbyl Glucoside (Vitamin-C-Verbindung). Positiv zu bewerten ist auch der hohe Anteil Glycerin (in der INCI-Liste gleich nach Wasser).

☹ Hilfsstoffe

Da Alkohol relativ weit oben in der INCI-Auflistung steht, dient er wohl auch zur Konservierung. Die meisten Hilfsstoffe sind unproblematisch, aber leider auch EDTA.

☹☹ Konservierung

Wegen des Konservierungsmittels Chlorphenesin und des Formaldehydabspalters Diazolidinyl Urea eine schlechte Note. Dazu kommen die Parabene. Da der Alkoholgehalt recht hoch ist und damit zur Konservierung beiträgt, wäre eine Konservierung, wie sie ausgewiesen ist, gar nicht nötig. Vermutlich wurden einige der Mittel durch vorkonservierte Rohstoffe »eingeschleppt«.

**Anika: Blaue Linie Aroma Creme**

INCI

Aqua, G
☺☺☺ Prunus Dulcis, W
☺☺☺ Glyceryl Stearate Citrate, G
☺☺☺ Glyceryl Stearate, G
☺☺☺ Persea Gratissima, W
☺☺☺ Simmondsia Chinensis, W
☺☺☺ Cetraria Islandica, W
☺☺☺ Glyceryl Citrate/Lactate/Linoleate/Oleate, G
☺☺☺ Triticum Vulgare, W
☺☺☺ Lanolin Alcohol, G
☺☺☺ Malpighia Glabra, W
☺☺☺ Cera Flava, G
Fragance (natural essential oils)
☺☺ Limonene, Parfüm
☺☺ Geraniol, Parfüm
☺☺ Benzyl Benzoate, Parfüm
☺☺ Farnesol, Parfüm
☺☺ Citronellol, Parfüm

☺☺☺ Grundlage/Wirkstoffe

Eine wirkstoffreiche Komposition. Die Grundlage ist eine Emulsion auf der Basis pflanzlicher Öle wie Mandel- und Avocadoöl mit Glycerin-Fettsäure-Emulgatoren, Lanolin, Bienenwachs und mehreren Pflanzenextrakten. Darunter ein Extrakt aus der sehr Vitamin-C-haltigen Acerola-Kirsche.

☺☺☺ Hilfsstoffe

Eine Rezeptur, die ohne auskommt.

☺☺☺ Konservierung

Keine erkennbaren Konservierungsmittel.

**The Body Shop:**
**Hemp Hanf Gesichts-Pflegecreme**

INCI

Aqua, G
☺☺☺ Glycerin, G, W
☺☺☺ Cannabis Sativa, W
☺☺ Isonanyl Isononanoate, G
☺☺☺ Cetearyl Alcohol, G
☺☺☺ Myristyl Myristate, G
☺☺☺ Glyceryl Stearate, G
☺ Dimethicone, G
Umweltnote: ☹☹
☹☹ PEG-100 Stearate, G
☺☺☺ Butyrospermum Parkii, W
☺☺☺ Cera Alba, G
☺☺☺ Lanolin, G, W
☺☺☺ Panthenol, W
☺☺☺ Tocopheryl Acetate, W
☹☹ Phenoxyethanol, K
☺☺ Benzyl Alcohol, K
☹ Methylparaben, K
☹ Propylparaben, K
☺☺☺ Xanthan Gum, G
☹☹ Disodium EDTA, H
Parfum
☺☺☺ Talc, G
☺☺ CI 77288, H
☺☺☺ CI 77492, H
☺☺☺ CI 77491, H
☺☺☺ CI 77499, H

☺ Grundlage/Wirkstoffe

Die Wirkstoffe sind in der Hauptsache pflanzlich und empfehlenswert (Hanföl, Sheabutter, Vitamin-E-Acetat, Panthenol usw). Die Grundlage enthält aber leider einiges an synthetischer Chemie wie einen synthetischen Ölkörper, Silikon, PEG.

☹ Hilfsstoffe

Natürliche Farbstoffe, aber auch EDTA.

☹ Konservierung

Phenoxyethanol und Parabene.

**Weleda: Wildrosen-Feuchtigkeitscreme**

INCI

Water (Aqua), G
☺☺☺ Alcohol, H
☺☺☺ Simmondsia Chinensis (Jojoba) Seed Oil, W
☺☺☺ Prunus Persica (Peach) Kernel Oil, W
☺☺☺ Glycerin, G, W
☺☺☺ Rosa Moschata Seed Oil, W
☺☺☺ Glyceryl Oleate, G

☺☺☺ Copernicia Cerifera (Carnauba) Wax, G
☺☺☺ Beeswax (Cera Flava), G
☺☺☺ Magnesium Aluminum Silicate, G
☺☺☺ Sedum Purpureum Extract, W
Fragrance (Parfum)*
☺☺ Limonene*, Parfum
☺☺ Linalool*, Parfum
☺☺ Citronellol*, Parfum
☺☺ Benzyl Alcohol*, Parfum
☺☺ Geraniol,* Parfum
☺☺ Citral*, Parfum
☺☺ Eugenol*, Parfum
☺☺ Farnesol*, Parfum
☺☺☺ Rosa Centifolia Flower Extract, W
☺☺☺ Equisetum Arvense (Horsetail) Extract, W
☺☺☺ Commiphora Myrrha Extract, W
☺☺☺ Xanthan Gum, G
☺☺☺ Glyceryl Stearate SE, G
☺☺☺ Sodium Beeswax, G
☺☺☺ Chondrus Crispus (Carrageenan), G

☺☺☺ Grundlage/Wirkstoffe
Eine wirkstoffreiche Grundlage, denn das Produkt enthält hohe Anteile Jojobaöl, Pfirsichkernöl, Glycerin und Wildrose. Sie stehen an 3. bis 6. Stelle der INCI-Auflistung. Gute Pflanzenextrakte (wie z.B. Rose, Ackerschachtelhalm, Myrrhe) ergänzen die Basiszubereitung. Als Emulgator dienen Glycerinstearate pflanzlichen Ursprungs.

☺☺☺ Hilfsstoffe
Nur der Weingeist Ethanol. Da er weit oben in der INCI-Liste steht, ist anzunehmen, dass er zur Produktkonservierung beiträgt.

☺☺☺ Konservierung
Siehe Hilfsstoffe.

**Vichy: Myokine Tagespflege Soins intensif antirides Dermo-Décontractant**

INCI
Aqua/Water, G
☺ Cyclopentasiloxane, G
Umweltnote: ☹☹
☺☺☺ Butyrospermum Parkii/Shea Butter Fruit, W
☺☺☺ Glycerin, G, W
☺ Isohexadecane, G
Hautpflegenote: ☹☹
☺☺☺ Zea Mays/Corn Starch, G
☺☺☺ Silica, G
☺☺ Pentaerythrityl Tetraethylhexanoate, G
☺☺☺ Cera Alba/Beeswax, G
☺☺☺ Stearic Acid, G
☺☺☺ Palmitic Acid, G
☹☹ PEG-100 Stearate, G
☺☺☺ Glyceryl Stearate, G
☹☹ PEG-20 Stearate, G
☹☹ BIS-PEG-18 Methyl Ether Dimethyl Silane, G
Umweltnote: ☹☹

☺☺☺ Stearyl Alcohol, G
☺☺☺ Prunus Armeniaca/Apricot Kernel Oil, W
☹☹ PEG-4 Dilaurate, G
☹☹ PEG-4 Laurate, G
☺☺☺ Glycine Soja/Soybean Oil, G
☺ Dimethiconol, G
Umweltnote: ☹☹
☺☺ Manganese Sulfate, G
☹ Methyparaben, K
☺☺☺ Arginine PCA, W
☺☺ Adenosine, W
☺☺☺ Magnesium Sulfate, H
☹☹ Disodium EDTA, H
☺☺☺ Tocopherol, W
☺☺☺ Dipotassium Glycyrrhizate, W
☹☹☹ Iodopropynyl Buthylcarbamate, K
☺☺ Capryl Glycol/Caprylyl Glycol, G
☺☺☺ Hydrolized Algin, G
☺ Acrylamide/Sodium Acryloyldimethyltaurate Copolymer, H
Umweltnote: ☹☹
☹ Butylparaben, K
☹☹ Polysorbate 80, G
☹☹ Benzophenone-4, W, (LSF)
Parfum/Fragence
Code F.I.L. B7581/1

☹ Grundlage/Wirkstoffe

Eine inkonsequente Mischung: viele Siliconverbindungen und ethoxilierte Inhaltsstoffe (PEG), dazu einige Pflanzenöle und Wachse. Die bewirken aber keinen wirklichen Qualitätsunterschied. Gut sind die pflanzlichen Wirkstoffe Dipotassium Glycyrrhizinate und Arginine PCA, aber leider wird Benzophenone 4 als Lichtschutz-Wirkstoff eingesetzt. Und der gehört nicht zu den besten. Auch der codierte Rohstoff am Ende der INCI-Liste wird werblich verwertet, aber es ist nicht nachprüfbar, ob dahinter wirklich ein »Wissensvorsprung« steckt.

☹ Hilfsstoffe

Leider auch EDTA.

☹☹ Konservierung

Parabene und eine halogenierte Verbindung, der Formaldehydabspalter Iodopropynyl Buthylcarbamate.

**Sante: Soft Creme Lotus & White Tea**

INCI

Aqua, G
☺☺☺ Simmondsia Chinensis (Jojoba) Seed Oil*, W
☺☺☺ Alcohol*, H
☺☺☺ Glycine Soja (Soybean) Oil*, G
☺☺☺ Glycerin, G, W
☺☺ Squalane, W
☺☺☺ Palmitic Acid, G
☺☺☺ Stearic Acid, G
☺☺☺ Butyrospermum Parkii (Shea Butter) Fruit*, W
☺☺☺ Cetearyl Alcohol, G
☺☺☺ Cetyl Alcohol, G

| | |
|---|---|
| ☺☺☺ | Argania Spinosa Kernel Oil*, W |
| ☺☺☺ | Nelumbo Nucifera Flower Extract, W |
| ☺☺☺ | Camellia Sinensis Leaf Extract, W |
| | Parfum (Essential Oils) |
| ☺☺☺ | Xanthan Gum, G |
| ☺☺☺ | Tocopherol, H, W |
| ☺☺ | Sodium Hydroxide, H |
| ☺☺ | Limonene, Parfüm |
| ☺☺ | Benzyl Benzoate, Parfüm |
| ☺☺ | Linalool, Parfüm |
| ☺☺ | Eugenol, Parfüm |
| ☺☺ | Benzyl Salicylate, Parfüm |

☺☺☺ Grundlage/Wirkstoffe

Eine wirkstoffreiche Grundlage aus pflanzlichen Ölen und Wachsen. An erster Stelle nach Wasser steht bereits Jojobaöl, dazu kommen hohe Anteile Sojaöl, Glycerin, pflanzliches Squalane, Mandelöl und Kakaobutter. Als Emulgator wurden Glycerinstearate pflanzlichen Ursprungs eingesetzt.

☺☺☺ Hilfsstoffe

Zur Einstellung des ph-Werts natürliche Säuren sowie das natürliche Verdickungsmittel Xanthan Gum.

☺☺☺ Konservierung

Konserviert wurde vermutlich mit Stoffen, die einen Mehrfachnutzen haben wie z. B. Alkohol oder ätherische Öle.

**The Body Shop:**
**Vitamin E Feuchtigkeitslotion mit LSF 15**

INCI

| | |
|---|---|
| | Aqua, G |
| ☺☺ | Octyl Methoxycinnamate, W (LSF) |
| ☺☺ | Butylene Glycol, G |
| ☺☺ | Octyl Salicylate, W (LSF) |
| ☺☺☺ | Octyl Palmitate, G |
| ☺☺☺ | Sorbitan Stearate, G |
| ☺☺☺ | Titanium Dioxide, G |
| ☺☺☺ | Glycerin, G, W |
| ☺ | Dimethicone, G |
| | Umeltnote: ☹☹ |
| ☺☺☺ | Triticum Vulgare, G |
| ☺☺ | Sodium Magnesium Silicate, G |
| ☺☺☺ | Butyrospermium Parkii, W |
| ☺☺ | Benzyl Alcohol, K |
| ☹☹ | Ceteareth-20, G |
| ☹☹ | Phenoxyethanol, K |
| ☺☺☺ | Tocopheryl Acetate, W |
| ☺☺ | Alumina, H |
| ☺☺☺ | Sucrose Cocoate, G |
| ☺☺☺ | Cetyl Alcohol, G |
| ☹ | Methylparaben, K |
| | Parfum |
| ☺☺☺ | Glyceryl Stearate, G |
| ☹ | Propylparaben, K |
| ☺☺☺ | Xanthan Gum, G |
| ☹☹ | PEG-100 Stearate, G |
| ☺☺☺ | Silica, G |
| ☺ | Sodium Polyacrylate, G |
| ☹ | Tetrasodium Pyrophosphate, H |

☹☹ Disodium EDTA, H
☹ Sodium Methylparaben, K
☹ CI 14700, H

☺/☹ Grundlage/Wirkstoffe

Bei dem großen Anteil synthetischer Lichtschutzfilter sollte das Produkt nicht als normale Tagespflege, sondern als Sonnenschutz verwendet werden. Der erste Lichtschutzfilter rangiert gleich nach Wasser! Wer normal im Haus und im Büro arbeitet, braucht keine Creme mit einem solchen Anteil hautbelastender synthetischer Filter. Die Grundlage ist ein Mix aus Silikon, synthetischen Ölen und einem Pflanzenöl. Positiv ist der Zuckeremulgator, aber es werden auch PEG eingesetzt.

☹☹ Hilfsstoffe

Azofarbstoff, EDTA, Tetrasodium Pyrophosphat – das ist ein glattes Mangelhaft.

☹ Konservierung

Phenoxyethanol und Parabene.

**Lavera: Faces Feuchtigkeitsfluid für sensible Haut**

INCI

Water (Aqua), G
☺☺☺ Caprylic/Capric Triglyceride, G
☺☺☺ Glycine Soja (Soybean) Oil*, G
☺☺☺ Alcohol, H
☺☺☺ Glycerin, G, W
☺☺☺ Hydrogenated Palm Glycerides, G
☺☺ Squalane, W
☺☺☺ Prunus Amygdalus Dulcis (Sweet Almond) Oil*, W
☺☺☺ Shorea Stenoptera Butter, G, W
☺☺☺ Simmondsia Chinensis (Jojoba) Seed Oil*, W
☺☺☺ Aloe Barbadensis Leaf Juice*, W
☺☺☺ Beeswax (Cera Alba)*, G
☺☺☺ Hydrogenated Lecithin, G
☺☺☺ Butyrospermum Parkii (Shea Butter)*, W
☺☺☺ Oenothera Biennis (Evening Primrose) Oil*, W
☺☺☺ Lysolecithin, G
☺☺☺ Tocopheryl Acetate, W
☺☺☺ Glyceryl Oleate Citrate, G
☺☺☺ Xanthan Gum, G
☺☺☺ Glycyrrhiza Glabra (Licorice) Root Extract*, W
☺☺☺ Hippophae Rhamnoides Fruit Extract*, W
☺☺☺ Lecithin, G, W
☺☺☺ Sodium Hyaluronate, W
☺☺☺ Dipotassium Glycyrrhizate, W
☺☺☺ Lavandula Angustifolia (Lavender) Flower Water*, W
☺☺☺ Brassica Campestris (Rapeseed) Sterols, W
☺☺☺ Tocopherol, H
☺☺☺ Ascorbyl Palmitate, W
☺☺☺ Ascorbic Acid, H
Fragrance (Parfum)**

☺☺ Citronellol**, Parfüm
☺☺ Geraniol**, Parfüm
☺☺ Limonene**, Parfüm
☺☺ Linalool**, Parfüm

* ingredients from certified organic agriculture, ** natural essential oils

☺☺☺ Grundlage/Wirkstoffe

Die reichhaltige Grundlage besteht aus pflanzlichen Ölen und Wachsen (Sojaöl, Mandel-, Jojoba-, Nachtkerzenöl) und einem Lecithinemulgator. Weitere hautpflegende Wirkstoffe sind Squalane, Aloe vera, Vitamin-E-Acetat, Hyaluronsäure und verschiedene Pflanzenextrakte wie Süßholzwurzel und Sanddorn.

☺☺☺ Hilfsstoffe

Die Hilfsstoffe sind Vitamin E und C als Antioxidanzkomplex.

☺☺☺ Konservierung

Da der Alkohol in der INCI-Auflistung relativ weit oben steht, unterstützt er wohl auch die Produktkonservierung.

**SantaVerde: Aloe Vera Pflegecreme ohne Duftstoffe**

INCI

☺☺☺ Aloe Barbadensis Leaf Juice*, W
☺☺☺ Prunus Dulcis*, W
☺☺☺ Vitis Vinifera, G
☺☺☺ Persea Gratissima, W
☺☺☺ Ricinus Communis, G
☺☺☺ Cera Alba, G
☺☺☺ Cocos Nucifera*, G
☺☺☺ Glyceryl Stearate, G
☺☺☺ Polyglyceryl-3-Ricinoleate, G
☺☺☺ Argan Oil, W
☺☺☺ Polyglyceryl-2-Laurate, G
☺☺☺ Glyceryl Caprate, G
☺☺☺ Polyglyceryl-10-Laurate, G
☺☺☺ Oenothera Biennis*, W
☺☺☺ Magnesium Sulfate, H
☺☺☺ Tocopherol, H
☺☺☺ Ascorbic Acid, H
☺☺ Potassium Sorbate, K

* Certified Organic

☺☺☺ Grundlage/Wirkstoffe

Ein wirkstoffreiches Aloe-vera-Gel ist die Basis, dazu kommen Pflanzenöle wie z. B. Mandel-, Avocado- und Arganöl. Die Grundlagenzutaten werden durch Polyglyceryl-Emulgatoren miteinander verbunden.

☺☺☺ Hilfsstoffe

Die Antioxidantien Vitamin E und C zur Produktstabilisierung.

☺☺☺ Konservierung

Eingesetzt wurde nur der Lebensmittel-Konservierungsstoff Kaliumsorbat.

## Augen

**Logona: Age Protection Augenfältchen Creme**

INCI

Aqua (Water), G
☺☺☺ Vitis Vinifera (Grape) Seed Oil, G
☺☺☺ Glyceryl Stearate Citrate, G
☺☺☺ Cera Alba (Beeswax), G
☺☺☺ Butyrospermum Parkii (Shea Butter) Fruit*, W
☺☺☺ Glycerin, G, W
☺☺☺ Simmondsia Chinensis (Jojoba) Seed Oil, W
☺☺☺ Glyceryl Citrate/Lactate/Linoleate/Oleate, G
☺☺☺ Behenyl Alcohol, G
Parfum (Essential Oil),
☺☺☺ Prunus Amygdalus Dulcis (Sweet Almond) Oil*, W
☺☺☺ Calendula Officinalis Flower Extract*, W
☺☺☺ Bambusa Arundinacea Stem Powder, W
☺☺☺ Euphrasia Officinalis Extract*, W
☺☺☺ Lupinus Albus Seed Oil, W
☺☺☺ Triticum Vulgare (Wheat Germ Unsaponifiables), W
☺☺☺ Bisabolol, W
☺☺☺ Tocopherol, H
☺☺ Limonene, Parfum
☺☺ Linalool, Parfum

☺☺☺ Grundlage/Wirkstoffe

Diese Augenpflege enthält viel Sheabutter und Bienenwachs. Dazu kommen gehaltvolle pflanzliche Öle wie Jojoba-, Lupinen- und Mandelöl und weitere Wirkstoffe wie Augentrost- und Ringelblumenextrakt. Als Emulgatoren wurden pflanzenbasierte Lebensmittel-Emulgatoren eingesetzt.

☺☺☺ Hilfsstoffe

Nur Vitamin E zur Stabilisierung.

☺☺☺ Konservierung

Konserviert wurde vermutlich mit Stoffen, die einen Mehrfachnutzen haben wie z. B. Alkohol oder ätherische Öle.

**Dior: Crème correcture rides, Capture R60/80**

INCI

Aqua, G
☺☺ Ethylhexyl Methoxycinnamate, W (UV-Filter)
☺☺ Hydrogenated Polyisobutene, G
☺☺ Butylene Glycol, G
☹ Benzophenone-3, W (UV-Filter)
☹☹ Steareth-21, G
☺ Cyclopentasiloxane, G
Umweltnote: ☹☹
☺☺☺ Glycerin, G, W
☺☺☺ Cetyl Palmitate, G
☹☹ Steareth-2, G
☺☺☺ Cetyl Alcohol, G
☺☺☺ Glyceryl Stearate, G

☺☺☺ Stearic Acid, G
☹☹ Phenoxyethanol, K
☺ Acrylates/C10-30 Alkyl Acrylate Crosspolymer, G
Umweltnote: ☹☹
☹ Methylparaben, K
☺☺☺ Sorbitol, G
☹ Butylparaben, K
☺ Propylene Glycol, G
☹☹ Chlorphenesin, K
☺ Dimethicone, G,
Umweltnote: ☹☹
Parfum
☹☹ Tetrasodium EDTA, H
☺☺☺ Tocopheryl Acetate, W
☺☺☺ Algin, H
☺☺☺ Urea, W
☺☺ Glucosamine HCL, H
☺☺☺ Algae Extract, W
☺☺☺ Faex (Yeast Extract), W
☺☺ Sodium Hydroxide, H
☺☺ Polyvinyl Alcohol, G
☹ Ethylparaben, K
☺☺☺ Malva Sylvestris Extract, W
☺☺☺ Ceramide 2, W
☹ Isobutylparaben, K
☹ Propylparaben, K
☺☺☺ Cellulose Gum, G
☺ Carbomer, G, Umweltnote: ☹☹
☺☺☺ Sodium Hyaluronate, W
☺☺ Alpha-Isomethyl Ionone, Parfüm
☹ Polysorbate-20, G
☺ Butylphenyl Methylpropional, Parfüm
☺☺ Linalool, Parfum
☺☺ Citronellol, Parfum
☺ Hydroxyisohexyl 3-Cyclohexene Carboxaldehyde, Parfum
☺☺ Geraniol, Parfum
☺☺ Limonene, Parfum
☹☹☹ BHT, H
☺☺ Coumarin, Parfum
☺☺ Hexyl Cinnamal, Parfum
☺☺☺ Potentilla Erecta Root Extract, W
☺☺ Benzyl Benzoate, Parfum
☺☺☺ Palmitoyl Pentapeptide-3, W

☹☹ Grundlage/Wirkstoffe

Ein synthetischer Lichtschutzfilter steht bereits an 2. Stelle nach Wasser, ein zweiter an 4. Stelle! Das ist nicht nur befremdlich, sondern bedenklich. Auffallend: Phenoxyethanol, das nur mit 1% eingesetzt werden darf, steht bereits an 14. Stelle. Das heißt: Die darunter stehenden Pflanzenextrakte und guten Wirkstoffe kommen nur in kleinsten Mengen vor. Die Grundlage ist geprägt von Silikonen, synthetischen Ölkörpern und ethoxilierten Inhaltsstoffen (PEG).

☹ Hilfsstoffe

Neben einigen guten leider auch EDTA.

☹☹ Konservierung

Phenoxyethanol, Parabene und die halogenorganische Verbindung Chlorphenesin.

# Die Körperpflege

## Gönnen Sie Ihrer Haut ein sanftes Verwöhnprogramm

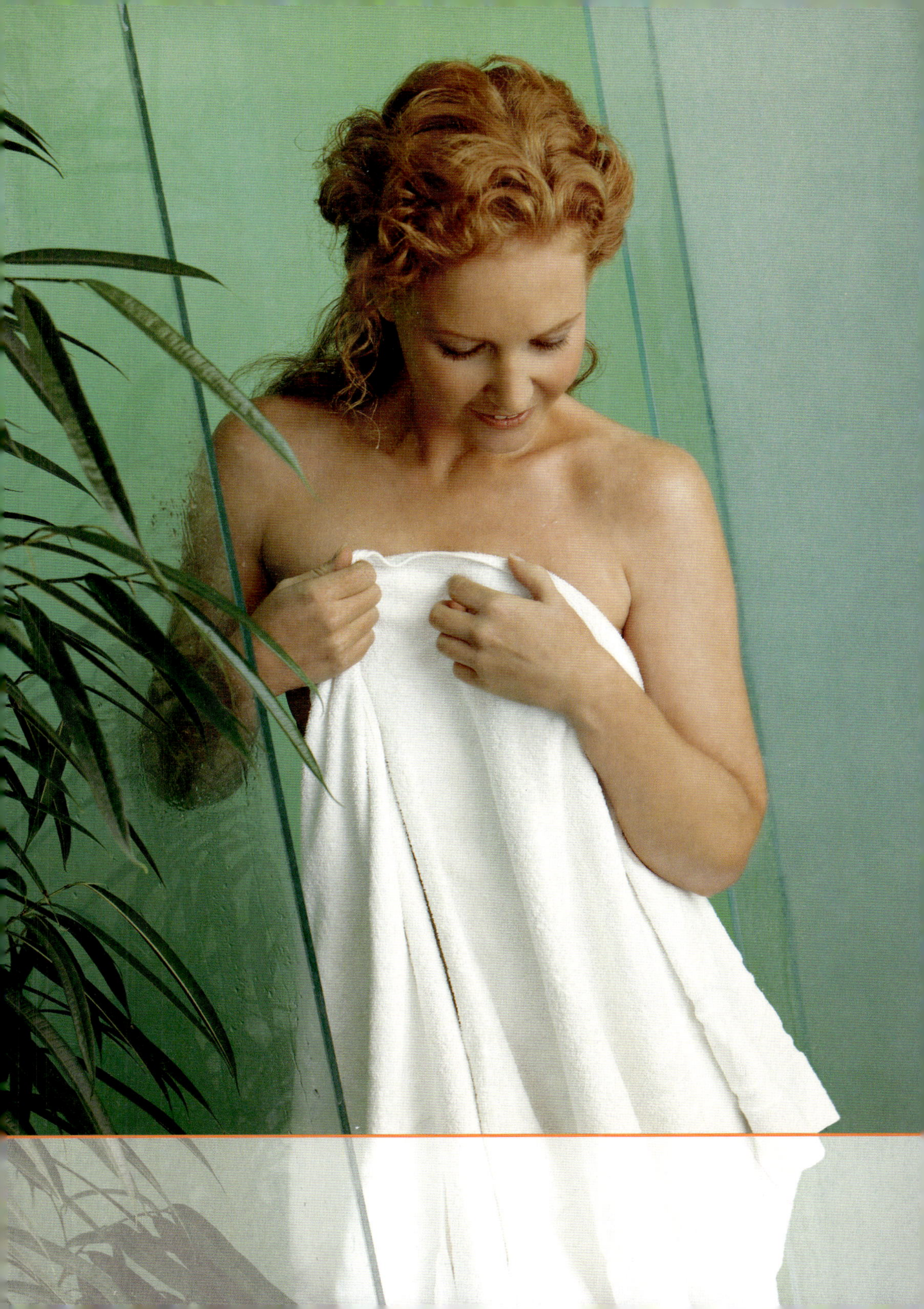

# Was Haut und Haaren gut tut

»Wasser ist zum Waschen da«, an dieser Binsenweisheit hat sich nichts geändert. Doch Wasser allein erfüllt den Zweck nur bedingt, denn es entfernt wasserlöslichen, nicht aber den lipophilen (fetten) Schmutz. Zudem ist Körperpflege mehr als nur Waschen: Das entspannende Bad und die wohlriechende Lotion danach sind ein Stück Wellness im Alltag.

Jahr für Jahr werden allein in Westeuropa etwa 1 Million Tonnen tensidhaltige Kosmetika verbraucht, die vielen Seifen nicht mitgerechnet. Angesichts dieser Zahlen kommt dem Einsatz ökologisch unbedenklicher Tenside eine ganz besondere Bedeutung zu.

## Die tägliche Reinigung

Reinigungspräparate haben sehr unterschiedliche Wirkungen oder Nebenwirkungen. Und das liegt vor allem an den eingesetzten Tensiden. Tenside haben eine ähnliche Aufgabe wie Emulgatoren (siehe Seite 71). Sie sollen Fett und Wasser aber nicht dauerhaft, sondern nur kurzfristig miteinander verbinden, damit sich das Fett auf der Haut löst und mit Wasser abgewaschen werden kann.

In der Fachsprache heißen Waschmittel wie Seife oder Duschgels Detergenzien. Sie schaden, häufig angewendet, vor allem der trockenen Haut. Zu den Folgen unseres »Waschzwangs« schreibt Prof. Heymann: »Durch häufiges Waschen mit Detergenzien, wie es in der modernen Gesellschaft üblich ist, werden die Komponenten des natürlichen Hautschutzfilms weitgehend entfernt. Auch die Lipide aus den äußeren Schichten der Hornhaut werden durch intensives Waschen mit Tensiden herausgelöst. Fehlen die wasserbindenden Stoffe auf der Haut, trocknen die äußeren Schichten schneller aus. Durch das Fehlen der lipophilen Stoffe entstehen feine Risse in der äußeren Hornhaut, die Haut wird messbar rauer.«

- Konventionelle Kosmetikprodukte unterscheiden sich von Naturkosmetika bei Reinigungsmitteln vor allem durch die eingesetzten Tenside.
- Außerdem, ähnlich wie bei Gesichtspflegeprodukten, durch den Verzicht auf synthetische Konservierungmittel, PEG-Substanzen und den gesamten Kanon der problematischen Hilfsstoffe wie EDTA.

▸ Da auch keine Silikone eingesetzt werden, ist das Angebot an Haarstylingprodukten im Vergleich zu dem konventioneller Hersteller um einiges kleiner – aber um einiges größer als noch vor einigen Jahren. Neue Rohstoffe eröffnen neue Möglichkeiten.

▸ Bei Haarfärbemittel sind die Unterschiede besonders signifikant.

## Seifen

Lange wurden Seifen vor allem aus tierischen Fetten wie Rindertalg oder Schweinefett hergestellt. Heute dominieren pflanzliche Fette wie Palmkernöl, Olivenöl oder Kokosfett.

Seife verändert den pH-Wert der Haut kräftig in den alkalischen Bereich, in Richtung neun bis elf. Er verbleibt selbst nach dem Abspülen noch bei etwa sieben. Eine gesunde Haut steckt diese Veränderung ganz gut weg und regeneriert sich, eine angegriffene Haut ist mit Seife jedoch nicht gut bedient.

▸ Cremeseifen bestehen zumeist aus einem Teil Emulsion und einige Pflegestoffen, um sie hautfreundlicher zu gestalten.

▸ Knackpunkt der meisten herkömmlichen Seifen ist das EDTA (siehe Seite 182), das sich anreichert und deswegen toxikologisch bedenklich ist. EDTA-frei sind Seifen von seriösen Naturkosmetikherstellern.

▸ Waschstücke, Syndets genannt, werden im Gegensatz zu Seife auch für die Gesichtsreinigung empfohlen, weil sie den pH-Wert der Haut nicht erhöhen. Sie sind aber nicht milder, sondern führen sogar zu einer stärkeren Austrocknung der Haut als es eine gute Seife tut.

## Zahnpasten

Das Thema »Zahnpasta« wirft Grundsatzfragen auf: Was kann ein Produkt sinnvollerweise leisten und was nicht? Was sollte besser dem Fachmann, in dem Fall dem Zahnarzt, überlassen werden?

Die Ansprüche an eine Zahnpasta tendieren inzwischen in Richtung »Eier legende Wollmilchsau«. Sie soll nicht nur reinigen, sondern auch für strahlend weiße Zähne sorgen und zugleich Parodonthose und

Die Haut ist von vielen Bakterienarten besiedelt. Viele kommen und gehen, einige wenige Stämme sind Dauerbesiedler. Sie ernähren sich z. B. von Glyzerin oder Aminosäuren und wandeln diese Nahrung in Stoffe um, die Mikroorganismen wie Schimmelpilze hemmen. Die hauteigene Mikroflora ist also ein hocheffektiver Schutzschild.

Karies verhindern und bekämpfen. Das Produkt *Colgate Total 12* bringt diesen Trend auf den Punkt (siehe Seite 118 f.). Es wird mit dem Satz beworben: »Bekämpft 12 Zahn- und Zahnfleischprobleme. 12 Stunden lang antibakterieller Schutz.« Sie wussten gar nicht, dass Sie 12 Zahn- und Zahnfleischprobleme haben, die es zu bekämpfen gilt? Da sind Sie nicht alleine. Die Aussage »12 Zahn- und Zahnfleischprobleme« ist schlicht Unsinn. Ernst zu nehmen sind jedoch die eingesetzten Substanzen: der Rundum-Killer Triclosan (siehe Seite 163 ff.) und die Fluoride.

Konventionelle Zahnpasten können harte Tenside enthalten. Einige Wissenschaftler kritisieren den Einsatz solcher Mittel, weil dadurch die Mundflora gestört und die Mundschleimhaut gereizt werden kann.

Worum geht es bei einer Zahnpasta?

- Im Prinzip ist alles ganz einfach. Um die Zähne zu reinigen, werden so genannte abrasive Stoffe benötigt, die den Zahlschmelz sanft, aber wirksam von Plaque befreien. Abrasive Stoffe sind Schleifmittel wie Kreide, Bimstein oder organische Substanzen wie Aprikosen- oder Mandelkerngranulate. Aktivkohle wäre ebenfalls ein hervorragendes Putzmittel, doch wer würde eine schwarze Zahnpasta kaufen!
- Sauber ist jedoch nicht gut genug. Viele Käufer wünschen sich »weißere« Zähne. Und so findet sich auf immer mehr Produkten der Zusatz »Whitening«.

Heller werden Zähne durch stärkere »Scheuermittel« oder durch Bleichmittel. Wirklich starke Scheuermittel würden jedoch den Zahlschmelz schädigen. Bleichmittel in einer Zahnpasta bringen einen leichten Effekt. Sichtbar ist er aber kaum.

Um stärkere Effekte zu erzielen, werden spezielle Strips angeboten, die auf die Zähne gelegt werden. Sie müssen eine Zeitlang auf den Zähnen verbleiben, berühren zumeist aber auch das Zahnfleisch. Und dem bekommen Bleichmittel weniger gut. Außerdem muss eine solche Selbstbehandlungsprozedur über Wochen durchgehalten werden, um sichtbare Ergebnisse zu erzielen.

- Fazit: Da Bleichmittel in einer Zahncreme wenig bringen und Strips ebenfalls nur begrenzte Effekte haben und das Zahnfleisch in Mitleidenschaft ziehen können, ist eine richtige Behandlung beim Zahnarzt der bessere Weg zu weißen Zähnen.

▸ Kann Zahnpasta vor Parodonthose oder Karies schützen? Richtig und regelmäßig gereinigte Zähne sind ein wirksamer Schutz, denn mit Hilfe der abrasiven Mittel wird die Plaque entfernt. Sollen und müssen Fluoride sein? Befürworter betonen den Nutzen der keimtötenden und desinfizierenden Mittel. Kritiker halten dagegen, dass sie das wichtige Mund- und Speichelmilieu negativ beeinflussen.

Der Mundraum mit seinen Schleinhäuten und der Zunge ist ein sensibles Gefüge, das nicht ohne zwingenden Grund mit chemischen Waffen traktiert werden sollte. Aus ärztlicher Sicht lässt sich am Mundraum und an der Zunge ablesen, in welcher gesundheitlichen Verfassung wir sind. Und der Speichel leistet nicht nur einen wichtigen Beitrag zur Verdauung. Es ist auch ein natürliches Reinigungsmittel. Speichel ist reich an Mikroorganismen, die für eine gesunde Mundflora sorgen.

▸ Eine wirksame Karies- und Parodonthose-Vorbeugung muss bei der Ernährung ansetzen. Was zu viele Süßigkeiten, zu viel Industriezucker, zu viel mit Zucker gesüßte Säfte, Tees usw. anrichten, kann nicht durch Zahnpasten wettgemacht werden.

▸ Fazit: Fluoride sind bei Zahnpasten ebenso verzichtbar wie antimikrobielle Mittel wie Triclosan oder synthetische Konservierungsmittel.

▸ Eine gute antiseptische, entzündungshemmende und konservierende Wirkung kann auch ganz anders – mit natürlichen Inhaltsstoffen – erreicht werden: mit Kamille, Pfefferminze, Nelke, ätherischen Ölen wie Lavendel-, Zimt-, Zitronen-, Thymian-, Oregano- oder Salbeiöl.

Duschgels unterscheiden sich kaum von Shampoos und sind darum auch als Haarwaschmittel zu benutzen. Sie sind oft sogar sanfter als manches Shampoo.

## Duschpräparate

Unter Hautpflegegesichtspunkten sind die Tenside das A und O eines Duschbads und eines Shampoos. Beim Kauf dominieren aber zumeist subjektive Empfindungen wie ein Gefühl von Frische oder der Eindruck, die Haut sei samtig-weich. Die Wahrnehmungen entsprechen jedoch häufig nicht den Tatsachen:

▸ Manche Rückfetter, die die austrocknende Wirkung der Tenside mindern sollen, täuschen eine Pflegewirkung nur vor. Dazu kommt, dass

Two-in-one-Duschbäder enthalten in der Regel mehr hautreizende Tenside und Emulgatoren als herkömmliche Duschgels. Der Großteil der hautpflegenden Wirkstoffe landet dagegen im Abfluss statt auf der Haut.

## Noch immer Stein des Anstoßes – die Tenside

Ob Seife, Shampoo, Pflegespülung, Waschlotion oder Zahnpasta: In all diesen Produkten spielen Tenside eine zentrale Rolle. Wegen der Reinigungskraft, als Lösungsmittel, Emulgator oder um Schaum zu stabilisieren. Tenside werden, je nach Härtegrad und damit korrespondierendem Irritationspotenzial, in drei Gruppen eingeteilt:

- Als stark irritierend werden Kationtenside eingeschätzt. Sie finden sich z. B. in Shampoos für trockene Haare (um eine elektrostatische Aufladung zu vermeiden) oder werden wegen ihrer keimtötenden Wirkung eingesetzt.
- Aniontenside sind vergleichweise milder und haben die größte Waschkraft (z. B. Natriumlaurethsulfosuccinate).
- Amphotere Tenside (z. B. Cocamidopropyl Betaine) sind noch ein bisschen sanfter.
- Nichtionische Tenside aus nachwachsenden Rohstoffen (z. B. Cocoglucoside) sind besonders hautschonend. Im Vergleich zu einem Sodium Lauryl Sulfat, ebenfalls ein nichtionisches Tensid, haben z. B. Alkylpopylglycoside (APGs oder Zuckertenside genannt) ein erheblich geringeres Irritationspotenzial. Sie werden aus Saccharose, Glukose und aus Stärke hergestellt.
- Acylglutamate übertreffen sie noch in puncto Hautfreundlichkeit, doch sie werden des hohen Preises wegen selten in Körperpflegemitteln eingesetzt.

Diese Klassifizierung ist ein Leitfaden, doch Ausnahmen bestätigen die Regel: Nicht alle harten Tenside sind hart und alle weichen gleich weich. In den meisten Produkten werden Mischungen verschiedener Tenside eingesetzt, oder das Tensid selbst ist bereits eine Mischform, wie z. B. die Neuentwicklung Sodium Cocomonoglyceride Sulfate, ein Zwitter aus Aniontensid und APG. Seine pflanzliche Rohstoffbasis besteht aus Kokosöl/Glyzerin, es entwickelt einen schönen Schaum und ist biologisch sehr gut abbaubar. Es wäre wünschenswert, dass der Einsatz der neuesten Generation milder Tenside aus Haut- wie Umweltschutzgründen entschieden vorangetrieben wird. Siehe auch Lexikon der Inhaltsstoffe Seite 230 ff.

beim Duschen ohnehin das meiste mit dem Wasser abgespült wird. Wirklich hautschonend ist nur ein Mix sanfter Basis- und Co-Tenside. Besonders auffällig bei Duschbädern sind die teils enormen Preisunterschiede. Was macht die teuren so teuer? Zumeist der Duft, eine edle Verpackung und nicht zuletzt ein trendiger Herstellername. Ernüchternd ist die Lektüre der Inhaltsstoffe – da unterscheiden sich De-luxe-Produkte kaum von weniger luxuriösen (siehe Seite 121 ff.).

▸ So genannte Two-in-one-Duschbäder sollen reinigen und pflegen. Sie enthalten ein Mehr an Rückfettern, Feuchthaltemitteln und Ölzusätzen, gleichen den Feuchtigkeitsverlust jedoch nicht aus, vor allem nicht bei trockener Haut. Sie sollte nach dem Duschen eingecremt werden, um die Entfettung wettzumachen.

## Bäder

Bäder sind eine Wohltat für die Sinne. Sie pflegen die Haut, betören durch ihren Duft, entspannen und – last but not least – sie reinigen. Man unterscheidet zwei Grundtypen: Schaum- und Ölbäder.

▸ Auch wenn Co-Tenside dazu beitragen, dass sie nicht mehr ganz so entfettend sind wie früher – schon das Liegen im Wasser trocknet die Haut nachhaltig aus. Das Gros der Schaumbäder enthält Rückfetter, zumeist jedoch nicht in ausreichender Menge, denn Rückfetter sind Schaumkiller. Würden Schaumbäder gut rückfetten, wäre es mit dem beliebten Schaum nicht mehr weit her. Um die Haut schön glatt zu erhalten, ist das Cremen nach dem Baden also ein Muss.

▸ Baden und die Haut zugleich pflegen, das gelingt am besten mit einem Ölzusatz. Badeöle, die oben schwimmen, sind Produkte ohne Emulgator. Sie sind eigentlich nicht als Reinigungsmittel gedacht, und darum sollte man vor dem Bad lieber kurz duschen. Die Öle legen sich dafür aber als pflegender Film auf die Haut. Ihr Nachteil ist, dass sie haften bleiben und Spuren auf der Kleidung hinterlassen können. Darum werden vor allem ätherische Öle, die mit Tensiden wasserlöslich gemacht wurden, als Badeöle angeboten.

Samtig weich und zart wird die Haut durch ein Bad in Kokosöl. Es hinterlässt auf der Haut einen exotisch-süßen Duft. Da es ein cremiger Schmelz ist, wird es erst bei 23 °C flüssig. Eventuell muss man es vor Gebrauch etwas anwärmen.

## Deopräparate

Der Mensch verfügt über etwa zwei Millionen Schweißdrüsen und sondert täglich etwa einen halben Liter Wasser ab, denn zu schwitzen ist lebensnotwendig. Dass wir einige Millionen Euro dafür ausgeben, den Schweiß zu bekämpfen, hat nur einen Grund: Er riecht unangenehm. Neben Seife, Duschgel und Badezusatz schaffen hier Deodorants Abhilfe.

Deos gibt es in unterschiedlichen Zubereitungen. Beliebt sind vor allem die handlichen Roll-ons, Stifte und Sprays. Der Fachmann unterscheidet bei den Mitteln gegen Körpergeruch zwischen Transpiranzien und Desodoranzien.

Deosprays bestehen wie Haarsprays zu 90 Prozent und mehr aus Treibgasen, vorzugsweise Propan oder Butan, und nur zu ca. zehn Prozent aus den eigentlichen Wirkstoffen.

- Transpiranzien sind Mittel, die verhindern, dass Schweiß an die Hautoberfläche gelangt. So sorgen z. B. Aluminiumsalze dafür, dass die Ausführungsgänge der Schweißdrüsen verschlossen werden. Diese Art Schweißbekämpfung hat den erheblichen Nachteil, dass sich die verschlossenen Ausgänge entzünden können und sich unter Umständen Ekzeme bilden (siehe Seite 183).
- Desodoranzien wirken nach einem anderen Prinzip. Unangenehmer Schweißgeruch entsteht, wenn sich Schweiß zersetzt. Das kann durch Mittel verhindert werden, die den schweißzersetzenden Bakterien den Kampf ansagen. Ergänzend wirken Parfümöle, die den Geruch überlagern sollen.

Was wir heute gemeinhin unter Deos verstehen, sind Kombinationen aus schweißhemmenden und desodorierenden Wirkstoffen.

- In Sprays sind vielfach sehr kleine Aluminiumsalze enthalten.
- Roll-on-Produkte und Stifte bestehen meist aus ähnlichen Lösungen, mal in flüssigerer, mal in festerer Form.
- In Stiften besteht kaum das Risiko, dass sie Aluminiumsalze enthalten, da die in Seifen nicht löslich sind. Hautempfindliche Menschen vertragen jedoch häufig die Alkalistearate in Deostiften nicht, da sie zu Hautirritationen führen können.

## Naturkosmetik-Deos: natürliche Aluminiumsalze (Alaune) und natürliche Wirkstoffe

In naturkosmetischen Deos werden keine synthetischen Aluminiumsalze eingesetzt, sondern Alaune. Alaun ist ein kristallines Pulver, das aus Alaunerde und Alaunschiefer gewonnen wird. Es wirkt schweißhemmend, ist aber sehr mild. Belastungen der Haut sind nicht zu befürchten und sie wird durch die Abdichtung der Poren auch nicht in Mitleidenschaft gezogen.

- Alaune wie Aluminiumoxide und Aluminiumhydroxide sind Tonerden, die chemisch inert sind. Das heißt, sie spalten kein freies Aluminium ab, was bei Aluminiumchlorhydraten ganz anders aussehen kann.

Weitere natürliche Mittel gegen Schweißgeruch sind:

- Farnesol. Dieser hochwertige Bestandteil ätherischer Öle ist allerdings sehr teuer und wird darum oft als naturidentischer Stoff eingesetzt. Zwar wird Farnesol nachgesagt, nicht die Kraft anderer Deowirkstoffe zu haben, doch es hält einen durchaus einen ganzen Tag lang frisch.
- Triethylcitrat ist eine Komponente, die z. B. in Fruchtsäften der Sauerkirsche vorkommt. Als Deo-Wirkstoff verhindert es die Entstehung von Schweißgeruch und bildet außerdem ein lang anhaltendes Wirkstoffdepot.

Da die Achselhaare eine ideale Brutstätte für geruchsverursachende Bakterien sind, trägt die Rasur der Achselhöhlen dazu bei, weniger zu muffeln.

### Unter Verdacht: Aluminiumverbindungen und Parabene

Bei Deopräparaten sind drei Arten von Inhaltsstoffen besonders problematisch: Parabene als Deo-Konservierungsmittel, synthetische Aluminiumverbindungen und bakterizide Substanzen.

- Parabene machten Schlagzeilen, weil sie in Brusttumoren nachgewiesen wurden (siehe Seite 180).
- Synthetischen Aluminiumverbindungen wie Aluminium Chloride, Aluminium Chlorhydrate usw. können zu Entzündungen und Ekzemen führen (siehe Seite 183).
- Als Keimkiller werden in Deos auch antimikrobielle Deodorierungs- und Konservierungsmittel wie Triclosan (siehe Seite 163 ff.) eingesetzt.

## Haarwäsche und -pflege

Shampoos sind die meistverkauften Kosmetikprodukte. Milliarden werden für gesundes, farbschönes Haar ausgegeben, denn kaum jemand ist mit seinem Kopfschmuck zufrieden: Die Haare sind zu fettig, zu trocken, spröde, schuppig, haben Spliss, zu wenig Glanz, Volumen oder Spannkraft.

Haare sind tief in der Haut verankert und werden durch Zellteilung nach außen getrieben. Ihr Wachstum wird durch Hormone gesteuert. Männliche Geschlechtshormone fördern den Wuchs der Bart- und Körperhaare. Der Wuchs der Kopfhaare wird durch sie eher gehemmt.

### Werbung und Wirksamkeit

Vom eigentlichen Zweck, nämlich der Reinigung, ist im Mammutkonzert der Werbebotschaften immer weniger die Rede. Kasse gemacht wird mit so genannten neuen Pflegeformeln und Wirkstoffen jeder Art. Es gibt nichts, was es nicht gibt: Ausgelobt werden Vitamine, natürliche Öle und Früchte, von der Orange bis zum Apfel. Und es gibt kaum ein Shampoo, das nicht auf der Ökowelle mitschwimmen will und für sich in Anspruch nimmt, sanft oder natürlich zu sein.
Zusätze wie »mit Mandelöl«, »mit Wirkstoffen aus der Zitrone« oder »biologisch abbaubar« sagen allerdings wenig bis gar nichts über die tatsächliche Qualität aus. Ein bisschen Mandelöl macht ein Shampoo nicht zu einem naturmilden Produkt. Die eingesetzten Tenside machen den Unterschied!

## Shampoos

Ihr eigentlicher Zweck ist es, Haare und Kopfhaut von Schmutz, Fett, Rückständen von Haarsprays usw. zu befreien. Doch wir erwarten von einem Shampoo noch eine ganze Menge mehr. So soll das Haar nach der Wäsche nicht nur sauber sein, sondern glänzen, gut kämmbar und möglichst um einiges gesünder sein als vorher. Dass ein Shampoo die Augen nicht reizt, sich gut ausspülen lässt und wunderbar schäumt, versteht sich mittlerweile von selbst.
Shampoos bestehen zu allererst und zum allergrößten Teil aus Wasser, Tensiden und Verdickungsmitteln. Nach wie vor werden unterschiedlich sanfte oder harte Tenside eingesetzt. Sanft oder hart heißt jedoch

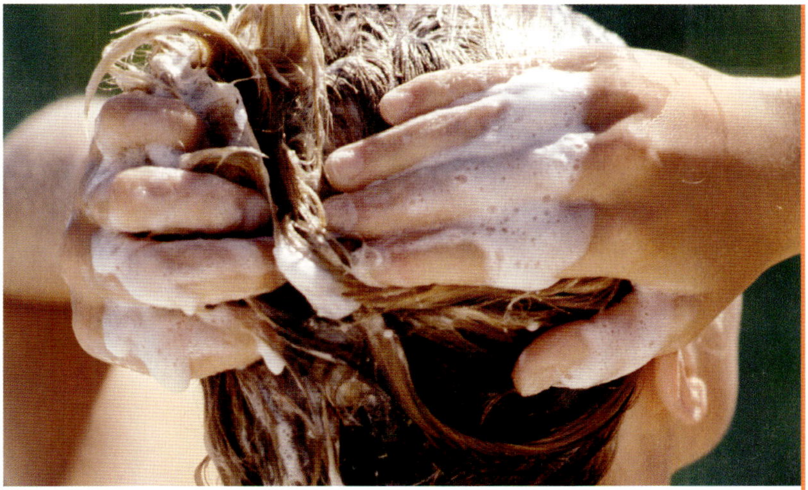

*Je milder die Tenside in einem Shampoo sind, desto besser für Kopfhaut und Haare.*

nicht, dass sie weniger oder stärker reinigen. Die modernen milden Tenside reinigen ausgezeichnet. Sie hatten mal den Nachteil, dass sie weniger gut schäumen, doch die jüngsten Tensidkreationen können auch in puncto Schaum mit dem Gewohnten mithalten. Dabei kommt es auf den Schaum gar nicht an.

»Die Schaumbildung beim Shampoo«, erläutert Beiersdorf-Entwicklungschef Dr. Klaus-Peter Wittern, »ist eigentlich ein Zeichen dafür, dass es gar nichts mehr zu reinigen gibt. Salopp ausgedrückt: Vor lauter Verzweiflung werden mit der Umgebungsluft Schaumblasen gebildet, damit die Tenside überhaupt noch wirksam werden können.«

## Es kommt auf die Tenside an

Egal wie lang eine Liste der Inhaltsstoffe bei einem Shampoo ist: über 90 Prozent des Produkts bestehen aus Wasser und Tensiden. Da die waschaktiven Substanzen – die Tenside – darüber entscheiden, wie sehr oder wie wenig die Haut durch das Waschen in Mitleidenschaft gezogen wird, sollten sie den kaufentscheidenden Ausschlag geben (siehe auch Produktanalysen ab Seite 124).

Ein Shampoo besteht in der Regel zu 80 bis 90 Prozent aus Wasser. Den zweitgrößten Produktanteil machen die Tenside aus. Wirkstoffe, Parfüm, Farbstoffe und Konservierungsmittel bringen es auf einen Anteil von höchstens 3 Prozent.

## Für jeden Hauttyp das richtige Shampoo

Das Gros der Shampoos sind Spezialshampoos, um Kopfhautproblemen Herr zu werden. Produziert die Kopfhaut zu wenig Talg, sind die Haare trocken und spröde. Arbeiten die Talgdrüsen dagegen auf Hochtouren, sind die Haare fettig. Für die Talgproduktion ist in erster Linie der Hormonhaushalt zuständig. Shampoos können sie beeinflussen, aber nur in recht geringem Maß.

- Die trockene Kopfhaut ist am besten mit milden Waschsubstanzen bedient, denn sie beeinträchtigen die bei trockener Haut auf Sparflamme arbeitende Talgproduktion am wenigsten.
- Bei fettigen Haaren scheint es auf den ersten Blick sinnvoll zu sein, sie mit härteren Tensiden zu bearbeiten, um die Talgproduktion einzudämmen. Die Rechnung geht leider nicht auf, denn eine unsanfte Drosselung reizt die Kopfhaut nach dem anfänglich austrocknenden Dämpfer nur noch mehr, Fett zu produzieren.

Um den komplexen unterschiedlichen Befindlichkeiten von Haut und Kopfhaut gerecht zu werden, sind Shampoos darum ein Mix aus Grundlage, Rückfetten, die ausgleichen sollen, was an tensidbedingter Austrocknung eingetreten ist, und Wirkstoffen, auf die zumeist das Hauptaugenmerk gerichtet wird.

Wer angegriffene Haare hat, sollte in jedem Fall versuchen, die Ursachen herauszufinden. Infrage kommen chemische Behandlungen wie Haarefärben oder Dauerwelle, aber auch ein Zuviel an Sonne oder falsche Ernährung.

## Die Pflege trockener Haare

Gute Shampoowirkstoffe sind Panthenol, Kräuterextrakte wie Brennnessel und Ringelblume (Calendula) oder Seidenproteine. Auch Betain, das aus Zuckerrüben gewonnen wird, ist ein guter Wirkstoff bei trockenem Haar. Betain sollte jedoch nicht verwechselt werden mit dem Tensid Cocamidopropyl Betaine.

- Panthenol, das zu den B-Vitaminen gezählt wird, wird in der Haut zu Pantothensäure (Vitamin B5) umgebaut. Leidet der Organismus an einem Mangel an Pantothensäure, werden die Haare grau. In Haarpflegepräparaten unterstützt Panthenol die Feuchtigkeitsspeicherung im Haarschaft und bewahrt es vor dem Austrocknen.

- Vitamin H (Biotin) ist ein wichtiges Vitamin. Wird es nicht ausreichend mit der Nahrung aufgenommen, sind Hautentzündungen und Haarausfall die Folgen. Biotinhaltige Lebensmittel wie Milch, Eigelb oder Hefe sind wahre Schönmacher für Haut, Haare und Nägel.
- Seidenproteine lagern sich an und verbessern die Kämmbarkeit der Haare.
- Konditionierende Shampoos für trockene Haare enthalten Kationtenside, die verhindern, dass sich die Haare negativ aufladen. Diese Tenside reizen jedoch die Kopfhaut.

## Die Pflege fettiger Haare

Grundsätzlich unterscheiden sich Shampoos für normales und für fettiges Haar nur durch ein Mehr an Tensiden. Bei der Zusammensetzung der Tensidmischung kommt es darauf an, dass sie gut, aber mild reinigt, da sonst die Talgproduktion weiter angekurbelt wird. Bei fettigen Haaren zieht das Fett nicht, wie oft angenommen, von der Haarwurzel ins Haar, sondern breitet sich durch den Kontakt der Haare untereinander aus. Darum hilft z. B. eine leichte Dauerwelle: Sie raut die Haaroberfläche auf und bewirkt einen gewissen Abstand.

Wirkstoffe gegen fettige Haare:

- Gerbstoffe, wie sie z. B. in Rosmarin- oder Eichenrinde-Extrakt enthalten sind, rauen die Haare leicht auf und verhindern, dass sie zu dicht aneinanderkleben.

Wirksamer als Biotin (Vitamin H) von außen ist die Einnahme von Biotin. Es stärkt die Haare und regt den Haarwuchs an. Den positiven Effekt unterstützen Massagen mit einem hormonversetzten Haarwasser (in Apotheken zu bekommen).

## Die Pflege schuppiger Haare

Wirkstoffe in Antischuppenshampoos sollen Schuppen lösen, die Bildung von Schuppen verlangsamen und den Juckreiz, verursacht durch die Mikroorganismen, vermindern, also antimikrobiell wirken.

Gegen starke Kopfschuppen können Shampoos allerdings wenig ausrichten. Sie sind Sache des Hautarztes, der gegen eine chronische Entzündung der Kopfhaut und gegen Mikroben ganz andere Wirkstoffe einsetzt, als sie für Kosmetika erlaubt sind. Der Arzt verordnet zumeist

Die Wirkung von Haarpflegemitteln wie Spülungen beruht darauf, dass kationaktive Tenside auf die Haare aufziehen und dort wegen der Haarbeschädigungen haften bleiben können – trotz des Ausspülens. Und zwar über mehrere Haarwäschen. Wendet man solche Mittel zu häufig an, legt sich eine Schicht auf die andere, die Haare werden schwer und strähnig.

Tinkturen gegen die Entzündung und Breitbandantibiotika gegen Bakterien und Pilze.

## Wirkstoffe gegen Schuppen

▸ Um Schuppen zu lösen, werden z. B. Salizylsäure oder Schwefel eingesetzt. Oft in Kombination mit Piroctone Olamine, das in Produkten, die abgewaschen werden, in einer Konzentration von maximal einem Prozent erlaubt ist und die Zellteilung hemmen soll. Unproblematisch ist so eine antibakterielle Attacke nicht!

▸ Einer der ältesten Antischuppenwirkstoffe ist das toxikologisch bedenkliche Zinc Pyrithone, das ebenfalls nur in sofort abzuwaschenden Produkten eingesetzt werden darf.

▸ Wacholderteere, die im Unterschied zu den verbotenen Teeren keine toxische Wirkung haben, sind im Zuge der Teerdiskussion leider auf der Strecke geblieben, da der Verbraucher sie nicht von den belasteten Teeren unterscheidet. Das ist bedauerlich, denn sie sind gute Schuppen-Wirkstoffe.

▸ Fumarsäure, eine Fruchtsäure, wirkt gegen Hautpilzerkrankungen und ist darum ein gutes Mittel gegen Mikroorganismen, die Verursacher des Schuppenjuckreizes.

## Spülungen, Packungen und Kuren

Repariertes, wohlernährtes, sprich: besseres, gesünderes, volleres und glänzenderes Haar verspricht jedes der vielen Zusatzpflegeprodukte für die Haare. Solche Conditioner gibt es in jeder Art Zubereitung: als Spülung, Packung, Kur, Milch, Wachs oder Creme.

▸ Dabei ist z. B. eine Kur im Prinzip nichts anderes als eine Spülung in fester Form, die länger auf dem Haar verbleibt und dadurch intensiver wirkt. Bei Haarpflegeprodukten hat der Verbraucher die Qual der Wahl, doch so unterschiedlich die Produkte zu sein scheinen, das Wirkungsprinzip unterscheidet sich kaum. Bei der Qualität der eingesetzten Inhaltsstoffe gibt es jedoch deutliche Unterschiede.

## Conditioner sind nur eine Art Kitt

Gesundes Haar wirkt glatt und schön, weil eine Plättchenschicht die Fibrillen, die langen Zellfäden im Innern des Haars, schützend umschließt. Ist diese Plättchenschicht nicht mehr intakt, werden die Haare rau und trocken.

Fasern die Fibrillen an den Haarspitzen aus, spricht man von Spliss. Alle Conditioner sind eine Art Kitt: Sie bilden einen dünnen Film ums Haar und überdecken Schäden. Um es bildlich darzustellen: Überzieht man ein aufgerautes Seil mit einer Silikonschicht, fühlt es sich glatter an und sieht auch besser aus als vorher. Das ist von außen betrachtet ein Gewinn. Doch im Innern der Hülle bleibt das Seil – oder eben das Haar – in seinem schlechten Zustand. Gesunde Haare müssen erst wieder nachwachsen. So ein haarumschließender Film kann mit synthetisch-chemischen wie auch mit natürlichen Mitteln erreicht werden.

300 bis 900 Haare pro Quadratzentimeter hat der Mensch auf dem Kopf. Ein Kopfhaar kann bis zu fünf Jahre alt werden und ist dann etwa 60 Zentimeter lang. Der Wachstumszyklus von Wimpern ist dagegen schon nach 100 bis 150 Tagen beendet.

## So beugen Sie Haarproblemen vor

- **Nach wie vor werden die Haare viel zu oft und zu intensiv gewaschen. Selbst wer ein Shampoo mit milden Tensiden benutzt, sollte auf die tägliche Haarwäsche möglichst verzichten.**
- **Trockenes, sprödes und stumpfes Haar ist das Ergebnis diverser Strapazen: Die Haare wurden zu heiß gefönt, zu häufig mit scharfen Shampoos gewaschen, übermäßig mit Haarfärbemitteln oder Dauerwellenbehandlungen traktiert. Es ist schon viel fürs Haar gewonnen, wenn es schonender behandelt wird.**
- **Hilfreich bei strapaziertem Haar sind Spülungen und Packungen. Der Effekt, das Haar mit einem glättenden Film zu versehen, kann auch mit einfachen, natürlichen Mitteln erreicht werden.**
- **Fettige Haare sollten möglichst wenig gekämmt und gebürstet werden. Die Bearbeitung mit Kamm und Bürste verändert nämlich das Fett: Der Anteil der ungesättigten Fettsäuren erhöht sich, und dieses chemisch veränderte Fett legt sich leichter an die Haare an. Folge: Sie werden fettiger.**

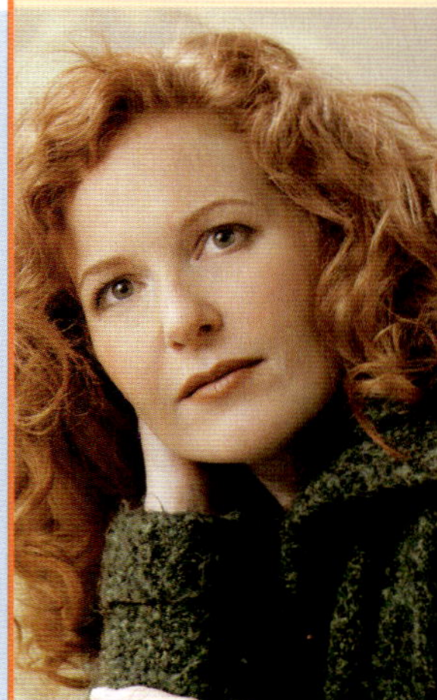

*Der Zustand unserer Haare spiegelt auch unsere körperliche und seelische Verfassung wider.*

▸ Das Gros der filmbildenden Mittel wird aus Erdöl hergestellt (Paraffine), oder man verwendet künstliche (Silikonöle), pflanzliche oder tierische Öle bzw. Fette. Eingesetzt werden auch Proteine (z. B. aus Seide oder Weizen) oder Fruchtwachse (aus Apfelschale).

▸ Die Naturkosmetik setzt vor allem auf nachwachsende pflanzliche Rohstoffe wie Weizenkeim-, Soja-, Kokosöle, Kassia (eine tropische Pflanze) oder Hennaextrakt. Sie sind ökologisch verträglicher und haben gute haarpflegende Eigenschaften.

### Es gibt kein Mittel, das kaputte Haare repariert

Conditioner können durchaus etwas ausrichten. Ärgerlich sind allerdings die irreführenden »Repair«-Behauptungen: Repariert, nämlich in einen heilen Zustand versetzt, werden die Haare nicht, denn außerhalb der Kopfhaut sind die Haare tot. Nur die Haarfollikel leben. Geschädigtes Haar kann sich nur über die Haarwurzeln regenerieren. Bei Spliss wirken kosmetische Mittel eine Zeit lang, doch früher oder später kommt man nicht um den Griff zur Schere herum.

▸ Conditioner, z. B. mit dem Silikonöl Dimethicone oder mit einem natürlichen Kokosöl, können eine vorübergehende Glättung bewirken.

▸ Fülliger und glatter wirkt trockenes Haar auch, wenn es mit Feuchtigkeit versorgt wird. Spülungen haben einen solchen Befeuchtungseffekt.

Pflegeprodukte sind aber keine Medizin fürs Haar, sondern beeinflussen nur die Kämmbarkeit, den Glanz, verhindern die Aufladung und vermitteln optisch mehr Fülle. Eine Haargesundung kann keines dieser Präparate bewirken.

Eine gesunde Kopfhaut ist die beste Voraussetzung für gesundes Haar. Wenn die Hautfunktion gestört ist, wird die Kopfhaut zu fett oder zu trocken. Eine gute Haarpflege sollte also in erster Linie für eine gesunde Kopfhaut sorgen.

## Haarstylingprodukte

Haarsprays und Haarlacke haben eine einzige Aufgabe: sie kleben die Haare aneinander. Das tun sie mehr oder weniger fest oder sanft.

▸ Als fixierende Mittel werden Kunstharze (Acrylate) oder natürlichere Mittel wie Schellack oder Chitin (aus Krabbenschalen) eingesetzt.

- Sprays gegen fettiges Haar enthalten Zusätze, um Fett zu binden, Haarsprays für trockenes Haar enthalten zumeist Rückfetter.

Haarfestiger sind Filmbildner. Wird der flüssige Festiger aufgetragen, verdampft das Lösungsmittel und es bleibt ein Haarfilm zurück, der mit jedem Kämmen weniger wird.

Schaumfestiger sind beliebt, weil sie leicht aufzutragen sind. Sie unterscheiden sich prinzipiell nicht vom normalen Haarfestiger.

## Styling & Naturkosmetik. Es geht auch ohne Quats

Mehr Volumen fürs Haar, weiche Haare, damit sie nach dem Waschen gut zu kämmen sind – solche Verbraucherwünsche kann die konventionelle Kosmetik leicht durch den Griff in die große Chemiekiste erfüllen. Sie setzt zu diesem Zweck quaternäre Ammoniumverbindungen (Quats und Polyquats) ein und sie kann sich aus einem Fundus von Hunderten von Silikonverbindungen bedienen, um weitere Effekte zu ermöglichen.

Naturkosmetikhersteller konnten zwar mit natürlichen Substanzen wie Seide, Betain und Pflanzenextrakten einiges an Pflege- und Stylingservice bieten, doch anfangs war die Produktpalette noch relativ bescheiden. Groß dagegen war der Ehrgeiz, es auch auf diesem Gebiet weit zu bringen. Im Haarstylingbereich haben sich gerade kleinere Naturkosmetikhersteller wie Sante hervorgetan und eine Fülle effektiver Produkte auf der Basis von Naturrohstoffen entwickelt.

Neben Haarwachsen auf Pflanzenwachsbasis, Haarsprays und Festigern auf der Basis von Schellack und Chitin (Krabbenschalen) werden auch neuere Rohstoffe wie Dehydroxanthan für Haar- und Stylinggele eingesetzt Sie bieten eine deutlich stärkere Festigung, als dies mit einem einfachen Mittel wie Xanthan möglich war. Weitere interessante Rohstoffe sind spezielle Aminosäuren und Aminosäureverbindungen. Sie spielen derzeit in der Naturstoffforschung eine große Rolle, denn man verspricht sich von diesen Substanzen weitere Erfolge im Bereich Haarpflege und -styling.

Muss man waschen und dann noch einmal nachwaschen, um die Haare zu reinigen? Nein. In den allermeisten Fällen reicht eine Haarwäsche. Ist in Ausnahmefällen ein zweiter Waschgang nötig, sollte nur eine sehr kleine Portion Shampoo verwendet werden.

# Haarfärbemittel

Bei der Haarfarbe meint es die Natur scheinbar nicht immer gut mit einem, und darum verlockt der Griff ins lange Regal mit Haarfärbemitteln. Den Spaß an der Farbe verleiden einem jedoch eine Reihe von Untersuchungen, die allesamt zu demselben Ergebnis kommen: Friseurinnen erkranken häufiger an Krebs als andere Frauen. Und nicht nur sie: Zahlreiche Studien nähren den Verdacht, dass Frauen, die über viele Jahre regelmäßig ihre Haare färben, ein erhöhtes Krebsrisiko haben. Als kanzerogen und als stark allergieverdächtig gelten dabei in erster Linie die aromatischen Amine.

Rein chemisch betrachtet sind Haare dankbare »Objekte«: Da ihre Oberfläche sehr uneinheitlich ist, haftet eine Reihe chemischer Stoffe sehr gut daran, z. B. Farben, wie sie für Tönungen verwendet werden.

Haarfarben stehen derzeit ganz oben auf der Agenda der EU. Sie werden einer umfassenden Prüfung unterzogen. Dafür müssen die Hersteller Datenblätter vorlegen. In einem ersten Schritt fielen bereits 52 Haarfarben weg, weil dafür keine Datenblätter eingereicht wurden.

## Riskant: chemische Haarfärbemittel

Bei chemischen Haarfärbemitteln sind die Risiken unterschiedlich groß – nicht zuletzt deshalb, weil der Einsatz von Färbemitteln gesetzlich weniger geregelt ist als bei allen anderen kosmetischen Produkten. Die Kosmetikverordnung schreibt z. B. bei Farben für Make-ups, Lippenstifte usw. genau vor, welche eingesetzt werden dürfen. Auch wenn es unglaublich klingt– für Haarfärbemittel galt bislang: Erlaubt ist alles, was nicht ausdrücklich verboten ist.

Hilfreich bei der Suche nach einem möglichst schadstoffarmen chemischen Färbemittel sind folgende Kriterien:

- Ein-Komponenten-Produkte wie Tönungscremes oder Tönungsschäume sind bei hellen Farbtönen weniger riskant. Je dunkler die Farben, so eine Faustregel, desto größer ist das Risiko, dass gesundheitsbelastende Farbstoffe darin enthalten sind.
- Zwei-Komponenten-Produkte sind in der Regel mit Warnhinweisen versehen. Sie sind ein Indikator dafür, dass gesundheitsgefährdende aromatische Amine darin enthalten sein können.

## Unterschiede zwischen Tönung, Färbung und Blondierung

Haarfärbemittel werden grundsätzlich in drei Typen eingeteilt: Tönungen, Färbungen und Blondierungen.

- In Haartönungsprodukten werden direktziehende Farben eingesetzt. Sie haften außen am Haar und können darum auch wieder ausgewaschen werden.
- Die so genannten Oxidationsfarben färben dauerhaft. Es sind eigentlich gar keine Farben, denn der Farbton entsteht durch einen chemischen Prozess. Um den in Gang zu setzen, werden zwei farblose Vorprodukte benötigt. Unter Mitwirkung von Wasserstoffperoxid bildet sich dann per Oxidation der gewünschte Farbton.
- Die Blondierung von Haaren besorgt Wasserstoffperoxid ($H_2O_2$). Blondierungen/Strähnchenprodukte sind zumeist frei von bedenklichen Farben. Das gilt auch für Zwei-Komponenten-Mittel.

Bei direktziehenden Farbstoffen ist das Ergebnis relativ stark vom Zustand der Haare abhängig: So nimmt geschädigtes Haar an den Spitzen mehr Farbe auf. Im Mix mit der vorhandenen Farbe entsteht stets ein dunklerer als der Ausgangsfarbton. Eine Aufhellung lässt sich nur durch vorheriges Bleichen erzielen.

## Haare färben mit Pflanzenfarben

Angefangen hat alles mit dem Pflanzenfarbstoff Henna, der anfangs nur von wenigen kleinen Bio-Firmen angeboten wurde. Inzwischen bieten Pflanzenhaarfarben viele Möglichkeiten und sogar deutlich mehr Komfort bei der Anwendung. So hat der Pflanzenfarben-Spezialist Logona 2005 die ersten Creme-Farben auf den Markt gebracht.

*Auf der Messe BioFach werden Auszeichnungen vergeben.*

## Wie kommt die Farbe in die Creme?

**Wie forschungsintensiv auch neue Naturprodukte sind, zeigt die Entwicklung der Creme-Haarfarben von Logona, die auf der Messe BioFach 2005 mit dem Innovationspreis ausgezeichnet wurden. Man nehme eine Creme-Grundlage und füge Farbe hinzu – so einfach ist es ganz und gar nicht. Der zugeführte Farbanteil in einer auftragbaren Creme wäre zu gering, um eine Färbewirkung zu erreichen. Es gelang schließlich, ein Verfahren zu entwickeln, das patentiert wurde. Mit diesem Verfahren wird der Farbstoff aus den Hennablättern »aufkonzentriert« und zugleich stabilisiert.**

Gut fürs Haar und zugleich wunderschön anzusehen sind Kämme aus Holz. Ein guter Holzkamm hat seinen Preis, denn er wird in vielen Arbeitsschritten gefertigt und zum Schluss mit duftendem Leinöl behandelt.

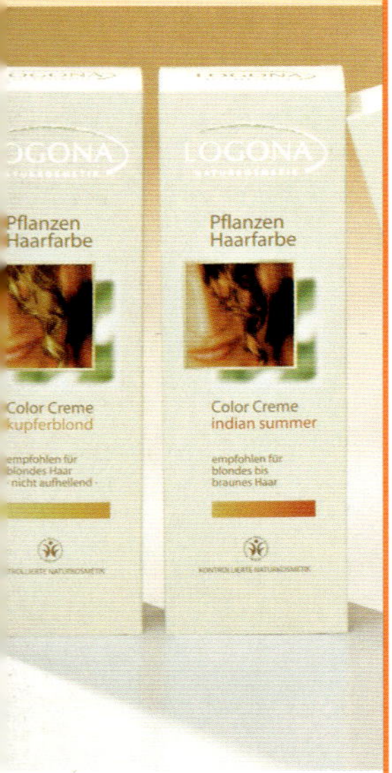


*Ein echter Fortschritt: die Logona-Pflanzenhaarfarben aus der praktischen Tube.*

Für Pflanzenhaarfarben werden als Hauptrohstoff Henna, aber auch Kräuter, Früchte und Rinden verwendet. Eine Färbung mit solchen Farben ist dauerhaft, greift aber nicht chemisch – wie Oxidationsfarben – in die natürliche Haarstruktur ein. Eine zusätzliche Pflegewirkung wird durch pflanzliche Zugaben wie Weizenprotein und Jojobaöl erzielt. Das verbessert die Haarstruktur, gibt Volumen und macht die Haare besser kämmbar.

## Die richtige Farbe auswählen

Da das Färbeergebnis bei Pflanzenhaarfarben je nach Haartyp unterschiedlich ausfallen kann, bittet man am besten den Friseur, den natürlichen Farbton sowie die Haarstärke zu bestimmen. Je feiner oder heller das Haar ist, desto schneller und intensiver wird die Pflanzenhaarfarbe am Haar angelagert.

Pflanzenhaarfarben wie die von Logona sind untereinander mischbar. Gerade im Bereich der Rot- und Brauntöne lassen sich viele Farbnuancen erzielen. Mit Indigofera Tinctoria (Henna schwarz) können beispielsweise Nussbraun-Kastanie, Maronenbraun und Mahagoni abgedunkelt werden. Mit Mischungen aus Gold-Blond und Sahara lassen sich Nuancen zwischen golden und rötlich erzielen.

## Modische Akzente mit Pflanzenhaarfarben setzen

Ob Strähnchen oder ein peppiger Farbton – mit Pflanzenhaarfarben lassen sich auch prima Effekte erzielen. Man braucht allerdings etwas Übung im Umgang mit den Produkten. Mischen wie ein Profi – das klappt, wenn man sich intensiver mit den vielen Möglichkeiten befasst.

▸ Bei grauen Haaren ist ebenfalls vieles möglich. Wer in Richtung Blond gehen möchte, erreicht warme, goldartige Töne. Bei Grau wird jedoch ein changierendes Färbeergebnis erreicht. Das heißt: Die grauen Haare bleiben etwas heller als die Haare, die noch mehr eigene Farbe haben. Die Changierung hat aber durchaus eine attraktive Note. Bei regelmäßigem Färben wird eine stärkere Gesamtdeckung erreicht.

## Henna: Unter Verdacht?

Für Hersteller von Pflanzenhaarfarben ist Henna ein Schlüssel-Rohstoff. Müsste auf Henna verzichtet werden, hätte das weitreichende Folgen. In den USA kamen Henna-Tatoos in die Schlagzeilen, doch es stellte sich bald heraus, dass nicht der Farbstoff selbst, sondern eine farbverstärkende Synthesefarbe für die Hautirritationen verantwortlich war.
In Europa erregt ein EU-Gutachten von 2001 die Gemüter. Es kommt zu dem Schluss, dass Henna (INCI-Deklaration: Lawsone) ein gesundheitliches Risiko darstellen kann.
Die Substanz Lawsone (2-Hydroxy-1,4-Naphtochinon) wird als semipermanente Haarfarbe benutzt, ist aber auch das farbgebende Prinzip der Pflanze Lawsonia inermis, aus deren Blättern die Pflanzenfarbe Henna hergestellt wird.

Färbungen mit dem Farbstoff Henna sind sehr dauerhaft. Bei häufigem Waschen verblasst die Farbe zwar, aber seinen Naturton gewinnt das Haar erst beim Nachwachsen zurück.

## Die Sicherheitsbedenken sind nicht haltbar

Henna, dieses Extrakt eines nordafrikanisches Strauchs, wird bereits seit Tausenden von Jahren als Körper- und Haarfärbemittel verwendet. Seit dem EU-Gutachten nahmen sich weitere unparteiische, international renommierte Toxikologen der »Henna-Problematik« an – und kamen zu dem Ergebnis, dass die Sicherheitsbedenken nicht haltbar sind. Geprüft wurden die Sicherheitsdossiers und genotoxischen Henna-Daten auch von den zuständigen deutschen und französischen Behörden. Und auch sie stellten fest, dass nach aktuellen Testmethoden keine genotoxische Aktivität nachzuweisen ist.
Das EU-Gutachten ist damit nicht vom Tisch, denn bislang zeigt sich Brüssel unbeeinduckt von den Erkenntnissen der Haarfärbeindustrie, der nationalen Sicherheitsbehörden und internationalen Experten.
Der Verlierer bei diesem seit einigen Jahren schwelenden Konflikt ist der Verbraucher. Es wurden Zweifel gesät – ohne dass diejenigen, die sie säten, alles daransetzten, Klarheit zu schaffen. Im Interesse des Verbrauchers wäre zu wünschen, dass mit Nachdruck an einer schnellen Klärung der Henna-Datenlage gearbeitet wird.

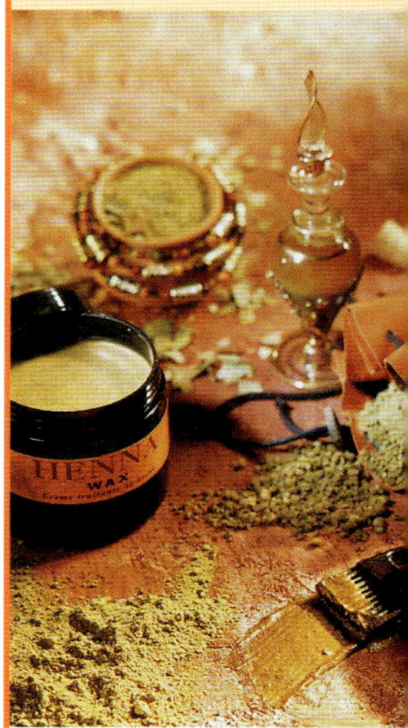


*Henna: wirkungsvoll und rein pflanzlich.*

# Produktanalyse Körperpflege

Bei den folgenden Produktanalysen steht hinter jedem Inhaltsstoff ein Buchstabe. Diese Buchstaben bedeuten:
**G** = Grundlage, **W** = Wirkstoff, **H** = Hilfsstoff, **K** = Konservierung. Eine **G/W** weist darauf hin, dass dieser Bestandteil der Grundlage zugleich ein Wirkstoff ist. Das trifft vor allen bei Naturkosmetika zu.

## Die Benotungen für Grundlage, Wirkstoffe und Hilfsstoffe

Zu den Kriterien für die Beurteilung siehe Seite 82.

☺☺☺ Sehr gut
☺☺ Gut
☺ Befriedigend
☹ Nicht befriedigend
☹☹ Mangelhaft

## Zahnpasten

**Logona: Kräuterzahngel Rosmarin-Salbei**

INCI

Aqua (Water), G
☺☺☺ Sorbitol, G
☺☺☺ Silica, G
☺☺☺ Maris Sal (Sea Salt), H, W
☺☺☺ Algin, G
☺☺☺ Commiphora Abyssinica Extract, W
☺☺☺ Hamamelis Virginiana (Witch Hazel) Extract, W
☺☺☺ Echinacea Pallida Extract, W
☺☺☺ Rosmarinus Officinalis (Rosmary) Oil*, W
☺☺☺ Salvia Officinalis (Sage) Oil*, W
☺☺☺ Sucrose Laurate, G
☺☺☺ Glycerin, G, W
Aroma
☺☺ Sodium Hydroxide, H
☺☺ Limonene, Parfüm

☺☺☺ Grundlage/Wirkstoffe
Eine Zahnpasta ohne Tensidzusatz mit Kieselerde als Putzkörper. Dazu Meersalz und als Wirkstoffe Pflanzenextrakte wie Myhrre, Hamamelis, Salbei, Rosmarin, Echinacea.

☺☺☺ Hilfsstoffe
Natriumhydroxide für den pH-Wert. Das Meersalz ist nicht nur ein Hilfsmittel, sondern auch ein Wirkstoff.

☺☺☺ Konservierung
Wegen des hohen Polyolanteils (große Mengen Sorbitol und Glycerin) ist eine weitere Konservierung nicht nötig.

**Colgate: Total 12 Whitening Gel**

INCI

Aqua, G
☺☺☺ Sorbitol, G

☺☺☺ Hydrated Silica, G
☺ PVM/MA Copolymer, G
☺ Sodium Lauryl Sulfate, G
Aroma
☺☺ Sodium Hydroxide, H
☺☺☺ Carrageennan, G
☺ Sodium Fluoride, W
☹☹ Triclosan, W
☺☺☺ Sodium Saccharin, H
☺☺☺ Mica, G
☺☺☺ Glycerin, G, W
☺☺ Limonene, Parfüm
☺☺ Eugenol, Parfüm
☺☺ Cinnamal, Parfüm
☺☺ CI 42090, H
☺☺☺ CI 77891, H

☹ Grundlage/Wirkstoffe
Die Grundlage enthält einen synthetischen Putzkörper und Sodium Lauryl Sulfate, ein Tensid, das Experten als eines bezeichnen, das die Schleimhäute und die Mundhöhle belastet. Als »Waffe« im vermeintlichen Kampf gegen Zahn- und Zahnfleischprobleme werden der Bakterienkiller Triclosan (siehe Seite 163) und Fluor eingesetzt.
☺☺☺ Hilfsstoffe
Süßstoffe, Natriumhydroxide und die Farbstoffe sind unbedenklich.
Konservierung
Wegen des Bakterienkillers Triclosan ist keine weitere Konservierung nötig.

## Seifen

**Speick: Phytokosma Pflanzenöl-Seife Pur**
INCI
☺☺☺ Sodium Palmate, G
☺☺☺ Sodium Cocoate, G
Aqua, G
☺☺☺ Sodium Olivate, G
☺☺☺ Glycerin, G, W
☺☺☺ Cetearyl Alcohol, G
☺☺☺ Glyceryl Stearate, G
☺☺☺ Potassium Stearate, G
☺☺☺ Potassium Palmitate, G
☺☺☺ Potassium Gluconate, G
☺☺☺ Sodium Chloride, H

☺☺☺ Grundlage/Wirkstoffe
Bei diesem Produkt handelt es sich um eine reine Pflanzenölseife mit Rohstoffen auf Pflanzenbasis (verseiftes Oliven- und Kokosöl) und dem Wirkstoff Glycerin.
☺☺☺ Hilfsstoffe
Kochsalz ist der einzige Hilfsstoff.
Konservierung
Bei Seifen nicht erforderlich.

**Fa: Pampering mit Kokosnussöl**
INCI
☺☺ Sodium Tallowate, G
☺☺☺ Sodium Cocoate, G
Aqua, G
☺☺☺ Talc, G

Parfum
☺☺☺ Glycerin, G, W
☺☺ Tallow Acid, G
☺☺☺ Coconut Acid, G
☺☺☺ Sodium Lactate, H
☺☺☺ Sodium Chloride, H
☹☹ Sodium Laureth Sulfate, G
☹☹ Tetrasodium EDTA, H
☺☺☺ Cocos Nucifera, G
☹☹ Tetrasodium Etidronate, H
☹☹☹ BHT, H
☹☹ PEG-350, G
☺ Propylene Glycol, G
☺☺☺ Sorbitol, G
☺☺ Hexyl Cinnamal, Parfüm
☺☺ Coumarin, Parfüm
☺☺ Amyl Cinnamal, Parfüm
☹ CI 15510, H
☺ CI 74160, H
☺☺☺ CI 77891, H

☺ Grundlage/Wirkstoffe

Vor allem tierische Fette, denn Sodium Tallowate steht an der ersten Stelle. Enthalten ist auch ethoxiliertes Sodium Laureth Sulfat und ein PEG. Die Auslobung »mit Kokosnussöl« stimmt, aber das tierische Fett (Schlachtabfälle) dominiert.

☹☹ Hilfsstoffe

Unter anderem BHT und EDTA, außerdem Tetrasodium Etidronate sowie ein Azofarbstoff – das ist deutlich ungenügend.

Konservierung

Bei Seifen nicht erforderlich.

**Weleda: Iris-Pflanzenseife**

INCI
☺☺☺ Sodium Palmate, G
☺☺☺ Sodium Cocoate, G
Water (Aqua), G
☺☺☺ Sodium Olivate, G
☺☺☺ Glycerin, G, W
Fragrance (Parfum)*
☺☺☺ Iris Germanica Root Extract, W
☺☺ Linalool*, Parfüm
☺☺ Geraniol*, Parfüm
☺☺ Coumarin*, Parfüm.
☺☺☺ Chamomilla Recutita (Matricaria) Extract, W
☺☺☺ Viola Tricolor Extract, W
☺☺☺ Oryza Sativa (Rice) Extract, W
☺☺☺ Malt Extract, W
☺☺☺ Lavandula Angustifolia (Lavender) Oil, Parfüm
☺☺☺ Sodium Chloride, H

☺☺☺ Grundlage/Wirkstoffe

Eine gute Seifengrundlage aus Palm- und Kokosöl, dazu kommen pflanzliche Wirkstoffe wie Iris- und Kamilleextrakt.

☺☺☺ Hilfsstoffe

Nur Kochsalz.

Konservierung

Bei Seifen in der Regel nicht erforderlich.

## Duschprodukte

**Logona: Asia Duschbad, Lotusblüte und Bambus**

INCI

| | |
|---|---|
| | Aqua, G |
| ☺☺☺ | Alcohol*, H |
| ☺☺☺ | Coco Glucoside, G |
| ☺☺☺ | Glycerin, G, W |
| ☺☺☺ | Disodium Cocoyl Glutamate, G |
| ☺☺☺ | Sodium Cocoyl Glutamate, G |
| ☺☺☺ | Xanthan Gum, G |
| ☺☺☺ | Glyceryl Oleate, G |
| ☺☺☺ | Sodium PCA, W |
| ☺☺☺ | Nelumbo Nucifera Flower Extract, W |
| ☺☺☺ | Bambusa Vulgaris Extract, W |
| ☺☺☺ | Sesamum Indicum (Sesame) Seed Oil*, W |
| ☺☺☺ | Glycine Soja (Soybean) Oil*, G |
| | Parfum (Essential Oils) |
| ☺☺☺ | Citric Acid, H |
| ☺☺☺ | Phytic Acid, H |
| ☺☺☺ | Mica, G |
| ☺☺☺ | CI 77891, H |
| ☺☺ | Limonene, Parfüm |
| ☺☺ | Linalool, Parfüm |
| ☺☺ | Citral, Parfüm |

☺☺☺ Grundlage/Wirkstoffe

Das Duschbad enthält die mildesten Tenside (Acylglutamate), die derzeit am Markt sind. Zu loben sind auch die Zuckeremulgatoren, die Pflanzenextrakte (Lotusblüte, Bambus) und das Sojaöl als Rückfetter.

☺☺☺ Hilfsstoffe

Nur natürliche Säuren wie Zitronensäure (zur pH-Wert-Einstellung), Phytinsäure als natürlicher Komplexbildner und der Weingeist Ethanol. Er steht relativ weit oben in der INCI-Liste und trägt wohl mit zur Produktkonservierung bei.

☺☺☺ Konservierung

Siehe Hilfsstoffe.

**Nivea: Pflegedusche Milch & Vitamine**

INCI

| | |
|---|---|
| | Aqua, G |
| ☹☹ | Sodium Laureth Sulfate, G |
| ☺☺ | Cocamidopropyl/Betaine, G |
| ☺☺☺ | Disodium Cocoyl Glutamate, G |
| ☺☺☺ | Citric Acid, H |
| ☹☹ | PEG-40 Hydrogenated Castor Oil, G |
| ☺☺☺ | Sodium Chloride, H |
| ☺☺ | Sodium Benzoate, K |
| ☺ | Styrene/Acrylates Copolymer, G |
| ☺☺☺ | Sodium Salicylate, K |
| ☹☹ | PEG-200 Hydrogenates Glyceryl Palmiate, G |
| ☺☺☺ | Niacinamide, W |
| ☹☹ | Polyquarternium-10, W |
| ☺☺☺ | Tocopheryl Acetate, W |
| ☺☺☺ | Hydrolyzed Milk Protein, W |
| | Parfum |

☹ Grundlage/Wirkstoffe
Es wurden auch milde Tenside eingesetzt, aber an erster Stelle steht ein ethoxiliertes Tensid. Eingesetzt wurden zudem ethoxilierte Rückfetter und ein Quat (umwelt- und hautbelastend).

☺☺☺ Hilfsstoffe
Alle Hilfsstoffe sind unproblematisch.

☺☺☺ Konservierung
Nur milde Säuren.

**Sante: Duschgel Sun Wave**

INCI

| | |
|---|---|
| | Aqua, G |
| ☺☺ | Sodium Coco Sulfate, G |
| ☺☺☺ | Lauryl Glucoside, G |
| ☺☺☺ | Glycerin, G, W |
| ☺☺☺ | Coco Glucoside, G |
| | Parfum (Essential Oils) |
| ☺☺☺ | Glyceryl Oleate, G |
| ☺☺☺ | Tilia Cordata Flower Extract*, W |
| ☺☺☺ | Betula Alba Leaf Extract*, W |
| ☺☺☺ | Citric Acid, H |
| ☺☺☺ | Polyglyceryl-10 Laurate, G |
| ☺☺☺ | Disodium Cocoyl Glutamate, G |
| ☺☺☺ | Sodium Cocoyl Glutamate, G |
| ☺☺☺ | Phytic Acid, H |
| ☺☺ | Limonene, Citral, Parfüm |
| ☺☺☺ | CI 75120, H |

☺☺☺ Grundlage/Wirkstoffe
Dieses Duschgel zeichnet sich durch pflanzenbasierte Tenside, relativ viel feuchtigkeitsspendendes Glycerin und Pflanzenextrakte wie z. B. Linde- und Birkenextrakt aus.

☺☺☺ Hilfsstoffe
Ein natürlicher Farbstoff sowie unbedenkliche natürliche Säuren.

☺☺☺ Konservierung
Vermutlich mit Stoffen mit Mehrfachnutzen wie z. B. Alkohol oder ätherische Öle.

**Yves Rocher: Shampoo Phytum Aktiv Aufbau-Pflege**

INCI

| | |
|---|---|
| | Aqua, G |
| ☹☹ | Sodium Laureth Sulfate, G |
| ☺☺ | Cocamidopropyl Betaine, G |
| ☺☺ | Glycol Stearate, G |
| ☺ | Cocamide MIPA, G |
| ☺☺☺ | Lauryl Glucoside, G |
| ☹☹ | PEG-7 Glyceryl Cocoate, G |
| | Parfum |
| ☺ | Styrene/Acrylates Copolymer, G<br>Umweltnote: ☹☹ |
| ☹☹ | PEG-3 Myristyl Ether, G |
| ☺ | Guar Hydroxypropyltrimonium Chloride, W |
| ☹☹ | Polyquaternium-10, W<br>Umweltnote: ☹☹ |
| ☹☹ | Polyquarternium-22, W<br>Umweltnote: ☹☹ |
| ☹☹ | PEG/PPG-18/18 Dimethicone, G |
| ☺☺ | Benzyl Salicylate, Parfüm |

| | |
|---|---|
| ☺☺☺ | Citric Acid, H |
| ☺☺ | Coumarin, Parfüm |
| ☺ | Propylene Glycol, G |
| ☺☺ | Benzyl Alcohol, K oder Parfüm |
| ☹ | Sodium Lauryl Sulfate, G |
| ☺☺☺ | Phospholipids, W |
| ☹☹☹ | Methylchloroisothiazolinone, K |
| ☹☹ | Methylisothiazolinone, K |
| ☹☹ | Triethanolamine, H |
| ☺☺☺ | Chondrus Crispus, G |
| ☺ | Carbomer, G |
| | Umweltnote: ☹☹ |
| ☹☹ | CI19140, H |
| ☹☹ | CI15510, H |

☹ Grundlage/Wirkstoffe

Ein »100 % pflanzlich« steht auf diesem Produkt. Darüber das Wort Liposomen. Und das »100 % pflanzlich« kann sich auch nur auf einen kleinen Teil – die Liposomen – beziehen, denn das Produkt steckt voller synthetischer, umweltbelastender Chemie! Zur Basis gehören ethoxiliertes Laurylsulfat, und auch Cocamidopropyl Betaine zählt nicht zu den besten milden Tensiden. Dazu kommen diverse PEG sowie Acrylate. Auch die Haar-Wirkstoffe, z. B. zur Verbesserung der Kämmbarkeit, sind synthetisch (Polyquaternium, Silikone).

☹☹ Hilfsstoffe

Negativ: wegen der Azofarbstoffe und des Nitrosaminbildners Triethanolamine.

☹☹ Konservierung

Die Konservierung besteht aus einem halogenorganischen Konservierungsmittel und dem potentiell hautreizenden, allergisierenden Methylisothiazolinone.

**Speick: Phytokosma Dusch Gel Lindenblüte**

INCI

| | |
|---|---|
| | Aqua, G |
| ☺ | Sodium C14-16 Olefin Sulfonate, G |
| ☺☺ | Cocamidopropyl Betaine, G |
| ☺☺☺ | Glycerin, G, W |
| ☺☺☺ | Hydrolyzed Wheat Gluten, W |
| ☺☺☺ | Hydrolyzed Wheat Protein, W |
| ☺☺☺ | Sucrose Cocoate, G |
| ☺☺☺ | Tilia Vulgaris Extract, W |
| ☺☺☺ | Panthenol, W |
| ☺☺ | C12-13 Alkyl Lactate, G |
| | Parfum |
| ☺☺☺ | Citric Acid, H |
| ☺☺☺ | Alcohol, H |
| ☺☺☺ | Sodium Sulfate, H |
| ☺☺ | Sodium Benzoate, K |
| ☺☺ | Potassium Sorbate, K |
| ☺ | Butylphenyl Methylpropional, Parfüm |
| ☺☺ | Citronellol, Parfüm |
| ☺☺ | Eugenol und Geraniol, Parfüm |

☺☺ Grundlage/Wirkstoffe

Das Produkt enthält Tenside auf pflanzlicher Rohstoffbasis. Das Olefin Sulfonat gehört aber nicht zu den mildesten, wird jedoch durch das Glycerin besänftigt. Uneingeschränkt gut sind die Pflanzenextrakte und das Panthenol als Wirkstoffe.

☺☺☺ Hilfsstoffe
Nur Zitronensäure und Natriumsulfat.

☺☺☺ Konservierung
Konserviert mit den Lebensmittel-Konservierern Sorbinsäure und Benzoesäure bzw. deren Salze.

## Shampoo-Produkte

**Logona: Shampoo Zitronenmelisse für fettiges Haar**

INCI

| | |
|---|---|
| | Aqua, G |
| ☺☺ | Alcohol*, H |
| ☺☺☺ | Coco Glucoside, G |
| ☺☺☺ | Glycerin, G, W |
| ☺☺☺ | Disodium Cocoyl Glutamate, G |
| ☺☺☺ | Sodium Cocoyl Glutamate, G |
| ☺☺☺ | Sodium PCA, W |
| ☺☺☺ | Melissa Officinalis (Balm Mint Extract)*, W |
| ☺☺☺ | Hydrolyzed Silk, W |
| ☺☺☺ | Betaine, W |
| ☺☺☺ | Triticum Vulgare, W |
| ☺☺☺ | Xanthan Gum, G |
| ☺☺☺ | Glyceryl Oleate, G |
| | Parfum (Fragrance) |
| ☺☺☺ | Citric Acid, H |
| ☺☺☺ | Phytic Acid, H |

** issu de l'agriculture biologique.*

☺☺☺ Grundlage/Wirkstoffe
Enthalten sind milde Tenside pflanzlichen Ursprungs und als Wirkstoffe Pflanzenextrakte wie Melissenextrakt, dazu Weizenkeimöl, Seide und Glycerin.

☺☺☺ Hilfsstoffe
Zitronen-, Phytinsäure und der Weingeist Ethanol. Da er in der INCI-Liste weit oben steht, trägt er wohl zur Konservierung bei.

☺☺☺ Konservierung
Siehe Hilfsstoff.

**Schwarzkopf: Shampooing equilibre**

INCI

| | |
|---|---|
| ☹☹ | Sodium Laureth Sulfate, G |
| ☺☺ | Cocamidopropyl Betaine, G |
| ☹☹ | PEG-7 Glyceryl Cocoate, G |
| ☹☹ | PEG-120 Metyl Glucose Dioleate, G |
| ☺☺ | Glycol Distearate, G |
| ☹☹ | Laurdimonium Hydroxypropyl |
| ☺☺☺ | Hydrolyzed Wheat Protein, W |
| ☺☺ | Pantolactone, W |
| ☹☹ | DEA PG Propyl PEG/PPG 18/21 Dimethicone, G |
| ☺ | Guar Hydroxypropyl Trimonium Chloride, W |
| ☹☹ | Laureth-4, G |
| ☺☺☺ | Hydrogenated Castor Oil, G |

☺☺☺ Sodium Chloride, H
☺☺☺ Mica, G
☺☺☺ Citric Acid H,
Parfum
☺☺☺ Sodium Salicylate, Parfüm
☺☺ Sodium Benzoate, Parfüm
☹ Methylparaben, K
☹ Propylparaben, K
☹☹ Phenoxyethanol, K
☹ Ethylparaben, K
☺☺☺ CI 77891, H

☹☹ Grundlage/Wirkstoffe
Drei ethoxilierte Tenside, Silikon-Conditioner, synthetisch stark verändertes Weizenprotein und Guar: Das ist eine Shampoo-Formulierung, die nicht durch Hautfreundlichkeit und Umweltqualität überzeugt.

☺☺☺ Hilfsstoffe
Alle Hilfsstoffe sind unproblematisch.

☹ Konservierung
Phenoxyethanol (Glykoläther), Parabene und Lebensmittel-Konservierungssäuren.

**Dr. Hauschka: Neem Shampoo**

INCI
Aqua, G
☺☺ Decyl Glucoside, G
☺☺☺ Alcohol, H
☺☺☺ Glycerin, G, W
☺☺☺ Coco-Glucoside, G
☺☺☺ Sodium Lauroyl Glutamate, G
☺☺ Sodium Magnesium Silicate, G
☺☺☺ Sodium Cocoyl Glutamate, G
☺☺☺ Citric Acid, H
☺☺☺ Melia Azadirachta, W
☺☺☺ Rosmarinus Officinalis, W
☺☺☺ Urtica Urens, W
☺☺☺ Trigonella Foenum Graecum, W
☺☺☺ Pyrus Malus, W
☺☺☺ Prunus Armeniaca, G, W
☺☺☺ Hydrolyzed Wheat Protein, W
☺☺☺ Hydrolyzed Oats, W
☺☺☺ Capryloyl Glycine, G, K
☺☺☺ Xanthan Gum, G
☺☺☺ Glyceryl Laurate, G
☺☺☺ Undecylenoyl Glycine, W
☺☺ Potassium Hydroxide, H
☺☺☺ Astragalus Gummifer, G
☺☺☺ Sucrose Laurate, G
☺☺☺ Lecithin, G
☺☺☺ Propolis Cera, W
☺☺☺ Capsicum Annuum, W
Parfum
☺☺ Limonene*, Parfüm
☺☺ Citral*, Linalool*, Parfüm
☺☺ Geraniol*, Parfüm
☺☺☺ CI 77491, H

*Bestandteil natürlicher ätherischer Öle

☺☺☺ Grundlage/Wirkstoffe
Dieses Shampoo zeichnet sich durch seine milden Zucker- und Aminosäure-Tenside aus. Ein weiteres positives Merkmal sind

die vielen pflanzlichen Extrakte wie z. B. Neemextrakt, Rosmarin- und Brennnesselextrakt.

☺☺☺ Hilfsstoffe

Nur Alkohol (Ethanol), der bei der Stellung in der INC-Liste (relativ weit oben) vermutlich mit zur Produktkonservierung beiträgt. Ansonsten: ein natürlicher Farbstoff, Zitronensäure und Natriumhydroxid zur Regulierung des pH-Werts.

☺☺☺ Konservierung

Siehe Hilfsstoffe.

**Pantene: Pro-V Pro-V — Amino Complex Color & Energy**

INCI

| | |
|---|---|
| | Aqua, G |
| ☹☹ | Ammonium Laureth Sulfate, G |
| ☹ | Ammonium Lauryl Sulfate, G |
| ☺☺☺ | Sodium Chloride, H |
| ☺☺ | Glycol Distearate, G |
| ☺ | Dimethicone, G<br>Umweltnote: ☹☹ |
| ☹ | Ammonium Xylenesulfonate, G |
| ☺☺☺ | Citric Acid, H |
| ☺☺☺ | Cetyl Alcohol, G |
| ☺☺☺ | Sodium Citrate, H |
| ☺ | Cocamide MEA, G |
| ☹☹ | Polyquaternium-10, W |
| | Parfum |
| ☺☺ | Hydrogenated Polydecene, G |
| ☺☺ | Sodium Benzoate, K |
| ☹☹ | Disodium EDTA, H |
| ☹☹ | PEG-7M, G |
| ☺☺ | Trimethylopropane Tricaprylate/Tricaprate, G |
| ☹☹ | DMDM Hydantoin, K |
| ☺☺ | Hexyl Cinnamal, Parfüm |
| ☹☹ | Tetrasodium EDTA, H |
| ☺☺ | Ethyhexyl Methoxycinnamate, W (LSF) |
| ☹☹ | Benzophenone-3, W (LSF) |
| ☺☺☺ | Panthenol, W |
| ☺☺☺ | Panthenyl Ethyl Ether, W |
| ☺☺ | Benzyl Salicylate, Parfüm |
| ☺ | Butylphenyl Methylproprional, Parfüm |
| ☺☺☺ | Tocopheryl Acetate, W |
| ☺☺☺ | Lysine HCl, W |
| ☺☺ | Methyl Tyrosinate HCl, W |
| ☺☺ | Linalool, Parfümbestandteil |
| ☺☺ | Limonene, Parfüm |
| ☺☺ | Citronellol und Geraniol, Parfüm |
| ☺ | Hydroxyisohexyl 3-Cyclohexene Carboxaldehyde, Parfüm |
| ☺☺☺ | Histidine, W |
| ☹☹☹ | Methylchloroisothiazolinone, K |
| ☹☹ | Methylisothiazolinone, K |
| ☺☺☺ | Tocopherol, H |

☹☹ Grundlage/Wirkstoffe

Silikone, ethoxiliertes Lauryl Sulfate, ein weiterer ethoxilierter Inhaltsstoff (PEG), als Wirkstoffe neben Panthenol und dessen

Ether auch Polyquaternium sowie zwei Lichtschutzfilter – das ist keine Rezeptur, mit der Pluspunkte zu machen sind. Lichtschutzfilter erfüllen in einem Shampoo keinen vernünftigen Zweck.

Das Shampoo enthält auffällig viele Inhaltsstoffe. Für echte Qualität steht die lange Liste aber nicht. Es ist anzunehmen, dass die Mini-Mengen (1 % und weniger) bereits im 1. Drittel der INCI-Liste beginnen – vermutlich bei Sodium Citrate, spätestens jedoch ab Parfum.

☹ Hilfsstoffe

Neben einigen guten auch EDTA

☹☹ Konservierung

Ein harter Mix aus einem halogenorganischen Konservierungsmittel, dem Formaldehydabspalter DMDM Hydantoin und dem unter Allergieverdacht stehenden Methylisothiazolinone.

## Deo-Produkte

**Nivea: Nivea deodorant dry**

INCI

☺ Cyclomethicone, G
Umweltnote: ☹☹
☹ Aluminium Chlorohydrate, W
☺☺☺ Stearyl Alcohol, G
☹☹ PPG-14 Butyether, G
☺☺☺ Talc, G
☺☺☺ Hydrogenated Castor Oil, G
☺☺☺ Glyceryl Stearate, G
☺☺☺ Persea Gratissima, W
☺☺ Octyldodecanol, G
Parfum

☹ Grundlage/Wirkstoffe

Silikone, PEG und Aluminium Chlorhydrat als Wirkstoff – es gibt deutlich bessere Deo-Formulierungen. Das Produkt enthält auch Mandelöl (Persea Gratissima), aber bei dem Platz in der INCI-Auflistung (weit unten) schägt es nicht positiv zu Buche.

Hilfsstoffe

Keine.

Konservierung

Da das Aluminum Chlorhydrat ohnehin alles abtötet, ist keine weitere Konservierung erforderlich.

**Sante: Deo Roll-on Mild Wave**

INCI

Aqua, G
☺☺☺ Alcohol, H
☺☺☺ Glycerin, G, W
☺☺☺ Triethyl Citrate, W
☺☺☺ Cetyl Alcohol*, G
Parfum (Essential Oils)
☺☺☺ Cetearyl Alcohol, G
☺☺☺ Cetearyl Glucoside, G
☺☺☺ Melilotus Officinalis Extract, W
☺☺☺ Rumex Acetosella Extract*, W
☺☺☺ Lauryl Lactate, G
☺☺☺ Xanthan Gum, G

☺☺☺ Lactic Acid, H
☺☺ Limonene, Parfüm
☺☺ Linalool, Parfüm
☺☺ Geraniol, Parfüm
☺☺ Citral, Parfüm
☺☺ Farnesol, Parfüm
☺☺ Citronellol, Parfüm

*aus biologischem Anbau

☺☺☺ Grundlage/Wirkstoff

Das Triethylcitrat ist ein milder Deo-Wirkstoff auf pflanzlicher Basis. Als Grundlagen-Vermittler fungiert ein Zuckeremulgator. Die Wirkstoffe: Glycerin und Pflanzenextrakte von Steinklee und Sauerampfer.

☺☺☺ Hilfsstoffe

Der Weingeist Ethanol mit leicht desinfizierender und konservierender Wirkung.

☺☺☺ Konservierung

Siehe Hilfsstoffe.

## Bodypflege-Produkte

**Logona: Body Butter Kakaobutter & Ananas**

INCI

Aqua (Water), G
☺☺☺ Butyrospermum Parkii (Shea Butter) Fruit*, W
☺☺☺ Cetearyl Alcohol, G
☺☺☺ Theobroma Cacao (Cocoa) Seed Butter, W
☺☺☺ Caprylic/Capric Triglyceride, G
☺☺☺ Elaeis Guineensis (Palm) Oil*, G
☺☺☺ Sorbitan Stearate, G
☺☺ Squalane, W
☺☺☺ Glycerin, G, W
☺☺☺ Cera Alba (Beeswax), G
☺☺☺ Simmondsia Chinensis (Jojoba) Seed Oil*, W
☺☺☺ Alcohol*, H
Parfum (Essential Oils)
☺☺☺ Cocos Nucifera (Coconut) Extract*, W
☺☺☺ Sucrose Cocoate, G
☺☺☺ Xanthan Gum, G
☺☺☺ Tocopherol, H
☺☺☺ Ananas Sativus (Pineapple) Fruit Extract, W
☺☺☺ Carica Papaya (Papaya) Fruit Extract, W
☺☺☺ Lactic Acid, H
☺☺☺ Sodium Lactate, H
☺☺ Potassium Sorbate, K

☺☺☺ Grundlage/Wirkstoffe

Eine reichhaltige Creme mit einem hohen Anteil Sheabutter und Kakaobutter. Das Produkt enthält auch Jojobaöl und als weitere Wirkstoffe Ananas- und Papaya-Extrakt. Der Emulgator: ein Zuckeremulgator.

☺☺☺ Hilfsstoffe

Vitamin E plus Milchsäure und deren Salz.

☺☺☺ Konservierung

Sanft konserviert mit Kaliumsorbat (auch für Lebensmittel geeignet).

**Nuxe: Lait nourrissant corps spa tonific**

INCI

| | |
|---|---|
| | Aqua, G |
| ☺☺ | Octyldodecanol, G |
| ☺☺☺ | Hydrogenated Coconut Oil, G |
| ☺☺ | Butylene Glycol, G |
| ☺☺☺ | C12-C16 Alcohol, G |
| ☺☺☺ | Glycerin G, W |
| ☺ | Polymethyl Methacrylate, G |
| | Umweltnote: ☹☹ |
| ☺ | Neopenytyl Glycol Diheptanoate, G |
| | Parfum (Fragrance) |
| ☹☹ | Ceteareth-20, G |
| ☺☺☺ | Ethylhexyl Palmitate, G |
| ☺☺☺ | Sucrose, G |
| ☺ | Sodium Acrylate/Acryloyldimethyl Taurate Copolymer, G |
| | Umweltnote: ☹☹ |
| ☺☺☺ | Hydrogenated Lecithin, G |
| ☺☺☺ | Palmitic Acid, G |
| ☺☺☺ | Bertholletia Excelsa (Bertholletia Excelsa Nut Oil), W |
| ☺☺☺ | Tocopherol, H |
| ☺ | Dimethicone, G |
| | Umweltnote: ☹☹ |
| ☺ | Isohexadecane, G |
| | Haupflegenote: ☹☹ |
| ☹☹ | Phenoxyethanol, K |
| ☺☺☺ | Serine, W |
| ☺☺☺ | Arginine, W |
| ☺☺☺ | PCA, W |
| ☹ | Ethylparaben, K |
| ☺☺☺ | Xanthan Gum, G |
| ☹☹ | Polysorbate 80, G |
| ☺☺☺ | Alanine, W |
| ☺ | Carbomer, G |
| | Umweltnote: ☹☹ |
| ☺ | Tromethamine, H |
| ☹☹ | Tetrasodium EDTA, H |
| ☹☹ | Chlorphenesin, K |
| ☺☺☺ | Luffa Cylindrica (Luffa Cylindrica Seed Oil), W |
| ☺☺☺ | Threonine, W |
| ☺☺☺ | Hibiscus Esculentus (Hibiscus Esculentus Seed Extract), W |
| ☺ | Propylene Glycol Dicaprylate/Dicaprate, G |
| ☺☺☺ | Maltodextrin, H |
| ☺☺☺ | Bambusa Vulgaris (Bambusa Vulgaris Extract), W |
| ☺☺ | Glycogen, G |
| ☺☺☺ | Stryphnodendron Adstringens Bark Extract, W |
| ☺☺☺ | Mourera Fluviatilis (Mourera Fluviatius Extract), W |
| ☹ | Ethylparaben, K |
| ☹ | Butylparaben, K |
| ☹ | Propylparaben, K |
| ☹ | Isobutylparaben, K |
| ☺☺ | Citral, Parfüm |

☺ Hydroxyisohexyl 3-Cyclohexene Carboxaldehyde, Parfüm.
☺☺ Citronellol, Parfüm
☺ Butylphenyl Methylpropional, Parfüm
☺☺ Limonene, Parfüm
☺☺ Linalool, Parfüm

☹ Grundlage/Wirkstoffe
Die Grundlage ist ein »Kunstprodukt«: mit zwei PEG, synthetischen Ölkörpern und Feuchthaltemitteln, Acrylaten und Silikonen. Bei den Wirkstoffen sieht es besser aus: z.B. Glycerin, Lecithin, Brasilnussöl, Aminosäuren und Pflanzenextrakt.

☹☹ Hilfsstoffe
Maltodextrin (als Wirkstoffträgermaterial) ist in Ordnung, Tromethamine, ein Nitrosaminbildner und EDTA sind es nicht.

☹☹ Konservierung
Phenoxyethanol, verschiedene Parabene und auch noch Chlorphenesin (halogenorganische Verbindung)!

**Weleda: Aloe Vera-Pflegemilch**

INCI
Water (Aqua), G
☺☺☺ Simmondsia Chinensis (Jojoba) Seed Oil, W
☺☺☺ Prunus Armeniaca (Apricot) Kernel Oil, W
☺☺☺ Alcohol, H
☺☺☺ Glycerin, G, W
☺☺☺ Aloe Barbadensis Leaf Juice, W
☺☺☺ Butyrospermum Parkii (Shea Butter), W
☺☺☺ Glyceryl Oleate, G
Fragrance (Parfum)*
☺☺☺ Elaeis Guineensis (Palm) Acid, G
☺☺☺ Magnesium Aluminum Silicate, G
☺☺☺ Cellulose, G
☺☺☺ Sodium Beeswax, G
☺☺☺ Chondrus Crispus (Carrageenan), G
☺☺☺ Xanthan Gum, G
☺☺☺ Maltodextrin, H
☺☺ Limonene*, Parfüm
☺☺ Linalool*, Parfüm
☺☺ Benzyl Benzoate*, Parfüm
☺☺ Benzyl Salicylate, Parfüm
☺☺ Geraniol*, Parfüm
☺☺ Citral*, Parfüm
☺☺ Farnesol*, Parfüm

* from natural essential oils

☺☺☺ Grundlage/Wirkstoffe
Nur pflanzliche Öle und Fette wie Aprikosenkernöl, Sheabutter, Bienwachs und Glycerin. Interessant: Es gibt keinen Emulgator, sondern pflanzliche Verdickungsmittel, die eine Pseudoemulsion bilden.

☺☺☺ Hilfsstoffe
Nur der Weingeist Ethanol. Da er weit oben in der INCI-Liste steht, ist anzunehmen, dass er zur Produktkonservierung beiträgt.

☺☺☺ Konservierung
Siehe Hilfsstoffe.

**The Body Shop: Body Butter Brazil Nut**

INCI

- Aqua, G
- ☺☺☺ Bertholletia Excelsa (Brazil) Nut Oil, W
- ☺ Cyclomethicone, G
  Umweltnote: ☹☹
- ☺☺☺ Butyrospermum Parkii (Shea Butter), W
- ☺☺☺ Theobroma Cacao (Cocoa) Butter, G, W
- ☺☺☺ Glycerin, G, W
- ☺☺☺ Glyceryl Stearate, G
- ☹☹ PEG-100 Stearate, G
- ☺☺☺ Cetearyl Alcohol, G
- ☺☺☺ Lanolin Alcohol, G
- ☹☹ Phenoxyethanol, K
- ☹ Methylparaben, K.
- ☹ Propylparaben, K
- ☺☺☺ Xanthan Gum, G
- ☺☺ Benzyl Alcohol, K
- Fragance (Parfum)
- ☹☹ Disodium EDTA, H
- ☺☺☺ Caramel, H

☺ Grundlage/Wirkstoffe
Nach Wasser gleich ein Pflanzenöl, das ist ein guter Anfang, aber dann schon synthetische Chemie – ein umweltbelastendes Silikon. Vertreten sind neben pflanzenbasierten Tensiden auch ethoxilierte. Das Produkt enthält jedoch einen guten Anteil Shea- und Kakaobutter.

☹ Hilfsstoffe
Der Farbstoff Caramal, aber auch EDTA.

☹ Konservierung
Phenoxyethanol und Parabene.

**Anika: Body Lotion Geranium Bourbon**

INCI

- ☺☺☺ Sesamum Indicum, W
- ☺☺☺ Simmondsia Chinensis, W
- ☺☺☺ Glyceryl Stearate SE, G
- ☺☺☺ Cetyl Alcohol, G
- ☺☺☺ Ginkgo Biloba, W
- ☺☺☺ Chaenomeles Sinensis, W
- Fragance (natural essential oils)
- ☺☺ Limonene, Parfum
- ☺☺ Geraniol, Parfum
- ☺☺ Citronellol, Parfum
- ☺☺ Coumarin, Parfum

☺☺☺ Grundlage/Wirkstoffe
Eine gute Emulsion auf Basis wirkstoffreicher pflanzlicher Öle (Sesam- und Jojobaöl) mit Glycerinstearat als Emulgator. Positiv zu Buche schlagen auch die Pflanzenextrakte (Ginkgo und Extrakt der chinesischen Quitte) als weitere Wirkstoffe.

☺☺☺ Hilfsstoffe
Die Formulierung kommt ohne aus.

☺☺☺ Konservierung

Keine erkennbaren Konservierungsstoffe.

**Nivea: Nivea Body Normale Haut**

INCI

| | |
|---|---|
| | Aqua, G |
| ☺☺☺ | Glycerin, G, W |
| ☺☺☺ | Caprylic/Capric Triglyceride, G |
| ☺☺☺ | Myristyl Myristate, G |
| ☺☺/☺ | Alcohol Denat., H |
| ☺☺☺ | Glyceryl Stearate Citrate, G |
| ☺ | Dimethicone, G |
| | Umweltnote: ☹☹ |
| ☺☺ | Octyldodecanol, G |
| ☺☺☺ | Cetearyl Alcohol, G |
| ☺☺☺ | Sorbitan Stearate, G |
| ☺☺☺ | Tocopheryl Acetate, W |
| ☺☺ | Taurine, W |
| ☺☺☺ | Maris Sal, H, W |
| ☺☺☺ | Xanthan Gum, G |
| ☺ | Sodium Carbomer, G |
| ☹☹ | Phenoxyethanol, K |
| ☹ | Methylparaben, K |
| ☹ | Ethylparaben, K |
| ☹ | Propylparaben, K |
| ☹ | Butylparaben, K |
| ☹ | Isobutylparaben, K |
| | Parfum |
| ☺☺ | Linalool, Parfüm |
| ☺☺ | Citronellol, Parfüm |
| ☺☺ | Limonene, Parfüm |
| ☺☺ | Alpha-Isomethyl Ionone, Parfüm |
| ☺ | Hydroxyisohexyl 3-Cyclohexene Carboxaldehyde, Parfüm |
| ☺☺ | Benzyl Salicylate, Parfüm |
| ☺☺ | Coumarin, Parfüm |
| ☺☺ | Citral, Parfüm |

☺☺ Grundlage/Wirkstoffe

Gute Emulgatoren, Zucker- sowie Glycerin-Zitronensäure-Emugatoren, doch die Ölgrundlage enthält Silikone und keine pflanzlichen Öle.

☺☺☺ Hilfsstoffe

Meersalz und Alkohol.

☹ Konservierung

Viele Parabene und Phenoxyethanol.

**Dr. Hauschka: Moor Lavendel Körperöl**

INCI

| | |
|---|---|
| ☺☺☺ | Olea Europaea, W |
| | Aqua, G |
| ☺☺☺ | Butyrospermun Parkii, W |
| ☺☺☺ | Lavendula Augustifolia, W |
| ☺☺☺ | Sphagnum Ssp. (Moor Extract), W |
| ☺☺☺ | Sucrose Distearate, G |
| ☺☺☺ | Buxus Chinensis (Simmondsia Chinensis), W |
| | Parfum |
| ☺☺ | Linalol*, Parfüm |
| ☺☺ | Citronellol*, Parfüm |
| ☺☺ | Limonene*, Parfüm |
| ☺☺ | Coumarin*, Parfüm |
| ☺☺ | Citral*, Parfüm |

☺☺ Farnesol*, Parfüm
☺☺ Eugenol*, Parfüm
☺☺☺ Aesculus Hippocastanum, W
☺☺☺ Equisetum Arvense, W
☺☺☺ Alcohol, H

* Bestandteil natürlicher ätherischer Öle

☺☺☺ Grundlage/Wirkstoffe

Wirkstoffreiche pflanzliche Öle wie Olivenöl und Jojobaöl sind Bausteine dieses hochwertigen Körperöls, dazu kommen Sheabutter, Moorextrakt und weitere Extrakte wie Ackerschachtelhalm. Der Emulgator ist ein Zuckeremulgator.

☺☺☺ Hilfsstoffe

Nur Alkohol.

Konservierung

Bei Ölen nicht erforderlich.

**Yves Rocher: Feuchtigkeitsspendende Körpermilch Hamamelis**

INCI

Aqua, G
☺☺☺ Hamamelis Virginiana, W
☺ Paraffinum Liquidum, G
Hautpflegenote: ☹☹
☺☺ Ethylhexyl Cocoate, G
☹☹ Cethet-20, G
☺☺☺ Carthamus Tinctorius, W
☺☺☺ Sorbitan Stearate, G
☺☺ Octyldodecanol, G
☺☺☺ Urea, W
Parfum
☺ Carbomer, G
Umweltnote: ☹☹
☺☺☺ Cetyl Alcohol, G
☺☺ Limonene, Parfüm
☹ Methylparaben, K
☹☹ Phenoxyethanol, K
☺☺ Sodium Hydroxide, H
☺☺ Benzyl Salicylate, Parfüm
☺☺☺ Tocopheryl Acetate, W
☺☺☺ Allantoin, W
☹ Ethylparaben, K
☹ Propylparaben, K
☺☺ Benzyl Benzoate, Parfüm
☺ Hydroxyisohexyl 3-Cycolhexene Carboxaldehyde, Parfüm
☹ Butylparaben, K
☹☹ Tetrasodium EDTA, H
☺☺ Linalool, Parfum

☺ Grundlage/Wirkstoffe

Schon an zweiter Stelle steht ein Paraffinöl! Dazu kommen synthetische Ölkörper, ein Zucker- aber auch ein PEG-Emulgator. Die Wirkstoffe sind positiv zu bewerten, retten aber nicht die insgesamt nur befriedigende Komposition.

☹ Hilfsstoffe

Leider auch EDTA.

☹ Konservierung

Phenoxyethanol und Parabene.

Wie Sie Licht & Sonne unbeschwert genießen

# Der Sonnenschutz

Die richtige Pflege für
eine gesunde Bräune

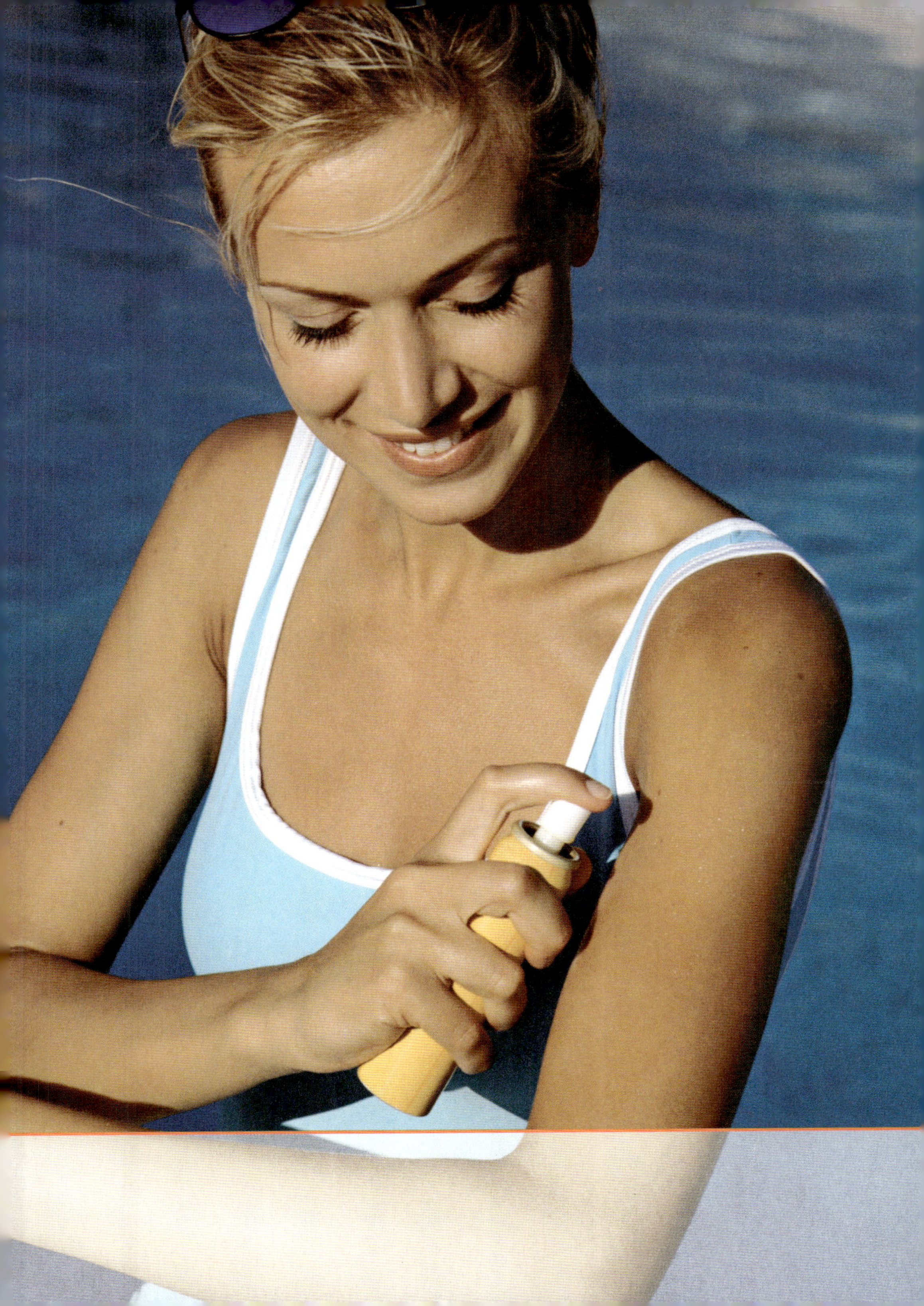

# Genuss ohne Reue

In Maßen sind Licht und Sonne eine Wohltat für Körper und Seele, doch zu viel Sonne quittiert die Haut unbarmherzig: Nichts macht so alt wie Sonne im Übermaß. Im schlimmsten Fall ist Hautkrebs der Preis für die Lust auf einen tiefbraunen Teint. Auch Sonnenschutzmittel mit hohen Lichtschutzfaktoren sind keine ausreichende Risikoversicherung. Wer Sonne ohne Reue genießen will, braucht ein Drei-Punkte-Programm: die Prophylaxe, ein gutes Sonnenschutzmittel und das rechte Maß beim Bad in der Sonne.

Besonders tückisch ist die UV-A-Strahlung, die überall auf der Welt in etwa gleich ist. Sie dringt bis in die Lederhaut, kann die Kollagen- und Bindegewebsfasern schädigen, die Hautalterung beschleunigen und im schlimmsten Fall zu Hautkrebs führen.

## Der Selbstschutz der Haut

Eigentlich ist die Haut von Natur aus gut auf Sonnenlicht vorbereitet – sofern wir ihr eine Chance geben, diese natürlichen Schutzmechanismen zu entfalten. Sie verhindern, dass schädigende Strahlen in tiefe Hautschichten gelangen und fördern eine gesunde Bräune. Wer seine Haut vom Frühjahr an langsam an die Sonne gewöhnt, betreibt eine wirkungsvolle Prophylaxe.

- Der Körper legt sich als Sonnenschutz eine »dicke Haut«, eine Hornschicht, zu. Das gelingt jedoch nicht, wenn nach langer sonnenloser Zeit plötzlich ein ausgedehntes Sonnenbad genommen wird. Die Haut braucht Zeit, um den Schutzmantel aufzubauen. Darum sollten die Sonnenbäder anfangs nur kurz sein.
- Die Haut wehrt UV-Licht durch eine verstärkte Bildung von Melanin ab (dem braunen Farbstoff der Haut). Aber auch die Melaninbildung dauert ihre Zeit – bei dem blassen, nordländischen Typ länger als bei dem dunkelhäutigen, südländischen Typ.
- Als einzige schnelle Waffe gegen zu viel Licht produziert die Haut Urokaninsäure. Dieser schützende Oberflächenfilm hilft bei geringerer Sonnenbestrahlung auf trockener Haut, aber nicht bei einem Badeurlaub, wo er dauernd im Wasser abgewaschen wird.

▸ Haben wir zu viel Sonne getankt, macht sich die Haut daran, die Lichtschäden zu reparieren. Erst wenn eine Überdosis Sonne auch diese Anstrengungen zunichte macht, ist es mit dem natürlichen Lichtschutz vorbei: Der Sonnenanbeter bekommt einen Sonnenbrand.

## Physikalischer contra chemischer Lichtschutz

Bei ausgedehnten Sonnenbädern und im Urlaub sollten Sonnenschutzpräparate zum Einsatz kommen. Die darin enthalten Lichtschutzfilter bewirken eine Verlängerung des Eigenschutzes der Haut. Das gelingt mit physikalischen Lichtschutzfiltern, wie sie in naturkosmetischen Produkten eingesetzt werden, oder mit chemischen Lichtschutzfiltern.

▸ Der pysikalische Lichtschutz arbeitet mit Mikropigmenten, die das Sonnenlicht reflektieren und streuen. In geringem Maße werden die Strahlen auch absorbiert. Als physikalische Lichtschutzsubstanzen werden in der Regel die Mikropigmente Titandioxid (INCI: Titanium Dioxide) und Zinkoxid (INCI: Zinc Oxide) verwendet.

UV-B-Strahlen machen nur fünf Prozent der Sonnenstrahlung aus. Doch ihre Wirkung kann schmerzhaft spürbar werden, denn UV-B-Strahlen gelangen bis in die Basalzellschicht der Haut, regen die Pigmentzellen an, das hautschützende Melanin zu bilden und sind verantwortlich für den Sonnenbrand.

### Körpereigener Lichtschutz durch Tomaten

**Sorgen natürliche Carotinoide für einen besseren Lichtschutz der Haut? Dieser Frage ging Prof. Dr. Ulrike Heinrich (Witten Herdecke) nach. Sie »fütterte« ihre Probanten mit einer Carotinoidmischung natürlicher Herkunft aus der Alge Dunaliella Salina. Es funktionierte. Die Studien-Teilnehmer waren besser vor den negativen Auswirkungen des Sonnenlichts geschützt. Die Schutzwirkung beruht offensichtlich auf einer Erhöhung der Abstrahlfähigkeit der Haut durch Veränderung der Pigmentierung, was zugleich auf eine geringere Absorption und damit auf eine höhere Rückstrahlung des Lichts hinweist. Auch 40 g Tomatenmark am Tag plus 10 g Olivenöl brachten (nach 10 Wochen) einen deutlich höheren Eigenschutz der Haut. In der Größenordnung eines Lichtschutzfaktors 4.**

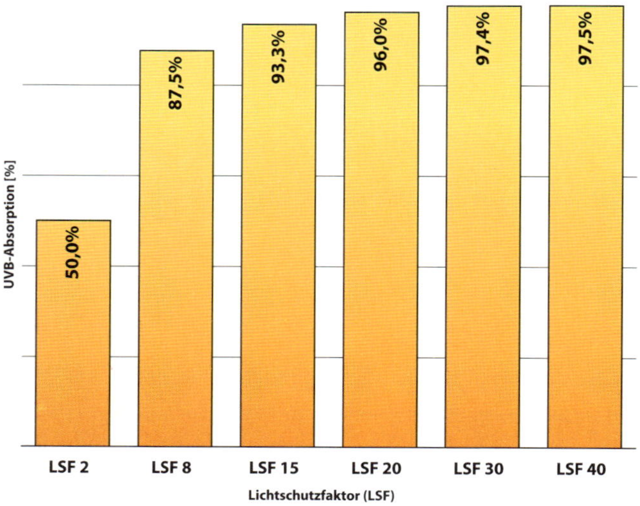


▸ In den Anfangsjahren lag ein mineralischer Lichtschutz noch wie ein weißlicher Film auf der Haut. Dem ist nicht mehr so, doch bei Männern mit starker Behaarung wird er an den Härchen hängen bleiben, da man ihn wegen der Haare nicht unsichtbar verstreichen kann. Sichtbar werden kann mineralischer Lichtschutz auch im Wasser, weil er »aufemulgiert«. Das heißt: Man sieht die eingecremten Flächen. Bei Kindern ist das durchaus von Vorteil. Die Eltern sehen sofort, ob das im Wasser spielende Kind richtig und gut vor der Sonne geschützt ist.

▸ Sonnenschutzprodukte mit chemischen Filtern sind heute größtenteils Kombinationspräparate, das heißt sie enthalten UV-A und UV-B-Filter (Breitbandfilter).

Chemische Lichtschutzfilter liegen nicht wie eine abschirmende Decksubstanz zwischen Haut und Strahlung, sondern wirken durch Reaktionen auf und mit der Haut. Diese Prozesse sind der Grund für ihre oft nicht unerheblichen Nebenwirkungen, denn die Filterfunktion beruht darauf, dass Moleküle einen bestimmten Wellenbereich aufnehmen. Das geht nicht spurlos an ihnen vorbei: Sie werden dadurch verändert. Es können neue Molekülverbindungen entstehen, die ein stark allergisierendes Potenzial haben oder zu phototoxischen Reaktionen führen.

Es sind nur wenige Lichtschutzfilter zugelassen, und bei fast allen beträgt die zulässige Höchstkonzentration 4 bis 10 Prozent. Die Praxis, Lichtschutzfilter in Kombination einzusetzen, um die hohen Schutzfaktoren zu erreichen, läuft den Absichten des Gesetzgebers diametral entgegen.

## Exzessiver Einsatz von Lichtschutzmitteln

Gebräunte Haut wird immer noch mit Attributen wie schick, dynamisch, sportlich assoziiert. Warnungen vor dem Ozonloch und vor Hautkrebs hatten durchaus eine schockierende Wirkung, doch die Industrie hatte das Gegengift im Handumdrehen parat: Sonnenschutz mit hohem Lichtschutzfaktor. Faktor 40, 60 und mehr – um diese Werte zu erreichen, muss ein mengenmäßig mächtiger Mix eingesetzt werden. Bis zu 30 Prozent eines Produkts bestehen bei einem hohen Faktor nur aus Lichtschutzfiltern.

▸ Hohe Lichtschutzfaktoren stehen beim Verbraucher hoch im Kurs, obwohl sie ihn nur Geld kosten und nichts mehr bringen. Alles über Faktor 20 macht in der Schutzwirkung kaum mehr einen Unterschied. Eine Studie des Instituts für Pharmakologie und Toxikologie der Universität Zürich hat die Diskussionen über eine mögliche gesundheitliche Gefährdung durch chemische Lichtschutzfilter erneut aufflammen lassen. Alle 5 der von den Schweizer Wissenschaftlern getesteten UV-B-

Silikone haben Öleigenschaften, sind aber keine Öle. Darum kann ein Sonnenschutz mit Silikonölen ölfrei genannt werden. Der Käufer assoziiert, dass er keine Mallorcaakne auslöst. Untersuchungen belegen jedoch, dass Fettstoffe und Emulgatoren nicht pauschal für die Mallorcaakne verantwortlich sind. Bei den Emulgatoren scheinen gerade die PEGs ein Auslöser zu sein.

## Mineralischer Lichtschutz mit Faktor 40

**Naturkosmetik-Hersteller bieten zumeist Sonnenschutzprodukte bis zum Schutzfaktor 20. Damit wird eine 96-prozentige Filterwirkung erreicht. Bei einem Faktor 40 sind es nur 1,5 Prozent mehr.**

**Der Naturkosmetikhersteller Lavera brachte 2002 mit dem Family Sun Spray LSF 15 den ersten sprühbaren Sonnenschutz auf den Markt und bekam dafür auf der Messe BioFach den Innovationspreis. 2003 wurde das farbige Kinder-Lichtschutz-Produkt ausgezeicht, ein grünes Spray, um Kids mit Spaß zum Sonnenschutz zu bewegenl. Dann überraschte das Unternehmen mit dem ersten Sonnenschutzprodukt eines Naturkosmetikherstellers mit dem Schutzfaktor 40. Das gelingt – in einem aufwändigen Herstellungsprozess – durch den Einsatz von Nanopartikel.**

**Ist der Faktor 40 ein Gewinn? Mit der weiteren technologischen Entwicklung der Naturkosmetik wird sich die Frage, ob jeder Weg, den konventionelle Kosmetikhersteller gehen, mitgegangen werden soll, wohl noch öfter stellen. Der geringe »Mehrwert« des Faktors 40 kollidiert mit einem Grundproblem – dem exessiven Sonnenbaden und der Scheinsicherheit, in der sich Sonnenanbeter bei hohen Lichtschutzfaktoren wiegen.**

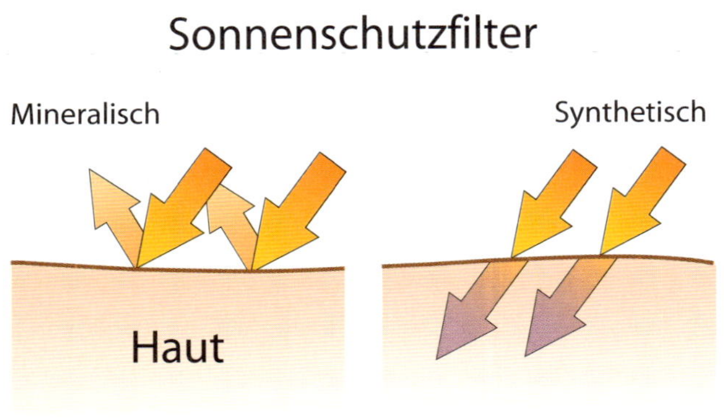


Reflektiert die Sonneneinstrahlung (UV A+B+C) wie ein unsichtbarer Spiegel **auf** der Haut

Absorbiert und transformiert die Sonneneinstrahlung (UV B, eventuell auch A) **in** der Haut

Filter – Benzophenone-3, Homosalate, 4-Methy-benzylidene camphor (4-MBC), Ethylhexyl Methoxycinnamate (alte Bezeichnung: Octyl-Methoxycinnamate) und Ethyhexyl Dimethyl PABA (alter Name: Octyl-dimethyl-PABA) – reagierten im Labortest wie Östrogene, und die können das Wachstum von Krebszellen beschleunigen.

## Chemische Lichtschutzfilter mit hormoneller Wirkung?

2003 legten Margret Schlumpf, W. Lichtensteiger und H. Frei (Hrsg.) mit ihrem Buch »Kosmetika, Wirkungen und Umweltverhalten von synthetischen Parfümstoffen und UV-Filtern« (Verlag Kind und Umwelt, 2003) 196 Seiten zu ihren Untersuchungen vor. Danach sind wir UV-Filtern gleich doppelt ausgesetzt – über die Haut und über die Nahrungskette, »da diese zumeist fettfreundlichen Verbindungen sich in fetthaltigen Nahrungsmittel, z. B. in Fischen, und in der Humanmilch anreichern.«

Gels als Sonnenschutz bieten Feuchtigkeit, aber wenig Hautpflege. Die normale Haut ist mit einer klassischen Emulsion (Creme, Lotion) bedeutend besser bedient als mit einem Gel.

## Sonnencreme ist kein ultimativer Schutz vor der Sonne

Wer ein Produkt mit einem hohen Lichtschutzfaktor aufträgt, ist bestens geschützt? Das ist ein Irrtum!

- Ein Sonnenschutzmittel schützt vor Sonnenbrand. Und wer ein Mittel mit hohem Lichtschutzfaktor benutzt, kann länger in der Sonne liegen, ohne sich die Haut zu verbrennen. Unschädlich ist das lange Sonnenbad ohne Sonnenbrand jedoch keineswegs.
- Sonnencremes, -gels und -lotionen schützen zwar, doch nicht unbedingt vor den krebsgefährlichen UV-A-Strahlen. Bestimmend für den

## So wird der Schutzfaktor ermittelt

**Für die Ermittlung des Lichtschutzfaktors (COLIPA-Methode) sind Menschen die »Versuchskaninchen«. Der Rücken der Testpersonen wird in Prüffelder eingeteilt, mit Sonnenschutzprodukten bestrichen und mit einem Sonnensimulator bestrahlt. Und zwar unterschiedlich lang. Je nach Grad der Hautbeschädigungen wird der Lichtschutzfaktor festgelegt. Dieser Faktor ist ein Mittelwert, denn jede Haut ist anders. Bei einigen Testpersonen reagiert die Haut bereits nach kurzer Bestrahlung, bei anderen erst nach längerer. Eine verlässliche Größe ist der Lichtschutzfaktor vor allem für Menschen mit sehr empfindlicher Haut darum keineswegs.**

Bei den Tests zur Ermittlung des Lichtschutzfaktors wird recht dick aufgetragen. Das macht auch Sinn, denn je dicker die Creme aufgebracht wird, desto besser ist der Schutz. Nachzucremen bringt nichts. Lieber am Anfang großzügig cremen!

angegebenen Lichtschutzfaktor ist die Sonnenbrandreizung der Haut. Doch dieser Faktor sagt wenig Verlässliches über die UV-A-bedingten Schäden aus. Um eine vorzeitige Hautalterung zu vermeiden und das Hautkrebsrisiko zu verringern, sollte darum das Sonnenbad bereits nach der Hälfte der errechneten Schutzzeit abgebrochen werden.

## Besserer Schutz vor UV-A-Strahlung

Bislang gab es noch gar keine Messmethoden, um Verlässliches über die UV-A-Schutzleistung eines Sonnenschutzprodukts auszusagen. Es wurden nur nebulöse Angaben gemacht wie »UV-A-Schutz nach dem Australischen Standard AS 2607«, »Persistent Pigment Darkening Faktor – PPD« oder »Immediate Pigment Darkening – IPD«.
Inzwischen wurde mit der DIN 67502 eine erste offizielle Methode zur Messung des UV-A-Schutzes festgeschrieben. Derzeit arbeitet auch der Dachverband der europäischen Kosmetikindustrie, COLIPA, an einer Methode zur Messung der UV-A-Schutzleistung.

▸ Danach darf auf Sonnenschutzmitteln darf künftig nur dann ein Schutz vor UV-A-Strahlen ausgelobt werden, wenn die Produkte einen – gemessen am Lichtschutzfaktor – ausreichenden Schutz vor UV-A-Strahlen (gemessen an den neuen Empfehlungen) aufweisen.

## Produktanalyse Sonnenschutzprodukte

Die Buchstaben hinter den einzelnen Inhaltsstoffen bedeuten:
G = Grundlage, W = Wirkstoff, H = Hilfsstoff, K = Konservierung.

### Die Benotungen

Zu den Kriterien für die Beurteilung siehe Seite 82.

☺☺☺ Sehr gut
☺☺ Gut
☺ Befriedigend
☹ Nicht befriedigend
☹☹ Mangelhaft

**Sante: Soleil Sensitiv Lotion SPF 20**

INCI

Aqua, G
☺☺☺ Aloe Barbadensis*, W
☺☺☺ Sesamum Indicum (Sesame) Oil*, W
☺☺☺ Titanium Dioxide, Mica, W (LSF)
☺☺☺ Zink Oxide, W (LSF)
☺☺☺ Magnesium Aluminium Silicate, G
☺☺☺ Cetearyl Glucoside, G
☺☺☺ Glycerin, G, W
Parfum (Fragrance),
☺☺ Aluminum Hydroxide, H
☺☺☺ Stearic Acid, G
☺☺☺ Helianthus Annuus (Sunflower) Seed Oil*, W
☺☺☺ Echinacea Pallida Extract, W
☺☺☺ Hydrolyzed Silk, Silica, W
☺☺☺ Xanthan Gum, G
☺☺☺ Esculin, W
☺☺☺ Citric Acid, H
☺☺☺ Sodium Citrate, H
☺☺☺ Tocopherol, H
☺☺ Limonene, Parfüm
☺☺ Linalool, Parfüm
☺☺☺ Beta Carotene, W

☺☺☺ Grundlage/Wirkstoffe
Sesamöl und Aloe vera als Basis, dazu zwei mineralische Lichtschutzfilter, ein Zuckeremulgator sowie diverse Pflanzenextrakte als Wirkstoffe – das ist eine schützende und zugleich hautpflegende Sonnenlotion.

☺☺☺ Hilfsstoffe
Nur natürliche Säuren wie Zitronensäure, Phytinsäure und ein natürliche Farbstoff.

☺☺☺ Konservierung
Keine erkennbare Konservierung.

**L'Oréal: Crème solaire IP 30 active anti-rides**

INCI

Aqua, G
☺ Octocrylene, W (LSF)
☺☺☺ Glycerin, G, W
☺ Propylene Glycol, G
☺☺ C12-15 Alkyl Benzoate, G

| | |
|---|---|
| ☺ | Cyclopentasiloxane, G |
| | Umweltnote: ☹☹ |
| ☺☺☺ | Titanium Dioxide, W (LSF) |
| ☹ | Butyl Methoxydibenzoylmethane, W (LSF) |
| ☺ | Isohexadecane, G |
| | Hautpflegenote: ☹☹ |
| ☺☺☺ | Stearic Acid, G |
| ☺☺ | Potassium Cetyl Phosphate, G |
| ☺ | VP/Eicosene Copolymer, G |
| ☹☹ | Phenoxyethanol, K |
| ☹☹ | PEG 100 Stearate, G |
| ☺☺☺ | Glyceryl Stearate, G |
| ☹ | Drometrizole Trisiloxane, W (LSF) |
| ☹☹ | Triethanolamine, H |
| ☺ | Dimethicone, H |
| | Umweltnote: ☹☹ |
| ☺☺ | Aluminium Hydroxide, G |
| ☹ | Methylparaben, K |
| ☺☺☺ | Ethylhexylglycerin, G |
| ☺ | Terephthalylidene Dicamphor Sulfonic Acid, W (LSF) |
| ☺☺☺ | Glycine Soja, G |
| ☺☺☺ | Tocopherol, H |
| ☹☹ | Disodium EDTA, H |
| ☺☺☺ | Xanthan Gum, G |
| ☹ | Butylparaben, K |
| ☹ | Propylparaben, K |
| ☹ | CI 15985, H |
| ☹ | CI 16035, H |
| | Parfum |
| | C17427/1 (codierter Stoff) |

☹ Grundlage/Wirkstoffe

Für einen Lichtschutzfaktor 30 ein heftiger Lichtschutzfilter-Mix! Von den 6 Wirkstoffen sind 5 synthetische Lichtschutzfilter, und der erste steht gleich nach Wasser! Dazu kommen Silikone , PEG und synthetische Ölkörper. Ein positver Faktor: das Glycerin.

☹☹ Hilfsstoffe

Zwei Azofarbstoffe und EDTA.

☹ Konservierung

Phenoxyethanol und Parabene.

**Lavera: Kids Sun-Spray LSF 25**

INCI

| | |
|---|---|
| | Aqua |
| ☺☺☺ | Glycine Soja*, G |
| ☺☺☺ | Titanium Dioxyde, W (LSF) |
| ☺☺ | Alcohol*, H |
| ☺☺☺ | Caprylic/Capric Triglyceride, G |
| ☺☺☺ | Glycerin, G, W |
| ☺☺☺ | Lysolecithin, G |
| ☺☺☺ | Sodium Lactate, H |
| ☺☺☺ | Dipotassium Glycyrrhizate, W |
| ☺☺☺ | Calendula Officinalis*, W |
| ☺☺☺ | Hamamelis Virginiana*, W |
| ☺☺☺ | Rosa Damascena*, W |
| ☺☺☺ | Xanthan Gum, G |
| ☺☺☺ | Hydrogenated Palm Glycerides, G |
| ☺☺☺ | Hydrogenated Lecithin, G |
| ☺☺☺ | Betaglucan, W |
| ☺☺☺ | Tocopherol, H |

☺☺☺ Brassica Campestris (Rapeseed) Sterols, W
☺☺ Alumina, H
☺☺☺ Ascorbyl Palmitate, W
☺☺ Ascorbic Acid, W
☺☺☺ Stearic Acid, G
Parfum
☺☺ Citral, Parfüm
☺☺ Coumarin, Eugenol, Parfüm
☺☺ Geraniol, Citronellol, Parfüm
☺☺ Limonene, Linalool, Parfüm
☺☺☺ CI 75810, H
* aus biologischem Anbau

☺☺☺ Grundlage/Wirkstoffe
Die Basis: pflanzliches Sojaöl und ein mineralischer Lichtschutzfilter. Zu den weiteren Pluspunkten gehören natürliche Emulgatoren und hautpflegende Pflanzenwirkstoffe wie Rosen- und Calendulaextrakt.
☺☺☺ Hilfsstoffe
Natürliche Farbstoffe und Säuren.
☺☺☺ Konservierung
Keine gelisteten Konservierungsmittel.

**Vichy: Capital Soleil Ultra Protection SPF60**
INCI
Aqua/Water, G
☺ Cyclopentasiloxane, G
Umweltnote: ☹☹
☺☺ Isononyl Isononanoate, G
☹ Octocrylene, W (LSF)
☺☺ Alcohol denat., H
☺ Dicaprylyl Carbonate, G
☺ Cyclohexasiloxane, G
Umweltnote: ☹☹
☺☺☺ Glycerin, G, W
☺☺☺ Titanium Dioxide, W (LSF)
☹ Butyl Methoxydibenzoylmethane, W (LSF)
☺☺ BIS-Ethylhexyloxyphenol Methoxyphenyl Triazine, W (LFW)
☺ Dimethicone, G
Umweltnote: ☹☹
☺ Propylene Glycol, G
☹☹ PEG-30 Dipolyhydroxystearate, G
☺☺☺ Silica, G
☺ Nylon-12, G
☺ Polymethylsilsequioxane, G
Umweltnote: ☹☹
☹ Drometrizole Trisiloxane, W (LSF)
☹ Ethylhexyl Triazone, W (LSF)
☹ Isobutylparaben, K
☺☺☺ Glycine Soja/Soybean Oil, G
☺ Terephthal Ylidene Dicamphor Sulfonic Acid, W (LSF)
☹☹ Triethanolamine, H
☹ Methylparaben, K
☺ Diphenyl Dimethicone, G
Umweltnote: ☹☹
☺☺ Alumina, H
☹☹ Phenoxyethanol, K
☺☺☺ Tocopherol, H
☹ Propylparaben, K

☹☹ Lauryl PEG/PPG-18/18 Methicone, G
Umweltnote: ☹☹
☹☹ Pentasodium Ethylenediamine Tetramethylene Phosphate, H
☹ Ethylparaben, K
☹ Methylparaben, K
Code F.I.L. C22994/1

☹ Grundlage/Wirkstoffe

Sechs verschiedene Lichtschutzfilter, dazu Silikone und Silikonemulgatoren sowie PEG. Außer Glycerin und Silikon ist nichts Hautfreundliches auszumachen.

☹☹ Hilfsstoffe

Negativ zu Buche schlagen EDTA, Triethanolamine und andere.

☹ Konservierung

Phenoxyethanol und Parabene.

**Weleda: Edelweiß-Sonnencreme 20**

INCI

Water (Aqua), G
☺☺☺ Sesamum Indicum (Sesame) Seed Oil, W
☺☺☺ Titanium Dioxide, W (LSF)
☺☺☺ Alcohol, H, K
☺☺☺ Glycerin, G, W
☺☺☺ Lysolecithin, G
☺☺☺ Butyrospermum Parkii (Shea Butter), W
☺☺☺ Tapioca Starch, G
☺☺☺ Daucus Carota Sativa (Carrot) Root Extract, W
☺☺☺ Simmondsia Chinensis (Jojoba) Seed Oil, W
☺☺ Alumina, H
☺☺☺ Gnaphalium Leontopodium Flower Extract, W
☺☺☺ Xanthan Gum, G
☺☺☺ Stearic Acid, G
☺☺☺ Zinc Oxide, W (LSF)
☺☺☺ Glyceryl Stearate SE, Fragrance (Parfum)*
☺☺ Limonene*, Linalool*, Parfüm
☺☺ Benzyl Benzoate*, Parfüm
☺☺ Geraniol*, Parfüm
☺☺ Citral*, Parfüm
☺☺ Coumarin*, Parfüm
* from natural essential oils

☺☺☺ Grundlage/Wirkstoffe

Eine Sonnenschutzformulierung auf der Basis anorganischer Pigmente mit einem hohen Anteil hautpflegender Zutaten wie Sesamöl, Sheabutter, Karotten-, Jojobaöl und Edelweißextrakt. Das Edelweiß wird speziell gezüchtet.

☺☺☺ Hilfsstoffe

Nur Alkohol. Da er recht weit oben in der INCI-Liste steht, dient er wohl auch zur Konservierung.

☺☺☺ Konservierung

Siehe Hilfsstoffe.

Betonen Sie Ihre persönliche Note

# Dekorative Kosmetik

## Ein gutes Make-up verbindet Farbenspiel und Pflege

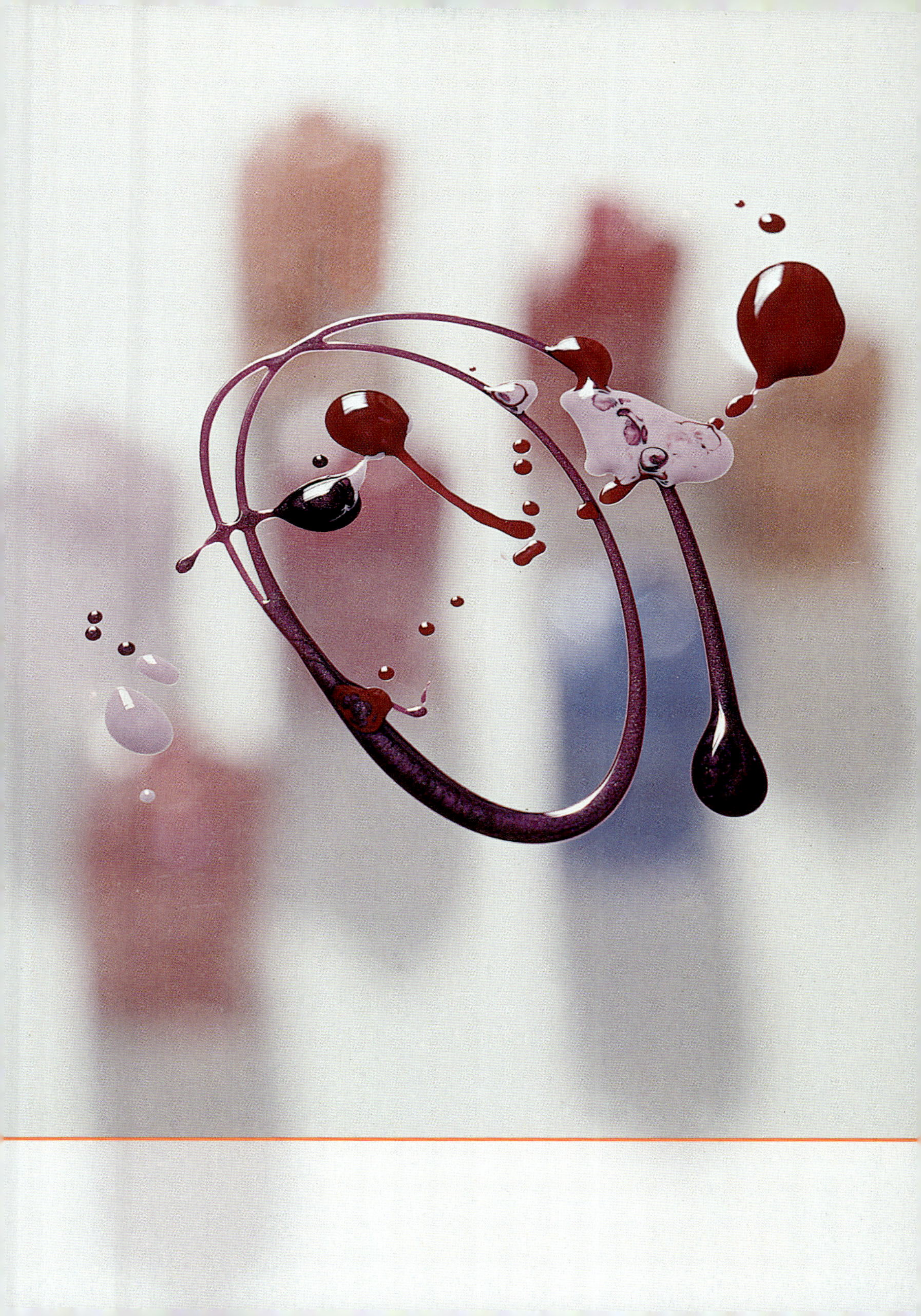

# Faszinierende Verwandlungen

Dekorative Kosmetika kommen nicht ohne die Mode und die Mode kommt nicht ohne sie aus. Visagisten kreieren trendige Looks und zaubern mit Pinseln und Farben Gesichter wie die Modedesigner ihre Roben mit Nadeln und Stoffen. Kosmetisch wie modisch verändert sich die Welt mit jeder Saison, und jeder neue Trend erhebt die Farben noch ein bisschen mehr in himmlische Sphären.

»Das Make-up«, so Margaret Astor, die Pionierin der dekorativen Kosmetik, »hat eine Eigenständigkeit eingenommen, die es über das bloße Gutaussehen erhebt, es zum Accessoire, zum Ausdruck kreativer Vorstellungskraft und Wandlungsfähigkeit befördert.«

Dekorative Kosmetikprodukte sind nicht als Pflegeprodukte gedacht, doch Hersteller von Naturkosmetik haben durchaus den Ehrgeiz, so viel Pflege wie möglich in die Rezepturen einzuarbeiten, auch bei Puder oder Lidschatten.

## Farben – Traum und Wirklichkeit

Star-Maquilleure schaffen zu jeder Saison Verwandlungen, die zum Träumen verführen. Und wir lassen uns nur zu gern auf der sanften Welle der Verführung tragen. Unsanft wird das Erwachen jedoch, wenn der schöne Schein ins Auge geht. Und das ist beim Augen-Make-up relativ häufig der Fall, denn kritisch an den Farben ist just die Farbe. Diese Tatsache muss einem nicht den Spaß verderben, sollte jedoch den Blick für die Risiken schärfen.

Bei naturkosmetischen Deko-Produkten wird nur mit einem festgelegten Kanon von Farben gearbeitet. Alle als potentiell gefährlich eingestuften Farben sind tabu. Durch diesen Verzicht ist Spektrum der Naturfarben zwar kleiner als das der konventionellen Kosmetikindustrie, aber bei entsprechender Kreativität lassen sich dennoch viele schicke Farbtöne erzielen.

Mancher Hersteller hat zum Beispiel Tausende von Rezepturen ausprobiert, um eine attraktive Farbpalette bei Lippenstiften und anderen Deko-Produkten anbieten zu können. Und auf raffinierte Effekte muss auch nicht verzichtet werden.

## Das Gesichts-Make-up

Für das Gesichts-Make-up gibt es eine Reihe von Bezeichnungen. In der Sache geht es jedoch um ein und dasselbe: um einen bräunlich-frisch aussehenden Teint.

- Das unkomplizierteste Make-up ist die getönte Tagescreme. Sie unterscheidet sich von einer normalen Creme nur durch den Zusatz von Farbpigmenten und wird direkt auf die Haut aufgetragen. Die getönte Tagescreme hat jedoch keine abdeckende Wirkung.
- Unter Foundation, Grundierung oder Make-up versteht man ein Produkt, das zusätzlich zur normalen Tagescreme aufgetragen wird. Ein Make-up soll abdecken. Seine Grundlage ist, wie bei jeder anderen Creme, eine Emulsion aus Ölen, Fetten, Wachsen, erweitert um Puderbestandteile wie Talkum sowie um Farbpigmente. Make-ups können also durchaus pflegend sein. Doch für sie gilt das Gleiche wie für jede Emulsion: Die Qualität steht und fällt mit den Inhaltsstoffen – und es lohnt sich zu vergleichen.
- Wie intensiv ein Make-up deckt, hängt in der Regel davon ab, wie flüssig oder fest es ist. Ein flüssiges Make-up, zumeist eine Wasser-in-Öl-Emulsion, deckt leicht ab, das cremige stärker, ein festes Make-up noch etwas mehr und die so genannte Camouflage (Theaterschminke) ist die intensivste Abdeckung.

Ein gutes Make-up sollte eine hautpflegende Grundlage haben. Aber auch wenn dem so ist, sollte erst eine Tagespflege aufgetragen werden und dann die Foundation. Nur bei einer sehr öligen Haut kann sie auch direkt aufgebracht werden.

### Der Gesichtspuder

Gesichtspuder soll decken, Fett und Feuchtigkeit aufnehmen, gut haften und möglichst seidenweich sein. Jeder Puderrohstoff wird zunächst einmal sehr fein zermahlen, gesiebt und dann mit flüssigen bzw. halbfesten Komponenten gemischt.

- Häufigste natürliche Pudergrundlagen sind Talkum und Kaolin. Talkum ist ein weißer, geruchsloser Stoff, der gründlich gereinigt und desinfiziert wird und vor allem frei von Asbest sein muss. Er vermittelt als Pudergrundlage ein angenehmes Hautgefühl, da Talkum ein sehr speckiger Stein ist. Kaolin hat diesen natürlichen Vorteil nicht in dem Maß und wird darum beispielsweise mit Jojobaöl besprüht, um der Haut zu schmeicheln.

▸ Preiswerte synthetische Pudergrundlagen sind aus Kunststoff hergestelltes Polyethylenpulver oder Nylonpulver, das dem Puder jedoch eine durchaus feine Konsistenz verleiht.

▸ Seidenpulver besteht größtenteils aus Seidenfibroin, einem Bestandteil der Konkonseide.

▸ Als Zusatzstoffe werden häufig Stärken eingesetzt, wie beispielsweise Kartoffelstärke, doch sie haben den Nachteil, dass sie verkleben, weil sie Feuchtigkeit aus der Luft aufnehmen. Eine ausgezeichnete und recht teure Puderzutat ist der Aminosäureester Lauroyl Lysine. Er ver-

Loser Puder fixiert ein Make-up, ist transparent und passt sich gut dem Hautton an. Kompaktpuder mattiert stärker und deckt besser ab als loser Puder. Er sollte mit einer Quaste sanft aufgetupft werden, ohne zu reiben.

## Glanz & Glitzer: effektvolle Naturkosmetik

**Wer mit Farb- und Glitzereffekten spielen möchte, kann das heute auch mit naturkosmetischen Deko-Produkten tun, denn in den letzten Jahren ist das Angebot deutlich attraktiver geworden.**

**Früher gab es nur Eisenoxide und einige wenige andere natürliche Farbstoffe. Im roten Bereich mussten Naturkosmetikhersteller nur mit Carmin (aus Cochenillen) auskommen. Doch damit ist Schluss.**

**▸ Die Farbindustrie hat verschiedenste Glimmerfarben entwickelt, mit denen tolle Farb- und Pearleffekte zu erzielen sind. Das Grundprinzip ist sehr einfach: Die einzelnen Mineralien werden – in dünnen Schichten – geschickt miteinander kombiniert. Aus der Vielzahl der Kombinationsmöglichkeiten ergeben sich wunderbar vielfältige Farb-, Glanz- und Glitzereffekte. Die feinteiligen Interferenzpigmente sind so winzig, dass sie mit dem Auge nicht als Pigmente wahrzunehmen sind. Die Grundstoffe für diese Pigmente sind in der Regel Titandioxid, Mica, Silica und Eisenoxide.**

**▸ Dieser Fortschritt hat das Farbspektrum deutlich erweitert – bei Puder-Produkten ebenso wie bei Lippenstiften, Mascara- und Eyeliner-Produkten. Auch moderne Lipgloss-Formulierungen wurden durch den Einsatz dieser Pigmente möglich.**

leiht dem Produkt einen wunderschön weichen und angenehmen Charakter und wird zumeist in einer Größenordnung von ein bis zwei Prozent zugesetzt.

## Der Lippenstift

Lippen haben keine Talgdrüsen, eine dünne Hornschicht und nur wenig Melanin (hauteigenen Sonnenschutz). Außerdem sind sie durch die Benetzung mit Speichel häufig rissig und bieten dadurch einen Nährboden für mikrobielle Infektionen. Eine gute Lippenpflege soll raue Lippen verhindern und Infektionen vorbeugen. Zusätzliche UV-Filter bewahren vor Sonnenschäden.

Lippenstifte unterscheiden sich vor allem durch die Farben, weniger durch die Grundlage. Jede Saison kommen Dutzende neuer Trend-Kompositionen auf den Markt, denn kaum ein anderes Produkt ist dermaßen modebezogen und modeabhängig wie der Lippenstift. Die Grundrezepturen bleiben jedoch häufig über Jahre dieselben: Um die 2000 verschiedene Stifte wurden schon auf der Basis ein und derselben Grundrezeptur auf den Markt gebracht.

Gemixt wird eine Lippenstiftgrundlage aus etwa 20 Zutaten. Es sind vor allem Fette, Wachse und Öle. Wachs regelt die Konsistenz: Je mehr Wachs ein Stift enthält, desto fester ist er; je mehr Fett verwendet wird, desto geschmeidiger und weicher und damit auch weniger haftend fällt er aus. Die Öle sorgen dafür, dass sich die Farbpigmente verteilen und der Stift Glanz auf die Lippen bringt.

Bei Lippenstiften ist es besonders wichtig, auf gesundheitlich unbedenkliche Zutaten zu achten. Wer viel Lippenstift benutzt, kommt im Laufe der Jahre auf eine große Menge, die im Körperinneren gelandet ist, denn ein Gutteil des Lippenstifts wird gegessen.

### Das sollte drin sein

- Gute Grundzutaten sind Rizinusöl, Bienenwachs, Carnauba- und Cadillawachs oder Lanolin, minderwertige sind Paraffinöle. Vor allem, wenn sie in hoher Dosierung verwendet werden, stoßen die Lippen den fettigen Fremdkörper ab und müssen ständig nachgecremt werden.
- Pflegender und schützender als gut haftende Lippenstifte sind fetthaltigere Stifte. Um zu verhindern, dass sie schmieren, sollten die Lip-

Färbemittel werden in zwei Gruppen unterteilt: in lösliche Farbstoffe, z. B. zum Färben von Textilien, und unlösliche (Pigmente). Pigmente färben dadurch, dass sie sich im Produkt mikrofein verteilen. Make-up-Produkte werden mit Pigmenten gefärbt, auch Lidschatten und die meisten Lippenstifte.

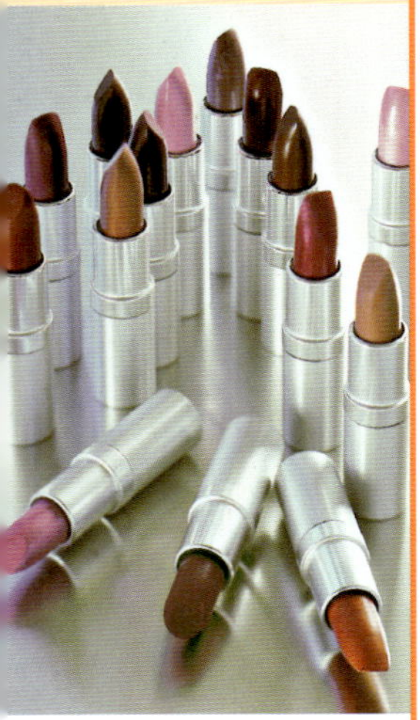

*Pflanzliche Zutaten sind besonders pflegend für die Lippen.*

pen mit einem Konturenstift gerahmt oder leicht gepudert werden.

▸ Wer die Lippen optisch vergrößern möchte, sollte übrigens helle Farbtöne wählen. Dunkle Töne, noch dazu vielleicht sehr dick aufgetragen, machen einen kleineren Mund.

## Lippenstifte mit Haftpflichtversicherung

Die Anforderungen an Lippenstifte haben sich gewandelt. Sie sollen längst nicht mehr nur schmücken und pflegen, sondern auch möglichst gut haften. Der kussechte Lippenstift liegt voll im Trend. 120 Jahre nach seiner Erfindung soll der Lippenstift endlich dauerhaft dort bleiben, wo er hingehört: auf den Lippen. Fast jede zweite Frau (49 Prozent), hat der Lippenstiftanbieter Chicogo eruriert, stört sich an Spuren auf den Zähnen, auf der Tasse oder der Serviette.

▸ Die haftfeste Rezeptur ist ein Zusammenspiel von Farbpigmenten und leicht flüchtigen Ölen, die bei Hauttemperatur verdunsten. Sie versiegeln den Farbfilm nach etwa einer Minute.

▸ So genannte Long Lasting-Lippenstifte können nur mit Mitteln hergestellt werden, die Naturkosmetik-Hersteller, die nach dem Regelement des BDIH arbeiten, nicht verwenden (silikonähnliche synthetische Verbindungen). Darum sind naturkosmetische Lippenstift normal haltbar. Das heißt: Man muss öfter mal nachziehen. Dafür enthalten sie jedoch gute, die Lippen pflegende Naturstubstanzen.

## Die Farben machen den Unterschied

Ein zentralen Unterschied zwischen konventionellen und naturkosmetischen Lippenstiften ist die Auswahl der Farben. Stein des Anstoßes bei Farben in konventionellen Lippenstiften sind vor allem die aromatischen Amine. Je nach Modetrend werden Lippenstiften bis zu zehn Prozent Farbpigmente zugesetzt. Die Färbung, entscheidend für den Verkaufserfolg, ist der letzte Produktionsschritt. Die Pigmente werden sorgfältig – mit modernsten Maschinen, damit sie sich fein verteilen – in die noch warme Grundmasse eingerührt.

## Das Augen-Make-up

Die schön geschminkten Augen sind ausdrucksstark. Ihr bester Schutz sind die Wimpern, die sie gegen Eindringlinge abschirmen. Die Wimpern und Augen zu schminken, läuft der Natur eigentlich völlig zuwider, denn das Aufbringen von Farbe und Tusche erhöht die Gefahr, dass Fremdkörper ins Auge gelangen.

Sitzen Schminkpartikel nur im Lidwinkel, sind sie leicht zu entfernen. Ein Granolom jedoch ist ein Fall für den Augenarzt. So ein drückender kleiner Knoten bildet sich, wenn sich Teilchen in der unteren Lidfalte einkapseln.

Damit möglichst wenig ins Auge geht und über die Tränenkanäle und die Hornhaut in den Körper gelangt, sollte stets sehr vorsichtig mit Augenkosmetika hantiert werden.

# Hautreizend – Farbstoffe und Konservierungsmittel

Dekorative Kosmetika bereiten häufig Allergieprobleme, weil sie einen hohen Anteil an Färbemitteln enthalten können. Hier finden Sie einige Beispiele:

- Wimperntusche enthält in vielen Fällen Nickel. Es stammt aus dem Eisenoxid, das die Hersteller zumeist für schwarzen Mascara verwenden. Konventioneller farbiger Mascara hat ein noch größeres Irritationspotenzial.
- Lidschatten haben einen besonders großen Pigmentanteil: Sie enthalten bis zu 30 Prozent Färbemittel und haben ein entsprechend hohes Reizpotenzial.
- Bei Mascara werden nur um die fünf Prozent, bei einem Make-up bis acht Prozent Pigmente eingesetzt.
- Make-up und Mascara werden oft Substanzen zugefügt, um sie haltbar zu machen. Hautreizend können vor allem die häufig in konventionellen Produkten eingesetzten Formaldehydabspalter sein (siehe Seite 184).

Frauen, die auf Nickel allergisch reagieren, haben häufig auch Probleme mit der Wimperntusche (Mascara). Dass Schminkprodukte fürs Auge relativ stark mit Schwermetallen belastet sind, liegt an den Farbstoffen und -pigmenten. Auslöser von Kontaktallergien sind vor allem Pigmentverschmutzungen.

# Produktanalyse dekorative Kosmetik

Bei den folgenden Produktanalysen steht hinter jedem Inhaltsstoff ein Buchstabe. Diese Buchstaben bedeuten:
**G** = Grundlage, **W** = Wirkstoff, **H** = Hilfsstoff, **K** = Konservierung. Eine **G/W** weist darauf hin, dass dieser Bestandteil der Grundlage zugleich ein Wirkstoff ist. Das trifft vor allem bei Naturkosmetika zu.

## Die Benotungen für Grundlage, Wirkstoffe und Hilfsstoffe

Zu den Kriterien für die Beurteilung siehe Seite 82.

☺☺☺ Sehr gut
☺☺ Gut
☺ Befriedigend
☹ Nicht befriedigend
☹☹ Mangelhaft

**Sante: Lippenstift Calm Red**

INCI

☺☺☺ Ricinus Communis, G
☺☺☺ Lanolin, G, W
☺☺☺ Candelilla Cera, G
☺☺☺ Cera Alba, G
☺☺☺ Simmondsia Chinensis, W
☺☺☺ Brassica Campestris /Aleurites Fordi Oil Copolymer, G
☺☺☺ Carnauba, G
☺☺☺ Talc, G
☺☺☺ Passiflora Incarnata, W
Aroma
☺☺☺ Tocopherol, H
☺☺☺ [+/- Mica, CI 77007, CI 75120, CI 75470, CI 77499, CI 77491, CI 77492, CI 77891], H

☺☺☺ Grundlage/Wirkstoffe
Eingesetzt werden nur pflanzliche Wachse und hautpflegende pflanzliche Öle wie Rhizinus- oder Jojobaöl sowie mineralisches Talkum.

☺☺☺ Hilfsstoffe
Nur das Antioxidanz Vitamin E zur Stabilisierung und natürliche Farbstoffe.

Konservierung
Bei wasserfreien Formulierungen nicht erforderlich.

**Maybelline Jade: EverFresh Make-up**

INCI

Aqua/Water, G
☺ Cyclopentasiloxane, G
Umweltnote: ☹☹
☺☺☺ Glycerin, G, W
☺ Isododecane, G
Hautpflegenote: ☹☹
☺☺/☺ Alcohol, denat., H, K
☺☺☺ Polyglyceryl-4 Isosearate, G

☺☺☺ Aluminium Starch Octenylsuccinate, G
☹☹ Cetyl PEG/PPG-10/1 Dimethicone, G
Umweltnote: ☹☹
☺☺☺ Hexyl Laurate, G
☹☹ Disteardimonium Hectorite, G
☺ Ethylhexyl Methoxicinnamate, W (LSF)
☹☹ Phenoxyethanol, K
☺☺☺ Magnesium Sulfate, G
☺ Diphenyl Dimethicone, G
Umweltnote: ☹☹
☺☺☺ Cellulose Gum, G
☺☺☺ Hydroxystearic Acid, G
☺ Acetylated Glycol Stearate, G
Umweltnote: ☹☹
☺ Acrylates Copolymer, G
Umweltnote: ☹☹
☺☺☺ Disodium Stearoyl Glutamate, G
☹ Methylparaben, K
☺ Propylene Glycol, G
☺☺☺ Vitis Vinifera/Grape Fruit Extract, W
☹ Butylparaben, K
☺☺☺ Tocopherol, H
☺☺ Aluminium Hydroxide, G
☺☺☺ Ascorbyl Palmitate, H
☺☺☺ Cucumis Sativus/Cucumber Fruit Extract, W
☺☺☺ Chamomilla Recutia/Matricaria Extract, W
☺☺☺ (+/- may contain CI 77891 / Titanium Dioxide, CI 77499, CI77492, CI 77491/Iron Oxides, CI 77007 / Ultramarines), H

☹ Grundlage/Wirkstoffe

Die Grundlage enthält mehrere umweltbelastende Silikone wie Cyclopentasiloxane, das gleich an erster Stelle nach Wasser steht, PEG sowie modifizierte Stärkeprodukte. Pflanzliche Wirkstoffe tauchen nur in Minimengen ganz am Ende der INCI-Auflistung auf.

☺☺☺ Hilfsstoffe

Die Hilfsstoffe sind gut: Vitamin E, C, Eisenoxide und andere naturnahe Farbstoffe.

☹ Konservierung

Phenoxyethanol und Parabene. Alkohol trägt wohl auch zur Konservierung bei.

**Logona Make-up Fluid**

INCI

Aqua (Water), G
☺☺☺ Elaeis Guineensis (Palm) Oil*, G
☺☺☺ Glycine Soja (Soybean) Oil*, G
☺☺☺ Talc, G
☺☺☺ Glyceryl Oleate Citrate, G
☺☺☺ Simmondsia Chinensis (Jojoba) Seed Oil*, W
☺☺☺ Palmitic Acid, G
☺☺☺ Stearic Acid, G
☺☺☺ Glycerin, G, W

☺☺☺ Cetearyl Alcohol, G
☺☺☺ Theobroma Cacao (Cocoa) Seed Butter, W
☺☺☺ Caprylic/Capric Triglyceride, G
☺☺☺ Magnesium Aluminium Silicate, G
☺☺☺ Xanthan Gum, G
☺☺☺ Prunus Amygdalus Dulcis (Sweet) Almond) Oil*, W
☺☺☺ Calendula Officinalis Flower Extract*, W
☺☺☺ Hydrolyzed Silk, W
Parfum (Essential Oils)
☺☺☺ Sodium Citrate, H
☺☺☺ Citric Acid, H
☺☺☺ Tocopherol, H
☺☺ Limonene, Parfum
☺☺ Linalool, Parfum
☺☺☺ [+/-CI 77891, CI 77491, CI 77492, CI 77499], H

* aus biologischem Anbau

☺☺☺ Grundlage/Wirkstoffe

Die Basis dieses Make-ups besteht aus hautpflegenden natürlichen Pflanzenölen wie Jojoba- und Mandelöl sowie aus Talkum. Das Produkt enthält an Wirkstoffen außerdem Kakaobutter und einen Pflanzenextrakt (Ringelblume). Als Emulgator dient ein milder Lebensmittelemulgator (Glycerinester).

☺☺☺ Hilfsstoffe

Verwendet wurden das Antioxidanz Vitamin E zur Stabilisierung, natürliche Farbstoffe sowie Zitronensäure und deren Salz zur Einstellung des pH-Werts.

☺☺☺ Konservierung

Keine Konservierung ersichtlich.

**The Body Shop: Liquid Lip Colour 01**

INCI

☺ Polybutene, G
☺ Diisopropyl Dimer Dilinoleate, G
☺☺ Hydrogenated Polyisobutene, G
☺☺ Hexyldecanol, G
☺☺☺ Sclerocarya birrea (Marula) Oil, W
☺☺☺ Caprylic/Capric/Triclyceride, G
☺☺☺ Tocopheryl Acetate, W
☺☺☺ Ricinus Communis (Castor Seed) Oil, G
☹☹ Phenoxyethanol, K
☺☺☺ Buxus Chinensis (Jojoba)(neue INCI: Simmondsia Chinensis), W
☺☺☺ Persea Gratissima (Avocado) Oil, W
☹ Methylparaben, K
☹ Butylparaben, K
☹ Ethylparaben, K
☹ Propylparaben, K
☹ Isobutylparaben, K
☺☺☺ Tocopherol, H
☹ Red 7 Lake, (CI, vermutlich CI 15850), H
☹ Yellow 6 Lake, (CI, vermutlich CI 15985), H

☺ Grundlage/Wirkstoffe
Umweltbelastende synthetische Polymere bilden die Grundlage. In nennenswerter Menge gibt es auch ein pflanzliches Öl (Marula). Weitere positive Wirkstoffe wie Vitamin-E-Acetate, Jojoba- oder Avocadoöl tauchen aber erst in der unteren Hälfte der INCI auf. Dort, etwa bei Tocopheryl Acetate, beginnt der Bereich, in dem die Inhaltsstoffe nur mehr in einer Größenordnung von 1% und weniger eingesetzt werden.

☹ Hilfsstoffe
Neben Vitamin E als Antioxidanz zwei nicht korrekt deklarierte Farbstoffe. Dabei handelt es sich mit hoher Wahrscheinlichkeit um Azofarbstoffe.

☹ Konservierung
Vier Parabene und Phenoxyethanol.

**Logona: Lipp Gloss Tizian Red**

INCI

☺☺☺ Ricinus Communis (Castor) Seed Oil, G
☺☺ Tricaprylin, G
☺☺☺ Rhus Verniciflua Peel Wax, W
☺☺☺ Cera Alba (Beeswax), G
☺☺☺ Lanolin, G, W
☺☺☺ Euphorbia Cerifera (Candelilla) Wax, G
☺☺☺ Copernica Cerifera (Carnauba) Wax, G
☺☺☺ Silica, G
☺☺☺ Mica, G
Aroma (Flavor)
☺☺☺ Tocopherol, H
☺☺☺ Talc, G
☺☺☺ [+/- CI 75470, CI 77891, CI 77491, CI 77492], H

☺☺☺ Grundlage/Wirkstoffe
Bei diesem Lipgloss steht Rhizinusöl gleich an der ersten Stelle der INCI-Auflistung. Zum pflegenden natürlichen Mix dieses Lipgloss gehören auch pflanzliche Wachse, u. a. ein asiatisches Beerenwachs, sowie Tricaprilyn als pflanzenbasiertes Wachs. Weitere Grundlagenzutaten sind die Mineralstoffe Silicium, Talkum und Glimmer.

☺☺☺ Hilfsstoffe
Vitamin E zur Stabilisierung (Antioxidanz) und ausschließlich natürliche Farbstoffe.

Konservierung
Bei wasserfreien Formulierungen nicht erforderlich.

**Dr. Hauschka: Eyeshadow Duo 1-5**

INCI

☺☺☺ Talc, G
☺☺☺ Magnesium Stearate, G
☺☺☺ Rosa Gallica, W
☺☺☺ Buxus Chinensis, W (Simmondsia Chinensis)
☺☺☺ Serica (Silkpowder), W
☺☺☺ Solum Diatomeae, G

☺☺☺ Silica, G
☺☺☺ Anthyllis Vulneraria, W
☺☺☺ Hamamelis Virginiana, W
☺☺☺ Camelia Sinensis, W
Parfum
☺☺☺ +/- Mica CI 77510, CI 75470, CI77491, CI77492, CI77499, CI77891, CI77007, H

☺☺☺ Grundlage/Wirkstoffe
Dieser Lidschatten ist ein Presspuder auf der Basis mineralischer Stoffe wie Diatomeenerde, Talkum und Magnesiumstearat. Dazu kommen Pflanzenextrakte und pflanzliche Öle. Diatomenerde ist eine großporige Erde aus jahrmillionenalten natürlichen Ablagerungen.
☺☺☺ Hilfsstoffe
Nur mineralische Farbstoffe.
Konservierung
Bei wasserfreien Formulierungen nicht erforderlich.

**Sans Souci: Compact Powder**
INCI
☺☺☺ Talc, G
☺☺☺ Aluminium Starch Octenylsuccinate, G
☺☺ Octyldodecyl Stearoyl Stearate, G
☺☺☺ Kaolin, G
☺☺☺ BIS-Diglyceryl Polyacyladipate-2, G
☺ Dioctylcyclohexane, G
☹☹ Phenoxyethanol, K
☺☺☺ Tocopheryl Acetate, W
☺☺☺ Silica, G
☺☺☺ Lauroyl Lysine, G
Fragance/Parfum
☹ Methylparaben, K
☺☺ Potassium Sorbate, K
☺☺☺ Sodium Dehydroacetate, K
☹ Ethylparaben, K
☹ Butylparaben, K
☹ Propylparaben, K
☹ Isobutylparaben, K
☺ Caprylylsilane, G
Umweltnote: ☹☹
☺ Polymethyl Methacrylate, G
Umweltnote: ☹☹
☺☺☺ Sodium Hyaluronate, W
☺☺☺ Mica (CI77019), G
☺☺☺ Titanium Dioxide (CI77891), H
☺☺☺ Iron Oxide (CI77491, CI77492, CI77499), H

☺☺ Grundlage/Wirkstoffe
Eingesetzt wurden in der Hauptsache modifizierte Stärkeprodukte und Mineralstoffe wie Kaolin, Silicium und Glimmer (Mica), außerdem die wertvolle Pudergrundlage Lauroyl Lysine. Die Wirkstoffe sind Vitamin E-Acetat und Hyaluronsäure. Leider stört das Acrylat (Polymethyl Methacrylate) die ansonsten gute Komposition dieses Produkts.

☺☺☺ Hilfsstoffe
Nur Eisenoxide und Titandioxid.

☹ Konservierung
Kaliumsorbat, Phenoxyethanol, fünf Parabene und Dehydroacetsäure.

**Lancaster: Silky Pouder Blush, seidig zartes Rouge**

INCI

☺☺☺ Talc, G
☺☺☺ Mica, G
☺☺☺ Zea Mays (Corn) Starch, G
☺ Polyethylene, G
Umweltnote: ☹☹
☺☺☺ Silica, G
☺ Dimethicone, G
Umweltnote: ☹☹
☺☺ Zinc Stearate, G
☺☺☺ Cetearyl Octanoate, G
☺☺ Octyldodecyl Stearoyl Stearate, G
☺☺ Pentaerytrityl Tetraisostearate, G
☺☺ Sorbic Acid, K
☹ Methylparaben, K
☹ Butylparaben, K
☺☺☺ Lauroyl Lysine, W
☹ Propylparaben, K
☺☺☺ Olea Europaea (Olive) Fruit Oil, G, W
☹☹ Tetrasodium EDTA, H
☹ Butylparaben, K
☺☺☺ Solanum Lycopersicum (Tomato) Fruit Oil, W
☹☹ BHT, H

Zu dem Produkt werden 20 Farben (CI-Nummern) angegeben, die es enthalten könnte (siehe Hilfsstoffe).

☺☺ Grundlage/Wirkstoffe
Eine in Teilen gute Pudergrundlage auf der Basis von Talkum, Silica, Glimmer. Eingesetzt werden aber auch umweltbelastender Polyethylene sowie der syntethische Ölkörper Dimethicone.

☹☹ Hilfsstoffe
EDTA und BHT. Unter den zum Produkt genannten Farbstoffen sind auch einige Azofarbstoffe.

☺ Konservierung
Sorbinsäure und vier Parabene.

Viele Chemikalien sind nicht ausreichend überprüft

# Risiken & Nebenwirkungen

## Worauf bei Kosmetika verzichtet werden sollte

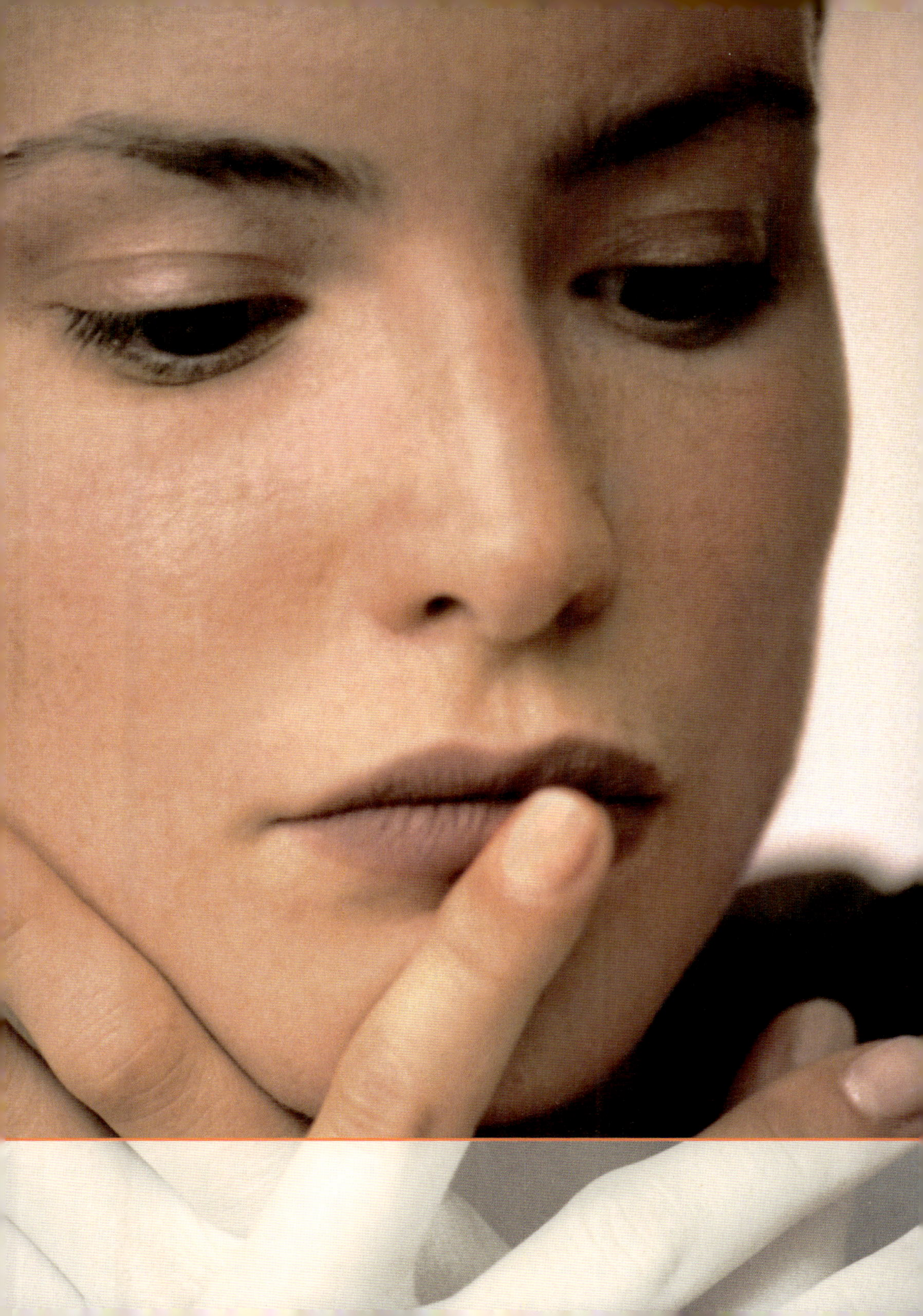

# Schön um jeden Preis?

Dass Kosmetika unerwünschte Nebenwirkungen haben können, ist eine Tatsache. In welchem Umfang sie auftreten, ist eine kaum zu beantwortende Frage. Die Toxikologie ist die Schlüsseldisziplin, um Stoffe zu beurteilen. Aber wann ist eine Substanz als schädlich einzustufen?
Der Meinungsstreit entzündet sich oft an der Frage, wann reagiert werden soll: erst wenn eindeutig nachgewiesen ist, dass ein Stoff z. B. Krebs erregend ist oder bereits früher – wenn es Anzeichen dafür gibt, dass er es sein könnte? Da es oft Jahre dauert, bis Studien abgeschlossen sind, unterstützt dieses Buch den Standpunkt »im Zweifel für die Sicherheit«. Die Vergangenheit hat oft genug gezeigt, dass ein Anfangsverdacht in die traurige Gewissheit der Schädlichkeit mündete.

Wie schwierig eine verlässliche Risikobewertung bei Chemikalien ist, zeigt das Beispiel Parabene. Diese Konservierungsmittel galten lange als allergisierend. Der Informationsverband dermatologischer Kliniken (IVDK) schätzt sie aber nicht als brisant ein. Berücksichtigt man ihre weite Verbreitung, spielen Parabene als Allergene nur eine untergeordnete Rolle.

## Allergien und andere Gefährdungen

Neben den harten Fakten wie Allergien gibt es eine Fülle kosmetikabedingter Befindlichkeitsstörungen der Haut, die in keiner Statistik auftauchen. Besonders alarmierend sind die Diskussionen über Inhaltsstoffe mit Langzeitauswirkungen auf die Gesundheit sowie über eine Ein- und Abschätzung des kanzerogenen, mutagenen und fortpflanzungsgefährdenden Potentials. Sind naturkosmetische Produkte frei von Nebenwirkungen? Die Antwort ist nein. Doch damit ist noch wenig gesagt, denn Nebenwirkung ist nicht gleich Nebenwirkung.
»Alle Dinge sind Gift und nichts ist ohne Gift. Allein die Dosis macht, dass ein Ding kein Gift ist.« Diese Sätze des großen Arztes und Naturphilosophen Paracelsus (1493–1541) sind heute so wahr wie vor 500 Jahren. Sie lassen sich aber auch geschickt missbrauchen. Wer Paracelsus zitiert, um naturkosmetischen Zubereitungen das Etikett »potentiell ebenso gefährlich wie alle anderen« anzuheften, lenkt von den eigentlichen Problemen ab.

Per se können auch natürliche Substanzen nicht für sich in Anspruch nehmen, frei von Nebenwirkungen zu sein. Millionen Menschen leiden an Heuschnupfen, und nicht nur sie sind ein Beleg dafür, dass natürliche Substanzen Allergien auslösen können. Dennoch ist das Gefahrenpotential natürlicher Inhaltsstoffe, zum Beispiel der vielen Pflanzen, die auch für pharmazeutische Zwecke verwendet werden, nicht zu vergleichen mit dem Gefahrenpotential zahlreicher chemischer Inhaltsstoffe. Vor allem nicht mit dem hochreaktiver Stoffe (siehe Seite 168). Was macht den Unterschied aus?

- Wer Fliegenpilze isst, spürt die Vergifungsfolgen sehr schnell. Fliegenpilze sind gefährlich, doch genau das ist seit langem bekannt. Das Naturprodukt Fliegenpilz ist eine »vertraute«, berechenbare Gefahr.
- Eine Reaktion kann auch erleben, wer eine Zahnpasta mit Zimtaldehyd benutzt. Ist Zimt deswegen gefährlich? Zimt ist ebenso ungefährlich wie der Lavendel im Garten. Ein Problem ist er nur für Menschen mit einer Zimtallergie. Er ist eine potentielle, einzugrenzende »Gefahr«.
- Wer ein kosmetisches Produkt mit dem Bakterienkiller Triclosan benutzt, kann ebenfalls an einer Kontaktallergie erkranken. Ist Triclosan also ebenso gefährlich bzw. ungefährlich wie Zimt? Ganz und gar nicht. Im Gegensatz zu Zimt ist Triclosan ein hochreaktiver chlorierter Stoff. Die Chemikalie wurde als Kontaktallergen eingestuft, hat aber ein weit größeres Gefährdungspotential. Triclosan steht in Verdacht, das Erbgut zu verändern, greift die natürliche Mikroflora der Haut an und führte im Tierversuch zu Leber- und Nierenschäden.

Wegen seiner revolutionären Ideen wurde Paracelsus von der damaligen Schulmedizin verfolgt und war gezwungen, ein Wanderleben zu führen. Die Bedeutung seiner Medizin wurde erst lange nach seinem Tod erkannt.

## Die Auswahl macht den Unterschied

Was wird von einem Hersteller eingesetzt, was nicht? Das ist die Schlüsselfrage zum Thema »Gesundheit & Sicherheit«. Bei Tausenden möglicher Inhaltsstoffe für Kosmetika ist jede Beschränkung ein Gewinn. Sie trägt zumindest dazu bei, dass ein Inhaltsinventar überschaubarer wird. Hersteller von Naturkosmetika, die nach BDIH- oder Ecocert-Standards produzieren, greifen nur auf einen begrenzeten Katalog von

*In Top-Qualität kommen Pflanzen für Kosmetika aus kontrolliert-biologischem Anbau.*

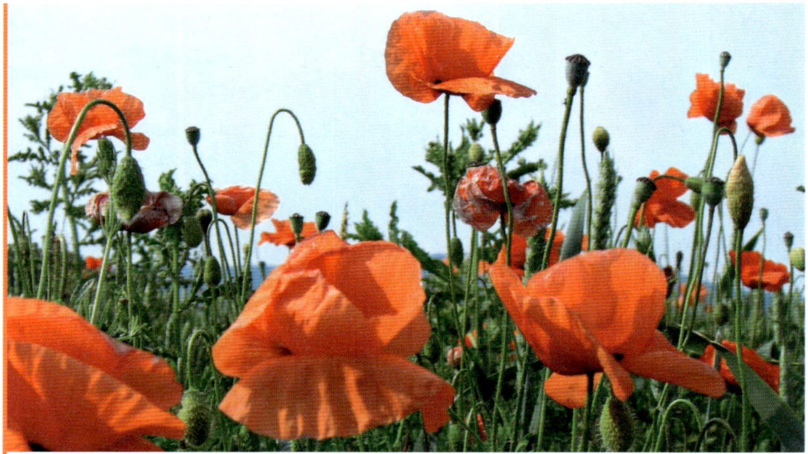

Wenn es um gute Wirkstoffe geht, setzt jeder Hersteller eigene Schwerpunkte. So verwendet Dr. Hauschka Kosmetik zum Beispiel Auszüge aus dem Brutblatt (Bryophyllum) für eine Handcreme. Und für den Edelweiß-Sonnenschutz wird die Edelweißpflanze gezüchtet.

Inhaltsstoffen zurück. Darüber hinaus definieren die Richtlinien Qualitätsstandards für die erlaubten Inhaltsstoffe. Einzelne Hersteller gehen noch darüber hinaus und orientieren sich an weiteren unternehmensspezifischen Qualitätskriterien.

Ein Gewinn ist bereits die Beschränkung. Wenn nur 690 Inhaltsstoffe erlaubt sind (Positivliste des BDIH), ist das Risiko im Vergleich zu Herstellern, die sich aus einem Topf von vielen Tausend Substanzen bedienen, bereits durch den Verzicht signifikant geringer. Zudem gehört das Gros der für Naturkosmetik erlaubten Inhaltsstoffe zum Kanon der traditionsreichen Pflanzenheilkunde. Sie werden seit Jahrhunderten eingesetzt, sind bewährt und gründlich untersucht. Es ist bekannt, welche Pflanzen welche Wirkung und welches Gefahrenpotential haben.

## Die unberechenbare Gefahr

Wie gefährlich ist ein Stoff tatsächlich und wie verhält er sich? Wie das Beispiel Triclosan zeigt, sind die Risiken für Mensch und Umwelt bei vielen Chemikalien kaum abzuschätzen. Triclosan kann zum Beispiel durch die Produktion mit Stoffen verunreinigt sein, die zu den schlimmsten Giften überhaupt gehören – mit chlorierten Dioxinen und Furanen. Es

kann sich auch unter dem Einfluss von Sonnenlicht in chlorierte Dioxine umwandeln. Triclosan, so Greenpeace, »wird selbst vom Hersteller Ciba als ›sehr giftig für Wasserorganismen‹ eingestuft und Ciba warnt, es ›kann in Gewässern längerfristig schädliche Wirkung haben‹«.
Bei häufiger Anwendung besteht auch die Gefahr, dass sich resistente Keime bilden, ähnlich wie bei Antibiotika. So beklagt die Dermatologin und Allergologin Prof. Dr. med. Heidelore Hofmann (Technische Universität München), dass die Resistenz gegen Staphylococcus aureus, die den Nasen- und Rachenraum von Babys und Kleinkindern besiedeln, erheblich zugenommen hat. Da Tricolsan nachweislich über die Muttermilch aufgenommen wird, sind Kinder in den ersten Monaten nach der Geburt besonders gefährdet.

Nach Schätzungen der Weltbank verursachen Agrarchemikalien und Chemikalien aus diffusen Quellen 0,6 bis 2,5% aller Allergien, Haut-, Krebs- und Asthmaerkrankungen. Im Gewebe eines Europäers lassen sich bis zu 300 synthetische Substanzen nachweisen.

## Bedarf schaffen, wo gar kein Bedarf besteht

Der Siegszug von Triclosan ist ein prototypisches Beispiel für einen Umgang mit Chemikalien, der von Marketingstrategien dominiert wird. Das Wörtchen »antibakteriell« auf einem Spül- oder Reinigungsmittel soll eine bessere schützende Wirkung suggerieren – bedeutet aber, wenn Triclosan dahintersteckt, de facto eine größere Gesundheitsgefährdung. Auch ein Begriff wie »Ultra-fresh« ist ein Verkaufsargument, denn ein Produkt, das Frische ins Haus bringt, kommt an.
Die Gefahren erschließen sich dem Käufer nicht. Dazu Prof. Dr. med. Heidelore Hofmann: »Immer häufiger wird den täglichen Gebrauchsgegenständen, aber auch Textilien, als antimikrobielle Substanz Triclosan zugesetzt in einer Dosierung von 0,03 Prozent. Das ist unterdosiert. Das Triclosan führt dann auf Dauer zu Resistenzen gegen Bakterien. Dieser Zusatz ist unsinnig. Dagegen müssen wir uns wehren.«
Ähnlich wie auch bei Kosmetika wird im Zusammenhang mit Triclosan ein Bedarf konstruiert – in dem Fall der Kampf gegen Bakterien –, der mit chemischen Waffen bedient wird, die weder sinnvoll noch gewollt sind. Natürlich werden für bestimmte Zwecke Desinfektionsmittel benötigt. Doch die müssen wirksam sein und gezielt eingesetzt werden.

Der Breitband-Einsatz von Triclosan, das nicht nur in Reinigungsmitteln, Kosmetika, Kleidung und Teppichen, sondern auch in Kinderspielzeug und Toilettenpapier steckt, ist verhängnisvoll. Der Preis, den Mensch und Umwelt dafür zahlen, ist hoch.

Bei Kosmetika ist so ein konstruierter Bedarf zum Beispiel bei chemischen UV-Filtern zu beobachten. Steckten sie anfangs nur in Sonnenschutzmitteln, finden sie sich heute in einer Fülle von Produkten, von Tagescremes bis zu dekorativer Kosmetik. Handeln Hersteller naturkosmetischer Produkte verantwortungslos, wenn sie restriktiver sind beim Einsatz von UV-Filtern oder Sonnenschutzprodukte ohne extrem hohe Lichtschutzfaktoren (LSF) anbieten? Sollten sie zugeben, dass sie es mit ihren Mitteln nicht besser können oder ist der LSF-Wahn das eigentliche Problem?

Sonnenschutzmittel werden nicht nur über die Kläranlage entsorgt, sondern gelangen in großen Mengen auch ins Grundwasser. Wie viel von ihnen beim Baden ins Wasser gelangt, kann man an einem See besonders in der Abendsonne gut beobachten. Dann schimmern große Fettaugen auf der Wasseroberfläche.

Das Informationsdefizit zum Gefahrenpotential synthetischer UV-Filter, zur Wirksamkeit von UV-Filtern und zur Berechnung von Lichtschutzfaktoren hat bei vielen Menschen zu einem Sicherheitsdenken geführt, das Gefahren heraufbeschwört statt sie abzuwenden.

## Skandalös: der Griff in die chemische Trickkiste

Dem Verbraucher wäre schon damit gedient, wenn er auf einen verantwortungsvollen Umgang mit modernen Chemikalien vertrauen könnte. Dass dem nicht so ist und geradezu zynisch mit Gesundheitsgefährdungen umgegangen wird, zeigt das Beispiel Methanol (Methylalkohol). Dieser einfachste aller Alkohole kann, wenn er von Menschen getrunken würde, zur Blindheit und zum Tode führen. Methanol ist ein giftiges, potentielles Zellgift. Das es überhaupt in einem kosmetischen Produkt vorkommt, ist bereits ein Grund zur Empörung. Dass ein mit Methanol konserviertes Produkt noch als frei von Konservierungsmitteln ausgelobt werden kann, ist ein Skandal.

Der Einsatz von Methanol enthüllt eine erschreckende Verantwortungslosigkeit im Umgang mit Chemikalien und mit gesetzlichen Bestimmungen. Möglich wird er durch ein Hintertürchen in der Kosmetikgesetzgebung, das Kosmetikhersteller nutzen. Methanol lässt sich nämlich zu Methanal (Formaldehyd) und Methansäure (Ameisensäure) oxidieren.

Zur sicheren Konservierung werden nur geringe Mengen Formaldehyd benötigt (zumeist 0,05 %). Dieser Konservierungseffekt wird auch mit nicht einmal 1 % Methanol erreicht. Ein super Trick, denn diese Art der Konservierung ist billig und hat den Vorteil, dass so getan werden kann, als sei das Produkt frei von Konservierungsmitteln. Tatsächlich ist es jedoch mit einem Mittel konserviert, dass nicht weniger schädlich ist als Formaldehyd!

## Alles, was schnell reagiert und sich anlagern kann, kann auch Zellen zerstören

Angesichts der Erfolge der Naturkosmetik und der wachsenden Kritik am Einsatz synthetischer Inhaltsstoffe gewinnt auch die Auseinandersetzung über das Pro und Contra moderner Chemie an Schärfe. Stecken auch in bestimmten Pflanzen CMR-Stoffe, also krebserregende, erbgutverändernde, fortpflanzungsgefährdende Substanzen? Wenn ja – was würden solche Analyseergebnisse beweisen?

Um auf das Beispiel Fliegenpilz zurückzukommen: Kein Pflanzenkundiger oder Heilkundiger bestreitet die Giftigkeit einiger Pflanzen. Seit Jahrhunderten wird Wissen über Pflanzen gesammelt, seit Jahrhunderten wird es in Produkte – medizinische wie kosmetische – umgesetzt. Seit Jahrhunderten lebt der Mensch von pflanzlicher Nahrung.

Wie sieht die Bilanz des jahrhundertelangen Umgangs mit Pflanzen im Vergleich zum Umgang mit modernen Chemikalien aus? Nach einigen Jahrzehnten Erfahrungen mit der Chemiewelle sprechen die Zahlen eine erschreckend deutliche Sprache. Allein die Zahl der Brustkrebserkrankungen hat sich in den letzten 20 Jahren verdoppelt. Bei Kindern ist Krebs inzwischen die zweithäufigste Todesursache. Bei Hautproblemen, Allergien und Atemwegserkrankungen zeigt die Krankheitskurve steil nach oben.

Konservierungssysteme werden aus Mitteln komponiert, die gegen Hefen, Schimmel und Bakterien wirken. Eingesetzt wird zumeist eine Mischung verschiedener Konservierungsmittel, zum Beispiel ein Mix aus Parabenen. Die »Alleskiller« sind zumeist Mittel, die Formaldehyd abspalten und darum gesundheitlich bedenklich sind.

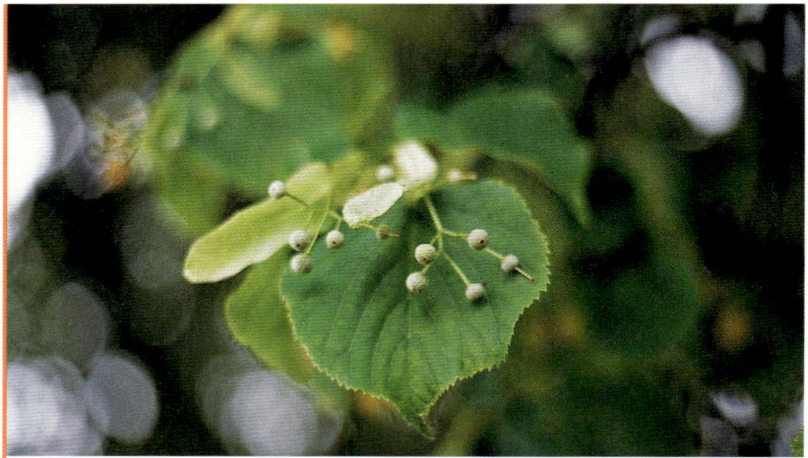

*Extrakte aus Lindenblüten wirken reizmildernd und kräftigend.*

Marktbeherrschend waren in den letzten Jahrzehnten chemische Produkte jedweder Couleur. Der Anteil natürlicher Produkte ging in allen Bereichen massiv zurück. Das ist der Fall bei Kinderspielzeug wie bei der Kleidung, bei Lebensmitteln wie bei Kosmetika, Putzmitteln, Schuhen, Fußböden, Heimtextilien usw. Da fragt man sich: Lebte es sich sicherer mit der Natur oder lebt es sich sicherer mit den Errungenschaften der modernen Chemie?

Substanzen, die in Medikamenten eingesetzt werden, sind noch weniger gründlich untersucht als Substanzen, die in Kosmetika Verwendung finden. Ein Grund: Medikamente dürfen Nebenwirkungen haben.

## Selbstbeschränkung: der richtige Weg zu mehr Sicherheit

Da niemand genau weiß, wie es auf der Haut des einzelnen Benutzers aussieht, sind vor allem hochreaktive Stoffe ein Risiko. Sie können im Zusammenspiel mit anderen reaktiven Stoffen eine nicht abzuschätzende Wirkung entfalten. Genau diese Problematik, der so genannte effet cocktail, ist noch kaum untersucht.

Aus Sicherheitsgründen sollten kosmetische Produkte darum nur aus Inhaltsstoffen bestehen, die quasi nebeneinander sitzen und ihren jeweiligen Zweck erfüllen, ohne untereinander und mit anderen Stoffen zu reagieren. Es sei denn, sie neutralisieren, zur Regelung des ph-Wertes, Säuren oder Laugen. In den naturkosmetischen Produkten werden zu diesem Zweck unbedenkliche Mittel wie Milchsäure, Zitronensäure oder Kalilauge eingesetzt.

Die in der BDIH-Richtlinie zur Naturkosmetik festgeschriebene Selbstbeschränkung bei den Inhaltsstoffen hat sich mit jedem Jahr mehr als vorausschauendes Sicherheitskonzept erwiesen. Bei einer sorgfältigen Komposition der Rezeptur und bei verantwortungsbewussten Entscheidungen bezüglich der Produktpalette, das zeigt die Naturkosmetik, kann auf vieles, auch auf die gesamte Palette gefährlicher Konservierungsmittel verzichtet werden. Risiken und Nebenwirkungen sind dennoch ein Thema, vor allem bei Duftstoffen und einigen tierischen Inhaltsstoffen mit erhöhtem Allergiepotential.

Für sehr empfindliche Menschen gibt es ein spezielles Angebot besonders reizarmer Kosmetik, z. B. die Serie »Pur« von Logona. Weleda bietet die Mandel-Gesichtspflege für sehr empfindliche Haut und Lavera die Serie »Trend sensitiv«.

## Kontrollen als Schutz von möglichen Nebenwirkungen

Wer zum Beispiel keine synthetischen Konservierungsmittel einsetzt und sicherstellen will, dass nicht einmal Spuren synthetischer Substanzen in ein Kosmetikprodukt gelangen, braucht ein effektives Sicherheits- und Qualitätsicherungskonzept. So sind zum Beispiel Duftstoffe unklarer Herkunft für ein Naturkosmetikunternehmen inakzeptabel, denn schon der unsachgemäße Umgang mit ätherischen Ölen – zu lange oder falsche Lagerung – birgt Gefahren.

Ein Unternehmen, das viele Zutaten selbst herstellt, ist zumindest vor »eingeschleppten« Problemen besser geschützt als andere. Weleda kauft zum Beispiel keine fertigen Parfümmischungen ein, denn diese könnten »trojanische Pferde« sein, die synthetische »Beigaben« enthalten. Da eine Fertigmischung durchaus fünf bis sechs Stationen durchlaufen kann, ist also Vorsicht beim Einkauf geboten. Nur wenn jede Vormischung, die mit anderen Vormischungen kombiniert wird, sauber ist, darf das Endprodukt zum Einsatz kommen.

Wer Fertigmischungen einkauft, muss nach zuverlässigen Händlern suchen. In der Regel kennt ein seriöses Unternehmen seine Einkaufquellen und schließt problematische Lieferanten bereits im Vorfeld aus.

Die letzte Instanz ist schließlich die unternehmensinterne Qualitätskontrolle. Sie muss als »Abfangjäger« tätig werden, wenn unerwünschte Substanzen trotz aller Vorsichtsmaßnahmen durchgeschlüpft sind.

## Was sind Allergien?

Unter Allergie wird eine Überreaktion des Immunsystems verstanden. Diese Überreaktion wird durch Substanzen in der Umwelt ausgelöst. Der Mensch atmet solche Substanzen ein (z. B. Pollen, Hausstaub oder Tierhaare), nimmt sie über Lebensmittel auf, über Arzneien oder direkt über die Haut.

Die häufigsten allergischen Reaktionen sind der Heuschnupfen (allergische Rhinitis), das allergische Asthma, die atopische Dermatitis (Neurodermitis) und das allergische Kontaktekzem.

Von der Allergie zu unterscheiden ist die Intoleranzreaktion. Sie erfolgt aufgrund eines stark auf die Haut wirkenden Reizes und führt nicht zu einer Reaktion des Immunsystems.

### 2010 leidet jeder zweite Europäer an einer Allergie

Sie bekommen beim Schälen einer Orange Probleme? Sie reagieren auf Waschpulver, bekommen Hautausschlag, wenn Sie eine beduftete Creme benutzen? Dann gehören Sie zu den vielen Menschen, die unter einer allergischen Kontaktdermatitis oder einer Sensibilisierung leiden. Bei zwei bis fünf Prozent der Patienten, die sich einem Epikutan-Screeningtest unterziehen, wird eine solche Reaktion diagnostiziert. Duftstoffe sind die häufigste Ursache dafür, dicht gefolgt von Konservierungsmitteln.

Die Zahl der Allergiker nimmt in allen Industrieländern dramatisch zu. In Europa ist inzwischen fast jeder Dritte betroffen. Geschätzt wird, dass die Zahl bis 2010 auf 50 Prozent ansteigt. Der IVDK in Göttingen (siehe rechts) veröffentlicht halbjährlich eine »Hitliste« der wichtigsten Allergene. Zwei Beispiele für »Allergie-Epedemien«, die durch synthetische Inhaltsstoffe ausgelöst wurden, sind das häufig in Kosmetika eingesetzte Konservierungsmittel Methyldibromo Glutaronitrile und der synthetische Duftstoff Lyral.

▶ Mit zunehmendem Einsatz von Methyldibromo Glutaronitrile, auch als Euxyl K 400 bekannt, stieg die Sensibilisierungshäufigkeit von einem auf über vier Prozent.

Methyldibromo Glutaronitrile, als halogenaorische Verbindung bereits lange umstritten, steht auch unter dem Verdacht, sich auf die Funktion der Schilddrüse auszuwirken. Es wurde inzwischen verboten – aber nicht für Produkte, die abgespült werden!

▶ Mit dem Einsatz des synthetische Duftstoffs Lyral in Deos, After Shaves und Parfüms stieg die Sensibilisierungsquote auf 1,9 Prozent.

### Die größte Datenbank für Kontaktallergien

Die Zentrale des Informationsverbunds Dermatologischer Kliniken (IVDK) wurde im Rahmen der Hautklinik der Universität Göttingen eingerichtet. Sie verfügt inzwischen über die weltweit größte Datenbank für Allergien. Zum IVDK-Verbund gehören 40 Hautkliniken aus Deutschland, Österreich und der Schweiz. Der IVDK hat inzwischen Daten von über 90 000 Allergiepatienten und pro Jahr werden um die weitere 10 000 Allergiker getestet.

Das Monitoring des IVDK ermöglicht ein wirksames Frühwarnsystem. Sobald ein neues Allergen im Rahmen der Untersuchungen von Patienten auftaucht, zum Beispiel ein neues Konservierungsmittel in Kosmetika, wird reagiert, sodass Staat oder Hersteller handeln können.

Weitere Infos: www.ivdk.gwdg.de

## 26 Duftstoffe gelten als sehr allergisierend

Besteht der Verdacht auf eine Duftstoff-Allergie, wird mit einem Duftstoff-Mix getestet, der aus Inhaltsstoffen besteht, die am häufigsten positive Reaktionen hervorriefen. Das sind Stoffe wie Zimtalkohol, Zimtaldehyd, Eugenol, Isoeugenol, Geraniol und als Pflanzenextrakte Baummoos und Eichenmoos absolue.

Weil Duftstoffe wegen ihres großen Allergiepotentials aufgefallen sind, müssen 26 von ihnen ab einer festgelegten Konzentration in der INCI-

Eine besondere Problemgruppe sind Atopiker; das sind Menschen aus Familien, in denen häufig Asthma, allergischer Schnupfen oder Neurodermitis auftreten. Sie haben zumeist eine sehr trockene Haut. Gut vertragen werden in der Regel Feuchtigkeitscremes mit Harnstoff (Urea) und Produkte auf der Basis hautfreundlicher Fette (z. B. Jojobaöl).

Deklaration aufgelistet werden (0,001 % bei »Leave-on«-Produkten, das sind Produkte, die auf der Haut verbleiben, und 0,01 % bei »rinse-off«-Produkten, das sind Produkte, die abgewaschen werden). Die 26 Duftstoffe sind:

- Amyl cinnamal, Amylcinnamylalcohol, Anisyl alcohol, Benzyl alcohol, Benzyl benzoate, Benzyl cinnamate, Benzyl salicylate, Cinnamyl alcohol, Cinnamal, Citral, Citronellol, Coumarin, Eugenol, Farnesol, Geraniol, Hexyl cinnamaldehyde, Hydroxycitronellal, Hydroxymethylpentylcyclohexenecarboxaldehyd, Isoeugenol, Lilial, d-Limonene, Linalool, Methyl heptin carbonate, 3-Methyl-4-(2,6,6-trimethyl-2-cyclohexen-1-yl)-3-buten-2-one, Oak moos (Evernia Prunastri Extract), Tree moos (Evernia Furfuracea Extract).

Eine allergische Hautreaktion tritt frühestens 24 Stunden nach dem Kontakt auf und blüht nach ca. zwei Tagen richtig auf. Sie reicht über die Kontaktstelle hinaus. Eine toxische Reaktion tritt sehr bald, jedoch spätestens nach 24 Stunden, auf und klingt relativ schnell wieder ab.

Doch nicht alle 26 haben ein gleich großes Allergiepotential. Besonders problematisch sind:

- Cinnamal, Isoeugenol, Oak moos (Evernia Prunastri Extract) und Tree moos (Evernia Furfuracea Extract).

Am wenigsten problematisch sind:

- Amyl cinnamal, Amylcinnamylalcohol, Anisyl alcohol, Benzyl alcohol, Benzyl benzoate, Benzyl cinnamate, Benzyl salicylate, Citral, Citronellol, Coumarin, Eugenol, Geraniol, Hexyl cinnamaldehyde, Hydroxycitronellal, Hydroxymethylpentylcyclohexenecarboxaldehyd, Isoeugenol, Lilial, d-Limonene, Linalool, Methyl heptin carbonate, 3-Methyl-4-(2,6,6-trimethyl-2-cyclohexen-1-yl)-3-buten-2-one, Oak moos (Evernia Prunastri Extract), Tree moos (Evernia Furfuracea Extract).

## Natürliche ätherische Öle sind besser verträglich

Was genau ein Kosmetikhersteller eingesetzt hat – eine isolierte synthetische Substanz, ein natürliches ätherisches Öl oder eine daraus isolierte Einzelkomponente –, ist anhand der INCI-Deklaration nicht zu erkennen. Synthetische Einzelsubstanzen haben die gleichen INCI-Bezeichnungen wie Substanzen, die Teil eines kompletten ätherischen Öls sind. Für Allergiker kann der Unterschied jedoch von entscheidender

Bedeutung sein, denn es gibt deutliche Hinweise darauf, dass natürliche ätherische Öle anders zu bewerten sind als synthetische Duftstoffe. Da das Thema »Duftstoff-Allergie« in der anthroposophischen Medizin wie auch in der Naturkosmetik insgesamt von zentraler Bedeutung ist, hat das Unternehmen Wala eine erste Untersuchung zu natürlichen Duftstoffen bei einer Universitäts-Hautklinik in Auftrag gegeben.

Den Anstoß zur Wala-Untersuchung gaben Ärzte, Therapeuten und die mehr als 900 Dr.-Hauschka-Naturkosmetikerinnen. Ihnen war bei der Beratung von Allergikern aufgefallen, dass Duftstoff-Mix-Allergiker Wala- und Dr.-Hauschka-Präparate ohne Probleme anwenden konnten. Für den Klinik-Test wurden 25 Probanden mit einer bestehenden Kontaktallergie gegen den üblichen Duftstoff-Mix untersucht. Nach der Versuchsanordnung hätten bei den insgesamt 500 Einzeltests mit Dr.-Hauschka-Ölen 500 Reaktionen auftreten können. Zumindest wäre eine hohe Zahl wahrscheinlich gewesen, schließlich waren alle Testpersonen nachweislich Duftstoff-Allergiker. Tatsächlich traten nur bei 17 der 500 Einzeltests Reaktionen auf.

- Keine einzige Testperson reagierte bei der 0,5prozentigen Konzentration. Das ist die bei Kosmetika übliche Konzentration.
- Die 17 kontaktallergischen Reaktionen traten ausschließlich bei der um ein Vielfaches höheren Konzentration von 5 Prozent auf.

Ätherische Öle sind ein höchst wirksames Naturprodukt. Darum müssen sie mit Sorgfalt und Vorsicht dosiert werden. Es kommt auf jeden Tropfen an! In zu hoher Konzentration kann ein ätherisches Öl Hautirritationen, Allergien oder Kopfschmerzen verursachen.

## Geraniol ist nicht gleich Geraniol

**Hinter einem Geraniol als INCI-Deklaration kann ein komplettes ätherisches Rosenöl stecken, aber auch eine synthetische Einzelsubstanz, die ebenfalls als Geraniol deklariert würde. Synthetische Duftstoffe werden aus den unterschiedlichsten Ausgangsstoffen gewonnen. Aus natürlichen Materialien wie Holz ebenso wie aus Erdöl. Das gelingt über einfache oder komplexe chemische Reaktionen. Bei manchen synthetischen Duftstoffen ist der Weg 10 bis 12 Stationen lang.**

### Allergiker können gezielter ausgetestet werden

Bei den meisten Duftstoffallergikern liegt eine Allergie auf eine einzelne Substanz vor. Solange Duftstoffe in der INCI-Deklaration noch pauschal als Parfum deklariert wurden, mussten Allergiker sicherheitshalber auf viele Kosmetika verzichten. Seitdem 26 Duftstoffe separat ausgewiesen werden, besteht die Möglichkeit, sich auf die einzelne dieser Stoffe testen zu lassen. Es muss in vielen Fällen also nur ein Stoff gemieden werden.

# Risikofaktor Chemie

Um eine Kontaktallergie auslösen zu können, muss sich ein Stoff an Proteine binden. Die Allergiewahrscheinlichkeit wird umso größer, je fester diese Bindung ist. Aldehyde und Aldehyde abspaltende Stoffe (zahlreiche Riechstoffe und Konservierungsmittel) sind solche Substanzen, aber auch Dauerwellenmittel.

Den Göttern opferte man Weihrauch und Myrrhe, Könniginnen und Könige ließen sich mit duftendem Balsam salben und umhüllten sich mit kostbarsten Essenzen: Duftstoffe sind die ältesten Begleiter des Menschen und nach wie vor die begehrtesten Stoffe. Die Natur liefert sie im Überfluss, und die Chemieindustrie bemächtigte sich ihrer mit Elan. Synthetische Duftstoffe haben Hochkonjunktur, und auch sie sind nur ein Beispiel dafür, dass Naturersatz ein für das Unternehmen profitables und für den Verbraucher risikoreiches Geschäft ist.

97% aller modernen Chemikalien sind noch gar nicht oder nur unzureichend untersucht. Zu den Substanzen, die seit Jahren im Kreuzfeuer der Kritik stehen, gehören zum Beispiel die synthetischen Moschusverbindungen. Echter Moschus ist ein Duftstoff, mit dem Moschushirsche während der Brunftzeit die Weibchen anlocken.

Der duftende Lockruf stieg auch Parumkreateuren verführerisch in die Nase und der Moschusduft kommt auch beim Publikum gut an. Die echten Hirsche müssen für die Gewinnung von Moschus ihr Leben lassen. Natürlicher Moschus ist darum aus Tier- und Artenschutzgründen abzulehnen. Dass er in kosmetischen Produkten kaum mehr zum Einsatz kommt, liegt aber vor allem am extrem hohen Preis: Echter Moschus kostet bis zu 100 000 Euro pro Kilo.

## Krebsgefahr durch synthetische Moschusverbindungen

Als Ersatz bot die Duftstoffindustrie zahlreiche aromatische Nitromoschusverbindungen an. Doch zu den Stoffen liegen seit Jahren alarmierende Daten vor. Sie zeigen, dass sich zumindest einige im Gewebe anreichern, da sie über ein hohes »Bioakkumulationspotential« verfügen.

- Moschus Xylol wurde in der Muttermilch nachgewiesen und führte im Tierversuch mit Ratten zur Schädigung des Nervensystems und bei männlichen Ratten zu krankhaften Veränderungen des Hodens.
- Nach jahrelangen Debatten über die Risikobewertung der Moschus-Duftstoffe dürfen Moschus Ambrette, Moschus Mosken und Moschus Tibeten nicht mehr in Kosmetika eingesetzt werden (EU-Verordnung 95/34/EEC, 98/62/EC).

Für Moschus Xylol und Moschus Keton wurden bei kosmetischen Mitteln Grenzwerte eingeführt.

- 2002 wurden drei polyzyklische Moshungsverbindungen bewertet. Das Ergenis: AHTN gilt bis 12 Prozent in einer Duftkomponente als sicher, für HHCB wurden keine Beschränkungen erlassen.
- Auf Moschus Xylol wird in Deutschland bei Kosmetika inzwischen freiwillig verzichtet.

Vom Tisch ist das Thema »Moschus« damit nicht. Es bleiben viele Fragen offen, auch die nach der Langzeitwirkung, der chronischen Toxizität von Moschusverbindungen.

Die meisten Riechstoffe entdeckte man als Naturstoffe in Pflanzenextrakten und fing an, sie synthetisch nachzubauen. Inzwischen existieren zahlreiche neue Duftnoten, die es in der Natur gar nicht gibt. So ein künstlicher Duft ist der Xylolmoschus. Synthetische Düfte sind billig und in großer Menge bei immer gleichbleibendem Duft herzustellen.

## REACH: Hoffnung auf ein Chemikalienregister

Auch mit der bislang letzten, der siebten Änderung der EU-Kosmetik-Richtlinie wurden wieder Stoffe, die als krebserzeugend, erbgutverändernd oder fortpflanzungsgefährdend eingestuft werden, aus dem Verkehr gezogen. Darüber könnte sich der Verbraucher freuen – wäre da nicht die Tatsache, dass er diesen Stoffen bis zu ihrem Verbot ausgesetzt war und weiterhin einem Risiko ausgesetzt wird.

»Eine der größten Herausforderungen des Kosmetiksektors für die Jahre 2005 und 2006«, stellt Dagmar Roth-Behrendt, Vizepräsidentin des Europäischen Parlaments im »COLIPA-Jahresbericht 2004« fest, »ist die Beschäftigung mit dem Vorschlag der EU-Kommission für eine neue Chemikalien-Regelung (REACH).« Die Buchstaben REACH stehen für Registration, Evaluation and Authorisation of Chemicals. Es wird viel getan, signalisieren Politiker und Verbandsvertreter, und darüber gerät fast in Vergessenheit, dass jedes Produkt, das auf dem Markt ist, bereits jetzt sicher sein soll!

Auch wenn das BSE-Risiko bei kosmetischen Produkten sehr gering – auf Nummer Sicher geht nur, wer auf Inhaltsstoffe vom Rind oder vom Kalb verzichtet oder beim Hersteller nachfragt, aus welcher Quelle ihr Thymus, Kollagen oder Glykogen stammt. Einige große Kosmetikkonzerne haben Konsequenzen aus der Diskussion um das BSE-Risiko gezogen und setzen anderes Kollagen (z. B. aus Fisch) ein.

## Synthetische Stoffe: von Menschen gemacht

Synthetische Substanzen, häufig auf der Basis von Erdölderivaten hergestellt, sind eine Erfindung des Menschen. Sie werden als Ersatz für natürliche Substanzen geschaffen oder es werden völlig neue Moleküle kreiert. Die Auswirkungen dieser »Kreativität« in Bezug auf die Umwelt und für die Gesundheit des Menschen sind zwar in Ansätzen, aber noch längst nicht in vollem Umfang untersucht.
REACH soll schaffen, was seit vielen Jahren in der EU diskutiert wird: die Einführung eines Chemikalienregisters. Es ist ein Projekt, das Gefahren bannen soll, die mit jedem Jahr offensichtlicher wurden. Es will zudem die Beweislast umkehren – zu Lasten der Produzenten. Um nur einige wenige der mit Kosmetika verbundenen gesundheitlichen Risiken zu nennen, die in den letzten Jahren die Medien beherrschten:

- **Aluminiumsalze in Deos.** Sie stehen nach Tierversuchen unter dem Verdacht, durch den Körper zu wandern und im Gehirn sowie in der Muttermilch zu enden.
- **Parabene.** Seitdem sie in Brusttumoren entdeckt wurden, stehen sie vor allem in Frankreich als Konservierungsmittel unter Beschuss (siehe Seite 182).
- **UV-Filter.** Untersuchungen des Züricher Instituts für Pharmakologie und Toxikologie stellten eine hormonelle (östrogene) Aktivität bei einigen UV-Filtern fest, die in Sonnenschutzprodukten und Kosmetika enthalten sind. Östrogene sind weibliche Sexualhormone.
- **Glykoläther.** Auch sie stehen vor allem in Frankreich im Kreuzfeuer

der Kritik: nach den 2005 eröffneten Gerichtsprozessen, die klären sollen, ob ein Zusammenhang zwischen Glykoläthern und gesundheitlichen Schädigungen besteht. Stoffe, die zur Gruppe der Glykoläther gehören, sind auch in Kosmetika noch immer im Einsatz.

## CMR-Stoffe: die größte Gefahrenquelle

Die die so harmlos klingenden Buchstaben CMR stehen für Stoffe, die gravierende gesundheitliche Probleme verursachen: Sie sind krebserregend, können die Fortpflanzung beeinflussen, zu Anomalien beim Wachstum und der Entwicklung führen oder das Immunsystem beeinträchtigen.

CMR-Stoffe werden in drei Gefahren-Kategorien eingeteilt. Verboten wurden inzwischen aus der zweithöchsten Kategorie z. B. Dibutyl Phtahalate, ein Vergällungsmittel für Alkohol, das in manchen Parfümmischungen vorkommt, das Lösungsmittel Dimethoxydiglycol, der blaue Farbstoff Disperse Blue 1 und die Lösungsmittel Ethoxyethanol sowie Methoxyethanol.

Informationen und Tipps zu kosmetikabedingten Krankheitsbildern finden Sie im Internet unter www.haut.de. Einer der Kooperationspartner dieses Forums ist der Deutsche Allergie- und Asthmabund.

## Fast 100 000 Stoffe sind kaum untersucht

»Bezogen auf die Gesamtmenge der Chemikalien, die jedes Jahr in der EU vermarktet wird, haben etwa 97 Prozent dieser Stoffe nie ein ofizielles Anmeldeverfahren durchlaufen«, kritisiert Hiltrud Breyer, die für die europäischen Grünen im Umweltausschuss der EU tätig ist. Das heißt, dass bei um die 95 000 Stoffe noch weitgehend unbekannt ist, was sie im menschlichen Körper bewirken.

Nach der ursprünglichen REACH-Fassung sollten 30 000 Chemikalien getestet werden. Über den Zwang, testen zu müssen, sollte auch mehr Druck auf die Industrie ausgeübt werden, um intensiver nach umwelt- und gesundheitsgerechteren Alternativen zu forschen.

Nach der Lesung im Europäischen Parlament, im November 2005, sprechen REACH-Befürworter von »einem schwarzen Tag für den Verbraucherschutz«. Mit den Änderungen, denen das Europaparlament zustimmt, fallen etwa die Hälfte der eimal vorgesehenen 30 000 Stoffe aus der Testverpflichtung heraus, da Chemikalien mit einem Volumen bis 100 Tonnen pro Jahr nur »im Gefährdungsverdacht« zu prüfen sind. Zur Farce macht die vom EU-Parlament verabschiedete REACH-Regelung schon der Ansatz, Tests erst ab einer bestimmten Menge einzufordern. Ist ein Stoff weniger gefährlich, weil nur 99 Tonnen statt über 100 Tonnen hergestellt werden?

Vor einigen Jahrhunderten war es bei den Damen in Venedig schick, sich giftigen Tollkirschensaft in die Augen zu träufeln, weil er durch die Erweiterung der Pupillen den Blick tief und strahlend machte. Auch heute sind noch viele Frauen bereit, viel zu riskieren.

## Im Zweifel für die Sicherheit

Welche Chemie verträgt ein Kosmetikprodukt? Das ist eine Frage, die seit Jahren gestellt wird und die bis heute unbeantwortet ist. Dass Zehntausende Chemikalien kaum untersucht sind, hat fatale Folgen, denn sie werden de facto im »Großversuch« an Menschen getestet. Bislang folgten allen warnenden Studien Gegenstudien. Und selbst wer alles verfügbare Material genauestens studierte, war am Ende nicht viel schlauer als am Anfang. Doch wer Hinweise auf eine Gefährlichkeit von Inhaltsstoffen ignoriert, nimmt ein Risiko in Kauf – auch wenn die Ergebnisse warnender Studien nicht zweifelsfrei belegt sind.

### Tierversuche für die Sicherheit?

Seit 1986 und 1998 sind Tierversuche für rein dekorative Kosmetik und zur Entwicklung von Körperpflegemittel verboten. In Deutschland werden bereits seit 1989 keine kosmetischen Fertigprodukte im Tierversuch geprüft.
Dennoch erregt das Thema »Tierversuche« aus gutem Grund die Gemüter. Warum? Weil Chemikaliengesetz, Gefahrstoff-Verordnung und andere nationale sowie EU-Richtlinien im Rahmen der »Anmeldungs-Mitteilung« neuer, meist chemisch-synthetischer Stoffe die Vorlage von Daten aus Tierversuchen verlangen. Ein neuer Inhaltsstoff darf also erst in Kosmetika eingesetzt werden, wenn seine Unbedenklichkeit im Tierversuch oder – wenn das möglich ist – mit alternativen Testmethoden nachgewiesen wurde.

Die Organisation für Wirtschaftliche Zusammenarbeit und Entwicklung (OECD) hat nach langen Beratungen vier tierversuchsfreie toxikologische Prüfmethoden anerkannt und damit den Weg dafür frei gemacht, dass sie verbindlich angewendet werden müssen. Auf Tierversuche kann dennoch nicht verzichtet werden, denn es lassen sich nur einige und nicht alle Gefahrenpotentiale mit diesen vier neuen Methoden austesten.

Experten schätzen, dass die Chemikalienverordnung (REACH) zur Folge hat, dass viele Millionen Tieren im Laufe der Tierversuchsreihen sterben werden.

## REACH: ein Alptraum für Tierversuchsgegner

So wünschenswert eine Überprüfung aller Chemikalien ist – der Schutz der Tiere vor Tierversuchen blieb beim Projekt REACH auf der Strecke. »Leider waren wir im Tierschutzbereich weniger erfolgreich«, stellt Hiltrud Breyer, Vertreterin der der Grünen-Fraktion im Umweltausschuss des EU-Parlaments, fest. Es wurde nämlich nicht festgeschrieben, dass Tierversuche durch Alternativen ersetzt werden müssen.

Also wird die Tierversuchsquote mit der Überprüfung von Chemikalien kräftig steigen. Schlimmer noch: Es werden viele überflüssige Tierversuche vorgenommen werden, denn es gelang nicht, die chemische Industrie zu einem ausreichenden Datenaustausch zu verpflichten. Das hat unweigerlich zur Folge, dass ein und derselbe Stoff mehrfach – von jedem Unternehmen, das ihn einsetzt – im Tierversuch untersucht werden wird.

Auch wenn Kosmetikchemikalien nur ein Teil des Chemieproblems sind, so tragen sie doch dazu bei, dass Tierversuche ein erschreckendes »Comeback« erleben werden. Reine Kosmetikrohstoffe dürfen nach wie vor nicht im Tierversucht getestet werden, aber welcher Rohstoff wird schon ausschließlich in der Kosmetik eingesetzt?

Für Tierversuchsgegner wird es schon aus diesem Grund noch wichtiger, auf Produkte zu setzen, die konsequent auf Inhaltsstoffe verzichten, die synthetische Chemie und neue chemische Inhaltsstoffe enthalten. Hinter jedem neuen Inhaltsstoff aus den Chemielabors verbirgt sich mit großer Wahrscheinlichkeit ein Tierversuch.

## Wer Parabene einsetzt, befürwortet Tierversuche

Wie groß die Unterschiede zwischen Herstellern konventioneller und pseudonatürlicher Kosmetika auf der einen Seite und Naturkosmetik auf der anderen Seite in Bezug auf Tierversuche sind, belegt allein schon die unterschiedliche Konservierungspolitik. Ein echtes Naturprodukt verursacht keine Tierversuche. Konventionelle Kosmetika oder Pseudo-Naturkosmetika provozieren neue Tierversuche, z. B. durch den Einsatz von Parabenen als Konservierungsmittel. Ob Kaninchen, Hamster oder Ratten: Parabene wurden und werden im Tierversuch auf Wirkung und Nebenwirkungen getestet. Ein Kosmetikhersteller, der Parabene als Konservierung einsetzt, sich aber zugeich in seinen Veröffentlichungen als Tierversuchsgegner präsentiert, legt Lippenbekenntnisse ab. De facto ist er mitverantwortlich für Versuche an Tieren.

Das zur Konservierung eines Produkts in der Regel mehrere Konservierungsmittel eingesetzt werden, liegt daran, dass sie sich in ihrer Wirkung ergänzen. Auch die verschiedenen Parabene wirken unterschiedlich, z. B. gegen bakterielle Mikroorganismen oder gegen Pilze.

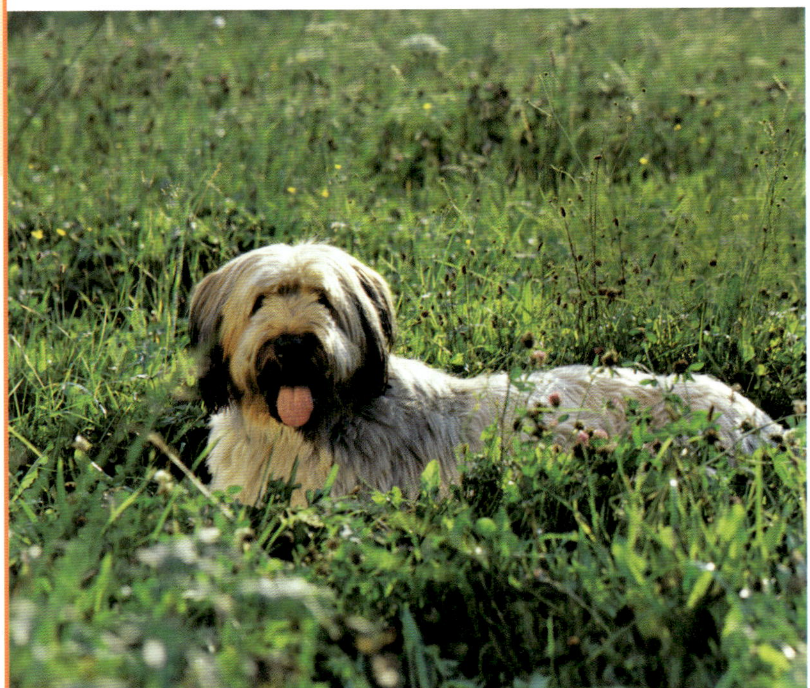

*Ein trauriges Schicksal, das ihm erspart bleibt: im Tierversuch zu enden.*

# Die Risikosubstanzen

UV-Filter, die wie Hormone wirken und die wir, wenn wir einen vermeintlich leckeren Fisch essen, über das Tier zu uns nehmen; Babys, die mit der Muttermilch auch einen Schuss UV-Filter schlucken – das sind Vorstellungen, die zumindest ein großes Unbehagen auslösen. Im Zusammenspiel mit anderen Umweltgiften, die dem Menschen zu schaffen machen, entspricht eine durch Kosmetika verstärkte Belastung sicher nicht dem, was der Verbraucher für sein Geld beim Kauf eines Produkts erwartet. Die Kosmetikindustrie hätte zum Wohle der Gesundheit der Konsumenten die Wahl. Sie könnte auf vieles verzichten und dennoch leistungsstarke Produkte bieten.

## PEG und PPG: toxische Ausgangsstoffe, gefährliche Produktion

Eine Gruppe von Inhaltsstoffen ist über die INCI-Deklaration sehr leicht zu erkennen: sie enthalten die Buchstaben PEG oder PPG als Teil der INCI-Bezeichnung. Solche ethoxilierten Inhaltsstoffe sind aus Polyethylenglykol (PEG) und Polypropylenglykol (PPG) aufgebaut. Eingesetzt werden sie vor allem als Emulgatoren, aber auch als Gelgrundlage, Bindemittel oder Weichmacher. Sie können die Haut durchlässiger machen und Schadstoffe einschleusen.

Gewonnen werden PEG und PPG aus krebserregenden Ausgangsstoffen, die Kampfgase bilden können. Auch wenn heute mit modernen Reinigungsverfahren gearbeitet wird, um PEG ohne gefährliches freies Ethylenoxid herzustellen: Ethoxilierungen sind ein hartes chemisches Verfahren, eine hochexplosive Angelegenheit, die strengste Sicherheitsmaßnahmen erfordert.

Die Naturkosmetik lehnt ethoxilierte Grundstoffe selbstverständlich ab, denn für einen guten Emulgator braucht man weder gefährliche Ausgangsprodukte noch einen Druckkessel für eine sichere Produktion (siehe Seite 68 f.).

Für einen guten Zuckeremulgator braucht man weder Druckkessel noch Kampfstoffe, sondern nur eine natürliche Fettsäure, Zucker und Wärme. Veresterung heißt dieses sanfte Verfahren, um aus den Grundzutaten (Fettsäure und Alkohol) hochwertige und ökologisch verträgliche Emulgatoren herzustellen.

## BHT, BHA und EDTA

BHT (Butylhydroxytoluol) und BHA (Butylhydroxyanisol) werden noch immer in einer Reihe lipophiler (öliger) Rohstoffe als Antioxidantien, als Mittel gegen das Ranzigwerden, eingesetzt. BHT und BHA wurden ausgiebig auf ihr krebserregendes Potential hin untersucht. Da kanzerogene Wirkungen bei höherer Dosis im Magen festgestellt wurden, dürfen sie in Lebensmitteln nicht mehr vorkommen. Für Kosmetika sind sie trotz aller toxikologischer Bedenken noch erlaubt.

EDTA (Ethylene-Diamino-Tetra-Acetate) war und ist immer noch sehr beliebt, weil es ein guter Komplexbildner ist. Ein Haupteinsatzgebiet sind Seifen. Doch EDTA wie auch der Ersatzstoff Editronic Acid reichern sich an, sind deshalb toxikologisch bedenklich und zudem sehr schlecht abbaubar. Eine natürliche Alternative zu EDTA ist die aus Reisschalen gewonnene Phytinsäure.

Menschen mit einer dünnen Haut reagieren besonders sensibel auf kosmetische Inhaltsstoffe, da Substanzen durch eine dünne Hornschicht leichter eindringen. Auch wenn die Haut durch häufiges Waschen ausgelaugt ist, treten öfter Empfindlichkeitsreaktionen auf.

## Parabene: eine lange unterschätzte Gefahr?

Parabene galten lange als milde Konservierer und. Die Wende kam 2003, als ein amerikanisches Forschungsteam Parabene in Brusttumoren entdeckte. Die Nachricht verhalf dem schon Jahre früher formulierten Verdacht, dass Parabene in den Östrogenhaushalt eingreifen und eine tumorfördernde Wirkung entfalten können, zu neuer Aktualität.

Für die Industrie ist die Parabene-Diskussion ein Desaster. Betroffen sind die größten Marken, von Nivea über L'Oréal bis Shiseido und Schwarzkopf. Müssten sie ihre Konservierung bei Tausenden von Produkten umstellen, käme das einem Supergau gleich. Die Hoffnung richtet sich wohl darauf, dass Jahre vergehen, bis weitere Studien ausgewertet sind. Sollten auch sie ein Gefahrenpotential bestätigen, würde noch einmal viel Zeit vergehen, bis neue Gesetze greifen.

Die Abteilung Toxikologie des Instituts für Krebsforschung der Medizinischen Universität Wien empfiehlt, das Risiko zu minimieren und Parabene nicht mehr für Achselsprays oder kosmetische Produkte, die am Oberkörper angewendet werden, zu benutzen.

### Nitrosamine: eindeutig krebserregend

Wenn Stoffe miteinander reagieren und Nitrosamine bilden – z. B. beim Grillen, wenn Fett auf die Kohle trifft –, entsteht eine gefährliche, potentiell krebserregende Folgekette. Darum sollten Kosmetika frei sein von Inhaltsstoffen, bei denen auch nur die Gefahr der Nitrosaminbildung besteht. Schon aus diesem Grund ist der Verzicht auf halogenierte Stoffe als Konservierungsmittel ein Stück Verbrauchersicherheit.

### Gesundheitlich bedenklich: synthetische Aluminiumverbindungen

Aluminium in Deos, das ist gefährlich – diese Information haben viele Menschen gespeichert und lehnen alle Produkte ab, die Aluminium enthalten. Doch die in Naturkosmetika eingesetzten Aluminiumoxide und Aluminiumhydroxide (siehe Seite 105) unterscheiden sich signifikant von synthetischen Substanzen mit Namen wie Aluminium Chloride oder Aluminiumchlorhydrate (siehe Seite 105). Aluminium-Chlor-Komplexe und Sulfate verhindern durch eine Abdichtung der Poren, dass Schweiß an die Oberfläche gelangen kann. Da sie das auf ziemlich aggressive Weise tun, können entzündliche Reaktionen und eine Beschädigung der Schweißdrüsen die Folge sein.

Manche Warnhinweise klingen informativ-neutral und sind vom Verbraucher kaum als solche zu erkennen, z. B. die Anmerkung: »Enthält Oxybenzon«. Da dieser Lichtschutzfilter zudem in normalen Cremes absolut verzichtbar ist, sollte man auf oxybenzonhaltige Präparate verzichten.

## Halogenorganische Verbindungen

**Konservierungsmittel sind größtenteils halogenierte Stoffe. Das bedeutet: Sie haben irgendwo am Molekül Chlor, Brom oder Jod hängen. Wenn sich bei der chemischen Analyse eines Produkts Halogene finden, dann – so der Rückschluss – wegen der synthetischen Konservierungsmittel.**

**Halogenorganische Verbindungen kommen auch in der Natur vor. Unproblematisch sind sie deswegen nicht.**

**Halogenierte Stoffe haben ein beträchtliches Allergiepotenzial, sind reaktiv und können sich, wenn sie ins Gewebe gelangen, zersetzen, anlagern und Schädigungen hervorrufen.**

## Azofarbstoffe: Trotz aller Warnungen noch erlaubt

Azopigmente werden synthetisch hergestellt, haben intensive Farben – und sind toxikologisch bedenklich. In den USA sind Monoazo nur in wenigen Ausnahmefällen erlaubt, und dann auch nur mit deutlichen Einschränkungen.

In der EU kann sich die Kosmetikindustrie trotz warnender Studien munter aus dem Topf der Azofarbstoffe bedienen. So liegen zu 25 der in Europa erlaubten Farben Untersuchungen vor, die nachweisen, dass sie durch die Haut gehen, die Leber schädigen und Anilin abspalten können. Die Anilinabspaltung ist ebenso kritisch zu bewerten wie die Bildung von Nitrosaminen. Und das heißt: Azofarbstoffe stehen unter Krebsverdacht. Dass sie Allergien auslösen können, ist belegt, besonders bei Menschen mit einer Überempfindlichkeit gegen Aspirin.

Dass Naturkosmetik beim Wettlauf um Modefarben nur bedingt mithalten kann, hat einen guten Grund: Die Hersteller verzichten auf die zahlenmäßig größte Gruppe unter den Farben – die Azofarbstoffe.

## Formaldehyd und Formaldehydabspalter: andere Substanzen, die gleiche Gefahr

Formaldehyd, als krebserregend eingestuft, darf dennoch in Kosmetika in Dosen zwischen 0,05 und 0,2 Prozent eingesetzt werden. Es muss jedoch auf der Verpackung darauf hingewiesen werden.

Formaldehyd abspaltende Stoffe sind noch kritischer zu betrachten als das Formaldehyd selbst. Sie tauchten als Ersatzstoffe für Formaldehyd auf und sind ein klassisches Beispiel für die sprichwörtliche Redewendung »den Teufel mit dem Beelzebub austreiben«. Zu allem Überfluss wurden die Formaldehydabspalter auch noch in Tierversuchen getestet – obwohl hinlänglich belegt ist, dass Formaldehyd zu den hochreaktiven, zellschädigenden Stoffen zählt.

## Quats und Polyquats: nicht abbaubar

Klassische Quats sind das CTAC (Cetyltrimethylammoniumchlorid) sowie DSDMAC (Quaternium 5). Alle einfachen Quats sind nicht biologisch abbaubar und haben größtenteils eine leicht hautreizende, irritierende Wirkung. Das Gleiche gilt für Polyquats (Polyquaternium plus

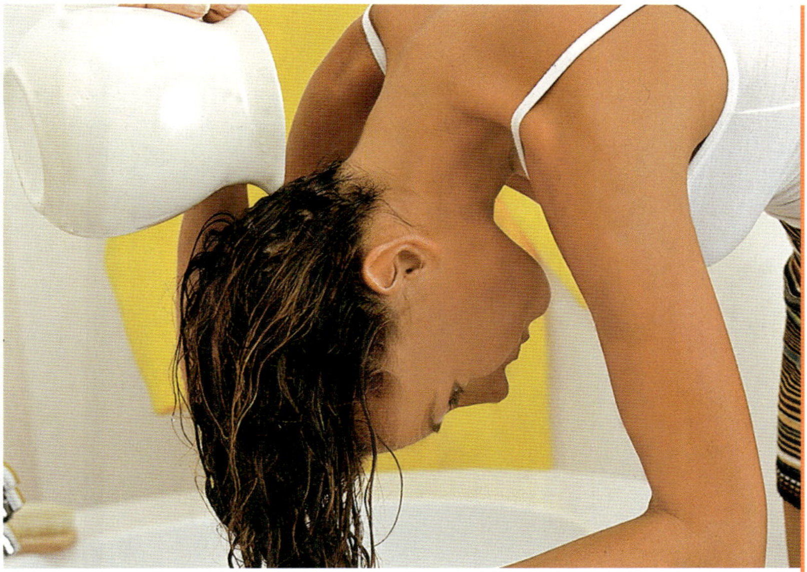

*Gut fürs Haar, schlecht für die Natur: Viele Haarpflegemittel sind eine Belastung für die Umwelt.*

eine Zahl). Das sind komplexe Verbindungen mit quaternären Ammoniumsalzen als Zentralmolekül.

Solche Polyquats werden eingesetzt, weil Polykationen besser an der Haaroberfläche haften als einfache Kationen. Sie enthalten oft natürliche Bestandteile wie z. B. Polyquaternium 4 oder 10, beides komplexe Verbindungen mit dem natürlichen Bestandteil Zellulose. Die natürlichen Anteile können in der Regel auch biologisch abgebaut werden, das Zentralmolekül jedoch nicht.

Quats (quarternäre Ammoniumverbindungen; INCI: Quaternium plus eine Zahl) werden als Antistatika in Haarpflegemitteln eingesetzt, um eine elektrische Aufladung der Haare zu verhindern und die Kämmbarkeit zu verbessern.

## VOC: so flüchtig wie tückisch

VOC steht für volatile organic compounds. Die von Menschen zu verantwortende Umweltbelastung durch VOC ist in den letzten Jahren stark angestiegen, z. B. durch den Verkehr oder durch Bauchemikalien wie Farben oder Klebstoffe. Einige der vielen VOC sind als hochgiftig und kanzerogen eingestuft, andere, wie Ethanol (Weingeist) für Kosmetika, sind ungefährlich.

Über 1200 Inhaltsstoffe
erklärt und beurteilt

# Inhaltsstoffe von A bis Z

Überprüfen Sie selbst, was in Kosmetikprodukten steckt

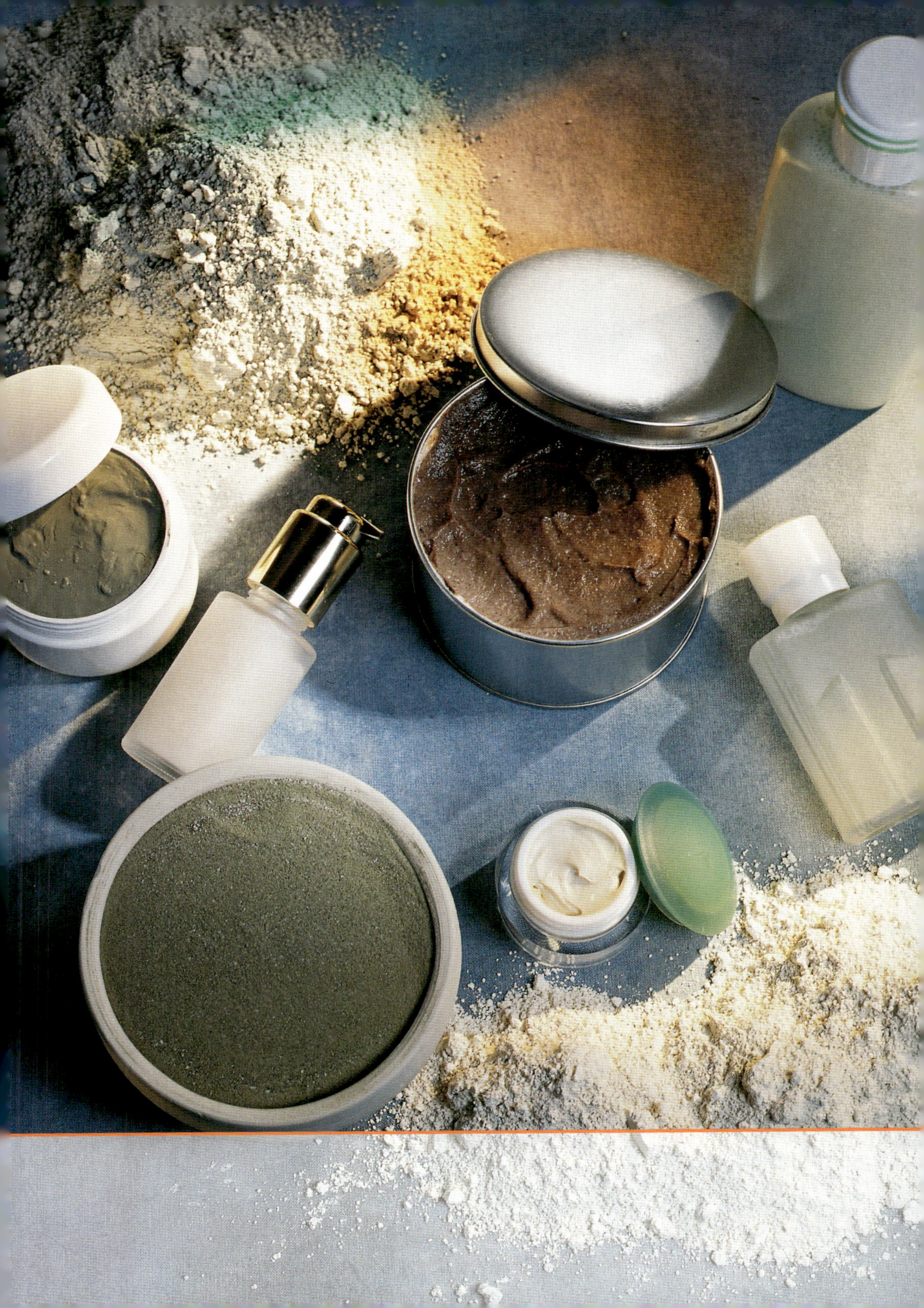

# Lexikon der Inhaltsstoffe

Mehr als 1200 kosmetische Zutaten umfasst dieses Lexikon. Zu jedem Stoff ist angegeben, zu welchem Zweck er hauptsächlich eingesetzt wird (als Hautpflegemittel, Filmbildner, Konservierungsmittel usw.) und welchen Ursprungs er ist (pflanzlich, chemisch, mineralisch, tierisch, biotechnologisch oder diverse Quellen).

Eine Reihe wichtiger kosmetischer Zutaten wie Silikone und Paraffine wurden differenziert bewertet: So sind Silikone durchaus hautverträglich, aber ökologisch kaum vertretbar. Diese Umweltnote wird gesondert ausgewiesen. Und Paraffine, noch immer eine häufige Grundzutat, sind zwar kein Umweltproblem, haben aber keinerlei hautpflegende Eigenschaften. Bei Paraffinen und mineralölähnlichen Stoffen ist darum die Hautpflegenote »mangelhaft« gesondert ausgewiesen.

☺☺☺ Sehr gut
☺☺ Gut
☺ Befriedigend
☹ Nicht befriedigend
☹☹ Mangelhaft
☹☹☹ Ungenügend
p = pflanzlich
c = chemisch
m = mineralisch
t = tierisch
d = diverse Quellen
b = biotechnologisch

## A

☺☺☺ **Abies Alba (Fichte)**
*Wirkstoff, p*

☺☺☺ **Abietic Acid (Abietinsäure)**
*Stabilisator, Filmbildner, p*

☺☺ **Abietyl Alcohol**
*Lösungsmittel, p*

☺☺☺ **Acacia (Gummi arabicum)**
*Gelbildner, p*

☺☺☺ **Acacia Catechu (Catechu)**
*Haarfärbemittel, p*

☺☺☺ **Acacia Senegal**
*Wirkstoff, p*

☺☺☺ **Acer saccharinum (Zuckerrohr)**
*Wirkstoff, p*

☺ **Acetamide MEA**
*Hautpflegemittel, Lösungsmittel, c*

☹ **Acetanilid**
*Zusatzstoff, c*

☺ **Acetone (Aceton)**
*Lösungsmittel, c*

☺☺☺ **Acetic Acid (Essigsäure)**
*Puffersubstanz, p*

☺☺☺ **Acetum (Essig)**
*Antistatikum, p*

☺☺☺ **Acetyldipeptide-1 Cetyl Ester**
*Haar- und Hautconditioner, d*

☺☺☺ **Acetyl Pentapeptide-1**
*Hautpflegemittel, d*

☹☹☹ **Acetyltrifluoromethylphenyl Valylglycine**
*Hautconditioner, d*
Siehe Seite 183: halogenorganische Verbindungen

☺☺☺ **Acetylated Castor Oil (Rizinusöl)**
*Hautpflegemittel, p*

☺☺☺ **Acetylated Lanolin (Lanolin)**
*Antistatikum, Hautpflegemittel, Emulgator, t*

☺☺☺ **Achillea millefolium (Schafgarbe)**
*Wirkstoff, p*

☺ **Acrylamides Copolymer**
*Gelbildner, c*
Umweltnote ☹☹

☺ **Acrylamide Sodium Acrylate Copolymer**
*Antistatikum, Film-, Gelbildner, c*
Umweltnote ☹☹

☺ **Acrylamide/ Sodium Acryloyldimethyltaurate/VP Copolymer**
*Synthetischer Ölstoff, c*

☺ **Acrylamidopropyltrimonium Chloride/Acrylates Copolymer**
*Haarweichspüler, Filmbildner, c*
Umweltnote ☹☹

☺ **Acrylated Glycol Stearate**
*Coemulgator, c*
Umweltnote ☹☹

☺ **Acrylates/C10-30 Alkyl Acrylate Crosspolymer**
*Filmbildner, c*
Umweltnote ☹☹

☺ **Acrylates Copolymer**
*Filmbildner, c*
Umweltnote ☹☹

☹☹ **Acrylates/Steareth-20 Methacrylate Copolymer**
*Viskositätskontrollierender Stoff, Gel- und Perlglanzbildner, c*
Siehe Seite 181: PEG, PPG

☺ **Acrylic Acid/Acrylonitrogens Copolymer**
*Filmbildner, c*
Umweltnote ☹☹

☺☺☺ **Actinidia Chinensis (Kiwi)**
*Wirkstoff, p*

☺☺ **Adeps Bovis (Talg)**
*Hautpflegemittel, t*

☺☺ **Adenosine**
*Hautpflegemittel, d*

☺☺☺ **Adiantum Capillus-Veneris (Venushaar)**
*Wirkstoff, p*

☺☺ **Adipic Acid (Adipinsäure)**
*Hautpflege-, Feuchthaltemittel, c*

☺☺☺ **Aesculus Hippocastanum (Rosskastanie)**
*Wirkstoff, p*

☺☺☺ **Agar**
*Gelbildner, Emulgator, p*

☺☺☺ **Alanine (Aminosäure)**
*Wirkstoff, d*
Feuchtigkeitsbewahrend

☺☺ **Albumen (Eiweiß)**
*Klärmittel, Coemulgator, t*

☺☺☺ **Alchemilla Vulgaris (Frauenmantel)**
*Wirkstoff, p*

☺☺☺ **Alcohol**
*Lösungsmittel, p*

☺☺/☺ **Alcohol denat.**
*Lösungsmittel, p*

☺☺☺ **Algae (Algen)**
*Wirkstoff, p*

☺☺☺ **Algin**
*Verdickungsmittel, p*

☺☺☺ **Alginic Acid (Alginsäure)**
*Gelbildner, Verdickungsmittel, p*

☺☺☺ **Allantoin**
*Wirkstoff, c*

☹☹ **Almond Oil PEG-6 Esters (Mandelölester)**
*Hautpflegemittel, c*
Siehe Seite 181: PEG, PPG

☺☺☺ **Aloe Barbadensis (Aloe vera)**
*Wirkstoff, p*

☺☺ **Alpha-Isomethyl Ionone**
*Synthetischer Duft, c*

☺☺☺ **Althea officinalis (Eibisch)**
*Hautpflegemittel, p*

☺☺ **Alumina**
*Verdickungsmittel, d*

☹☹ **Aluminum Chloride**
*Desodorierungsmittel, Desinfektionsmittel, d*
Siehe Seite 176: Aluminiumsalze

☹☹ **Aluminum Chlorohydrate**
*Desodorierungsmittel, c*
Siehe Seiten 176 und 181: Aluminiumsalze, PEG, PPG

☹☹ **Aluminum Chlorohydrex**
*Desodorierungsmittel, c*
Siehe Seiten 176 und 183: Aluminiumsalze, halogenorganische Verbindungen

☹☹ **Aluminum Chlorohydrex PG**
*Antiperspirantwirkstoff, m*
Siehe Seiten 176 und 183: Aluminiumsalze, PEG, PPG

☺ **Aluminum Distearate**
*Gelbildner, Emulgator, m*
Siehe Seite 176: Aluminiumsalze

☺☺ **Aluminum Hydroxide**
*Hautpflegemittel, Klär- und Entfärbungsmittel, m*

☺☺ **Aluminum Lactate**
*Puffersubstanz, m*
Siehe Seite 176: Aluminiumsalze

☺☺☺ **Aluminum/Magnesium Hydroxide Stearate**
*Stabilisierungsmittel, Gelbildner, Coemulgator, d*

☹☹ **Aluminum Sesquichlorohydrate**
*Desodorierungsmittel, m*

☺☺☺ **Aluminum Starch Octenylsuccinate**
*Verdickungsmittel, Emulsionsstabilisator auf Stärkebasis, d*

☺ **Aluminum Stearate**
*Coemulgator, Stabilisator, d*
Siehe Seite 176: Aluminiumsalze

☺ **Aluminum Tristearate**
*Desodorierungsmittel, Gelbildner, Emulgator, Wirkstoff, d*
Siehe Seite 176: Aluminiumsalze

☹☹ **Aluminum Zirconium Trichlorohydrex GLY**
*Desodorierungsmittel, Wirkstoff, m*
Siehe Seiten 176 und 183: Aluminiumsalze, halogenorganische Verbindungen

☺☺☺ **Amaranthus Caudatus Seed Extract**
*Fuchsschwanz oder Inka-Weizen, p*

☹☹ **4-Amino-2-Hydroxytoluene**
*Oxidationsfärbemittel, c*
Siehe Seite 114: Aromatische Amine

☺ **Aminomethyl Propanol**
*Neutralisationsmittel für Harze, c*

☺☺☺ **Ammonia (Ammoniaklösung)**
*Puffersubstanz, m*

☺☺☺ **Ammonium Glycyrrhizate**
*Zusatzstoff, p*
Feuchtigkeitsbewahrend

☺☺ **Ammonium Hydroxide**
*pH-Stellmittel, Neutralisierungsmittel für Säuren, p*

☹☹ **Ammonium Laureth Sulfate**
*Tensid, c*
Siehe Seite 181: PEG, PPG

☹ **Ammonium Lauryl Sulfate**
*Tensid, c*

☺ **Ammonium Polyacryldimethylauramide**
*Gelbildner, Haarpflegestoff, c*
Umweltnote ☹☹

☺ **Ammonium Polyacryloydimethyl Taurate**
*Co-Emulgator, c*
Umweltnote ☹☹

☺ **Ammonium Thiolactate**
*Wirkstoff, d*

☹ **Ammonium Xylenesulfonate**
*Oberflächenaktiver Stoff, c*

☺ **Amodimethicone**
*Antistatikum, c*
Siehe Seite 57 f.: Silikone
Umweltnote ☹☹

☺☺ **Amyl Cinnamal**
*Duftstoff, v, c*

☺☺ **Amylcinnamylalcohol**
*Duftstoff, v, c*

☺☺☺ **Anacardium occidentale (Cashewnuss)**
*Hautpflegemittel, p*

☺☺☺ **Ananas sativus (Ananas)**
*Hautpflegemittel, p*

☺☺☺ **Anethole**
*Duftstoff, Wirkstoff, d*

☺☺☺ **Angelica archangelica (Engelwurz)**
*Wirkstoff, p*

☺☺☺ **Aniba rosaeodora (Rosenholz)**
*Wirkstoff, p*

☺☺☺ **Anthemis nobilis (Kamille, römische)**
*Farbstoff, Wirkstoff, p*

☺☺☺ **Anthocyanins**
*Blütenfarbstoff, Wirkstoff, p*

☺☺☺ **Anthyllis Vulneraria (Wundklee)**
*Wirkstoff, p*

☹☹ **Apricot Kernel Oil PEG-6 Esters**
*Hautpflegemittel, Emulgator, p*
Siehe Seite 181: PEG, PPG

☺☺☺ **Arachidonic Acid**
*Hautpflegemittel (Fettkörper), p*
Glättend, heilungsfördernd

☺☺☺ **Arachidyl Palmitate**
*Hautpflegemittel, Wirkstoff, p*

☺☺ **Arachidyl Propionate**
*Hautpflegemittel, d*
Macht die Haut weich

☺☺☺ **Arachis hypogaea (Erdnuss)**
*Ölkörper, Wirkstoff, p*

☺☺☺ **Arctium Lappa (Klettenwurzel)**
*Hautpflegemittel, v*

☺☺☺ **Arctium Majus (Klettenwurzel)**
*Wirkstoff, p*

☺☺☺ **Argania Spinosa**
*Wirkstoff, Hautpflegemittel, p*

☺☺☺ **Arginine/Arginine Aspartate/-Glutamate/-PCA**
*Wirkstoff, p*
Feuchtigkeitsbewahrend

☺☺☺ **Arnica montana (Arnika)**
*Wirkstoff, Ölkomponente, p*

☺☺☺ **Ascorbic Acid (Ascorbinsäure, Vitamin C)**
*Wirkstoff, Antioxidanz, d*

☺☺☺ **Ascorbyl Glucoside**
*Wirkstoff, v*

☺ **Ascorbyl Methylsilanol Pectinate**
*Wirkstoff, an Silikon gekoppelt, d*
Siehe Seite 57 f.: Silikone
Umweltnote ☹☹

☺☺☺ **Ascorbyl Palmitate**
*Antioxidanz, d*

☺☺ **Aspartic Acid (Asparaginsäure)**
*Wirkstoff, p*

☺☺☺ **Astragalus Gummifer Traganth**
*Gelbildner, p*

☺☺ **Atelocollagen**
*Wirkstoff, Feuchthaltemittel, d*

☺☺☺ **Avena sativa (Hafer, Stärke)**
*Pudergrundlage, Emulsionsstabilisator (ölbindend), p*

☹☹ **Avocado Oil PEG-11 Esters**
*Hautpflegestoff, c*
Siehe Seite 181: PEG, PPG

☺☺☺ **Azulene (Azulen)**
*Wirkstoff, d*

# B

☹ **Babassuamide DEA**
*Fettkörper, d*
Siehe Seite 183: Bildung von Nitrosaminen

☺☺☺ **Bambusa Arundinacea**
*Wirkstoff, v*

☺☺☺ **Bambusa Vulgaris**
*Wirkstoff, v*

☺☺☺ **Bambusoidea (Bambus)**
*Wirkstoff, p*

☺☺ **Barium Sulfate**
*Farbstoff, m*

☺ **Barium Sulfide**
*Enthaarungsmittel, m*

☺☺☺ **Barm Extract (Hefe)**
*Hautpflegemittel, p*

☺☺☺ **Beer (Bier)**
*Lebensmittelzusatzstoff, p*

☺☺☺ **Beeswax Acid (Bienenwachs)**
*Emulsionsstabilisator, t*

☹☹ **Beheneth-5,-10,-20,-25 (Behenalkohol)**
*Emulgatoren, Gel- und Perlglanzbildner, c*
Siehe Seite 181: PEG, PPG

☺☺☺ **Behenic Acid**
*Wirkstoff, Fettkomponente, p*

☺ **Behenic Ester Dimethicone**
*Ölkörper, c*
Siehe Seite 57 f.: Silikone
Umweltnote ☹☹

☺ **Behenoxy Dimethicone**
Siehe Seite 57 f.: Silikone
Umweltnote ☹☹

☹ **Behentrimonium Chloride**
*Konservierungsmittel, c*
Siehe Seite 184: Quats

☺☺☺ **Behenyl Alcohol**
*Konsistenzgeber, p*

☺☺☺ **Bentonite (Porzellanerde)**
*Gelbildner, Haarweichspüler, m*

☹☹ **Benzalkonium Chloride**
*Konservierungsmittel, Haarweichspüler, c*

☹☹☹ **Benzethonium Chloride**
*Konservierungsmittel, c*

☺☺ **Benzoic Acid (Benzoesäure)**
*Konservierungsmittel, c*

☹☹ **Benzophenone-1,-3,-4,-9**
*Breitbandlichtschutzfilter, c*

☺☺ **Benzyl Alcohol**
*Konservierungs-, Lösungsmittel, Duftstoff, d*

☺☺ **Benzyl Benzoate**
*Duftstoff, p, c*

☺☺ **Benzyl Cinnamate**
*Duftstoff, p, c*

☺☺ **Benzyl Salicylate**
*Duftstoff, p, c*

☺☺☺ **Bertholletia Excelsa**
*Wirkstoff, p*

☺☺☺ **Beta-Carotene (Provitamin A)**
*Farbstoff, Wirkstoff, p*
Ein wichtiger Radikalefänger

☺☺☺ **Betaglucan**
*Hautwirkstoff, p*

☺☺☺ **Betaine (Glycine)**
*Wirkstoff, d*

☺☺☺ **Beta Vulgaris (Rote Bete)**
*Farbstoff, p*

☺☺☺ **Betula Alba (Birke)**
*Wirk- und Farbstoff, p*

☹☹☹ **BHA**
*Antioxidanz, c*
Siehe Seite 182: BHA/BHT

☹☹☹ **BHT**
*Antioxidanz, c*
Siehe Seite 182: BHA/BHT

☺☺☺ **Biosaccharide Gum-1**
*Verdickungsmittel, b*
Wird aus Sorbitol gewonnen

☺☺☺ **Biosaccharide Gum-2**
*Verdickungsmittel, b*

☺☺☺ **Biotin (Vitamin H)**
*Zusatzstoff, Wirkstoff, d*

☺☺☺ **Bisabolol**
*Wirkstoff, d*

☺☺ **BIS-Diglyceryl Caprylate/Caprate/Isostearate/ Hydroxystearate Adipate (Adipinsäure)**
*Konsistenzgeber, c*

☺☺ **BIS-Diglyceryl Polyacryladipate**
*Konsistenzgeber, Filmbildner, c*

☺ **BIS-Ethylhexyloxyphenol Methoxyphenyl Triazine**
*Lichtschutzfilter, c*

☹☹ **BIS-PEG-18 Methyl Ether Dimethyl Silane**
*Ethoxiliertes Silikon, c*

☺ **Bismuth Oxychloride**
*Farbstoff, Perlmattglanz, m*

☺☺☺ **Borago officinalis (Borretsch)**
*Hautpflegemittel, p*

☺ **Boron Nitride**
*Pudergrundlage, c*

☺☺☺ **Boswellia carterii (Weihrauch)**
*Wirkstoff, p*

☺☺☺ **Brassica Campestris/ Aleurites Fordi Oil Copolymer**
*Filmbildner, Feuchtigkeitsfaktor, p*

☺☺☺ **Brassica Campestris**
*Konsistenzgeber, p*

☺☺☺ **Brassica Oleifera (Raps)**
*Wirkstoff, Ölkörper, p*

☻☻☻ **Bromochlorophene**
*Konservierungsmittel, c*
Siehe Seite 183: Halogenorganische Verbindungen

☻☻☻ **2-Bromo-2-Nitropropane-1,3-Diol (Bronopol)**
*Konservierungsmittel, c*
Siehe Seite 184: Formaldehyd

☻☻☻ **5-Bromo-5-Nitro-1,3-Dioxane (Bronidox)**
*Konservierungsmittel, c*
Siehe Seite 184: Formaldehyd

☺ **Butane**
*Treibgas, c*

☻☻☻ **Butoxydiglycol**
*Lösungsmittel, c*
siehe Seite 176 f. : Glykoläther

☻☻☻ **Butoxyethanol**
*Lösungsmittel, c*
siehe Seite 176 f.: Glykoläther

☺☺ **Butyl Acetate**
*Duftstoff, Lösungsmittel, c*

☺ **Butylbenzyl Methylpropional**
*synthetisches Parfum, c*

☺☺ **Butylene Glycol**
*Lösungsmittel und Feuchthaltemittel mit konservierender Wirkung, c*

☺ **Butyl Ester of PVM/MA Copolymer**
*Antistatikum, Filmbildner, c*
(z. B. in Haarschaum)

☻ **Butyl Methoxydibenzoylmethane**
*UV-A-Lichtschutzfilter, c*

☻ **Butylparaben**
*Konservierungsmittel, c*

☺☺ **Butyl Stearate**
*Synthetisches Hautpflegeöl, c*

☺☺☺ **Butyris Lac (Buttermilch)**
*Hautpflegemittel, t*

☺ **Butyrolactone**
*Lösungsmittel für Harze, c*

☺☺☺ **Butyrospermum parkii (Sheabutter)**
*Fettsubstanz, Konsistenzregler, p*

# C

☻ **C9-19 Fluoralcohol Phosphates**
*Zahnpflegewirkstoff, c*

☺ **C10-11 Isoparaffin**
*Synthetisches Öl, c*
Hautpflegenote ☻☻

☺☺☺ **C10-30 Cholestorol/Lanesterol Esters**
*Wirkstoff, t*

☺☺☺ **C12-13 Alcohols**
*Konsistenzgeber, Emulsionsstabilisator, d*

☺☺☺ **C14-22 Alcohol**
*Konsistenzgeber, p*

☺☺ **C12-15 Alkyl Benzoate**
*Spreitmittel, d*

☺☺☺ **C12-15 Alkyl Glucoside**
*Mildes Zuckertensid, d*

☺☺☺ **C12-20 Alkyl Glucoside**
*Zuckeremulgator, d*

☺☺ **C12-15 Alkyl Lactate**
*Spreitmittel, d*

☹☹ **C12-20 Acid PEG-8 Ester**
*Tensid, Emulgator, Gel- und Perlglanzbildner, c*
Siehe Seite 181: PEG, PPG

☺☺☺ **C18-36 Acid Triglyceride**
*Emulgator, Hautpflegemittel, d*

☺ **C13-14 Isoparaffin**
*Mineralöl, c*
Hautpflegenote ☹☹

☺ **C13-16 Isoparaffin**
*Lösungsmittel, c*
Hautpflegenote ☹☹

☹☹ **C9-11 Pareth 8**
*Emulgator, c*
Siehe Seite 181: PEG, PPG

☺☺☺ **Caffeine (Coffein)**
*Wirkstoff, p*

☺☺☺ **Calamine**
*Absorptionsmittel, Farbstoff, m*

☺☺☺ **Calcium Alginate**
*Verdicker, Viskositätsgeber, p*

☺☺☺ **Calcium Aluminium Borosilicate**
*Farbpigment, m*

☺☺☺ **Calcium Carbonate (Marmor, Kalkstein, Kreide)**
*Putzkörper in Zahnpasten, m*

☺☺☺ **Calcium Chloride**
*Salz, Zusatzstoff, m*

☺ **Calcium Fluoride**
*Wirkstoff, d*

☺ **Calcium Glycerophosphate**
*Wirkstoff, c*

☺☺ **Calcium Hydroxide (Kalk, gelöscht)**
*Puffersubstanz, Grundstoff, d*

☺ **Calcium Monofluorophosphate**
*Wirkstoff, c*

☺☺☺ **Calcium Pantothenate**
*Wirkstoff, Wundheilmittel, c*

☺☺☺ **Calcium Silicate**
*Puder- und Maskenbasis, d*

☺☺☺ **Calcium Stearate (Kalkseife)**
*Coemulgator, Emulsionsstabilisator, d*

☺ **Calcium Sulfide**
*Enthaarungsmittel, m*

☺☺☺ **Calendula officinalis (Ringelblume)**
*Wirkstoff, p*

☺☺☺ **Camelia Kissi**
*Wirkstoff, p*

☺☺☺ **Camelia Oleifera (Grüntee)**
*Wirkstoff, p*

☺☺☺ **Camelia Sinensis (Grüntee)**
*Hautpflegemittel, p*

☺☺☺ **Camphor (Kampfer)**
*Wirkstoff, p, c*

☺ **Camphor Benzalkonium Methosulfate**
*Lichtschutzfilter, c*

☺☺☺ **Cananga odorata (Ylang-Ylang)**
*Wirkstoff, Duftstoff, p*

☺☺☺ **Candelilla Cera (Candelillawachs)**
**Neue Bezeichnung: Euphorbia Ceriferia (Candelilla) Wax**
*Konsistenzgeber, p*

☺☺☺ **Cannabis sativa (Hanf)**
*Wirkstoff, p*

☺☺☺ **Canola (Raps)**
*Wirkstoff, p*

☺☺ **Capryl Glycol**
*Hautpflegemittel, c*

☺☺ **Capryl Glycol/Caprylyl Glycol**
*Hautpflegemittel, c*

☺☺☺ **Caprylic/Capric Triglyceride**
*Hautpflege-, Lösungsmittel, p*

☺☺☺ **Caprylic/Capric/Linoleic Triglyceride**
*Emulgator (Lebensmittelstoff), p*

☺☺☺ **Caprylic/Capric/Stearic Triglyceride**
*Emulgator, p*

☺☺☺ **Caprylic/Capric/Succinic Triglyceride**
*Weichmacher, Hautpflegestoff, d*

☺☺ **Capryloyl Glycine**
*Haarconditioner, d*

☺☺ **Capryloyl Glycol**
*Haarconditioner, d*

☺☺ **Capryloyl Salicylic Acid**
*Wirkstoff, d*

☺☺☺ **Caprylyl/Capryl Glucoside**
*Zuckertensid, Emulgator, p*

☺ **Caprylylsilane**
siehe Seite 57 f.: Silikone
Umweltnote ☹☹

☺☺☺ **Capsanthin/Capsorubin**
*Karotinartiger Farbstoff, p*

☺☺☺ **Capsicum Annuum (Zierpaprika)**
*Wirkstoff, p*

☺☺☺ **Caramel**
*Farbstoff, c*

☺ **Carbomer**
*Stabilisator, Gelbildner, c*
Acrylsäure; Umweltnote ☹☹

☺☺☺ **Carboxymethyl Chitin**
*Filmbildner, t*

☺☺ **Carboxymethyl Hydroxypropyl Guar**
*Stabilisator, Gelbildner, d*

☺☺☺ **Carica Papaya Fruit Extract (Papaya)**
*Wirkstoff, p*

☺☺☺ **Carnauba (Palmwachs)**
**Neue Bezeichnung: Copernica Cerifera (Carnauba Wax)**
*Konsistenzgeber, p*

☺☺☺ **Carrageenan**
*Bindemittel, Verdicker aus Seealgen, p*

☺☺☺ **Carthamus Tinctorius (Distel)**
*Hautpflegemittel, p*

☺☺☺ **Carum Carvi (Kümmel)**
*Wirkstoff, p*

☺☺☺ **Cassia Auriculata (Henna neutral)**
*Haarpflegemittel, p*

☺☺☺ **Cassia Italica**
*Haarpflegemittel, p*

☺☺☺ **Cellulose**
*Peelingkörper, Pudergrundlage, p*

☺☺☺ **Cellulose Gum (Natriumsalz)**
*Bindemittel, Stabilisator, Filmbildner, Gelbildner, p*

☺☺☺ **Centaurea Cyanus**
*Augenpflege, p*

☺☺☺ **Centella Asiatica**
*»Tigerkraut«, p*

## Toxikologisch bedenklich – die Azofarbstoffe

☹☹ CI 11680 *gelb*
☹☹ CI 11710 *gelb*
☹☹ CI 11725 *orange*
☹☹ CI 11920 *orange*
☹☹ CI 12010 *braun*
☹ CI 12085 *rot*
☹☹ CI 12120 *rot*
☹☹ CI 12150 *rot (LMF)*
☹☹ CI 12370 *rot*
☹☹ CI 12420 *rot*
☹☹ CI 12480 *braun*
☹☹ CI 12490 *rot*
☹☹ CI 12700 *gelb*
☹☹ CI 13015 *gelb (LMF)*
☹☹ CI 14270 *gelb*
☹ CI 14700 *gelbrot*
☹☹ CI 14720 *rot (LMF)*
☹☹ CI 14815 *rot*
☹ CI 15510 *orange*
☹☹ CI 15525 *rot*
☹☹ CI 15580 *rot*
☹☹ CI 15620 *rot*
☹☹ CI 15630 *rot*
☹ CI 15800 *rot*
☹ CI 15850 *rot (LMF)*
☹☹ CI 15865 *rot*
☹ CI 15880 *rot*
☹☹ CI 15980 *gelborange*
☹ CI 15985 *gelborange*
☹ CI 16035 *rot (LMF)*
☹☹ CI 16185 *rot*
☹☹ CI 16230 *orange*
☹☹ CI 16255 *rot*
☹☹ CI 16290 *rot*
☹ CI 17200 *blaurot*
☹☹ CI 18050 *rot*
☹☹ CI 18130 *rot*
☹☹ CI 18690 *gelb*
☹☹ CI 18736 *rot*
☹☹ CI 18820 *gelb*
☹☹ CI 18965 *gelb*
☹ CI 19140 *gelb (LMF)*
☹☹ CI 20040 *gelb*
☹ CI 20170 *gelbbraun*
☹☹ CI 20470 *tiefblau*
☹☹ CI 21100 *gelb*
☹☹ CI 21108 *gelb*
☹☹ CI 21230 *gelb*
☹☹ CI 24790 *rot*
☹ CI 26100 *rot*
☹☹ CI 27290 *rot*
☹☹ CI 27755 *blauschwarz*
☹☹ CI 28440 *blauviolett*
☹☹ CI 40215 *orange*

☺☺☺ **Cera Alba (gereinigtes Bienenwachs)**
*Hautpflegemittel, Coemulgator, Filmbildner, t*

☺☺☺ **Cera Flava (nicht gereinigtes Bienenwachs)**
*Hautpflegemittel, Coemulgator, Filmbildner, t*

☺ **Cera Microcristallina (Paraffinwachs)**
*Bindemittel, Stabilisator, c*
Hautpflegenote ☹☹

☺☺☺ **Ceramide 3**
*Wirkstoff, d*

☺ **Ceresin (Paraffin)**
*Fettkörper, d*
Hautpflegenote ☹☹

## Naturfarben – sanft und verträglich

| | | | |
|---|---|---|---|
| ☺☺☺ CI 75100 *gelb* | ☺☺ CI 77002 *weiß* | ☺☺☺ CI 77266 *schwarz* | ☺☺☺ CI 77492 *gelb* |
| ☺☺☺ CI 75120 *gelborange* | ☺☺☺ CI 77004 *weiß* | ☺☺☺ CI 77267 *schwarz* | ☺☺☺ CI 77499 *schwarz* |
| ☺☺☺ CI 75125 *gelborange* | ☺☺☺ CI 77007 *blauviolett, rosa, rot, grün* | ☺☺☺ CI 77268:1 *schwarz* | ☺☺ CI 77510 *blau* |
| ☺☺☺ CI 75130 *gelborange* | | ☺☺ CI 77288 *grün* | ☺☺☺ CI 77713 *weiß* |
| ☺☺☺ CI 75170 *weißgelb* | ☺☺☺ CI 77015 *rot* | ☺☺ CI 77289 *grün* | ☺☺ CI 77742 *violett* |
| ☺☺☺ CI 75300 *gelb* | ☺☺ CI 77120 *weiß* | ☺☺ CI 77346 *blau/grün* | ☺☺ CI 77745 *rot* |
| ☺☺☺ CI 75470 *rot* | ☺☺ CI 77163 *weiß* | ☺☺☺ CI 77400 *kupfer* | ☺☺☺ CI 77820 *silber* |
| ☺☺☺ CI 75810 *grünrot* | ☺☺☺ CI 77220 *weiß* | ☺☺☺ CI 77480 *gold* | ☺☺☺ CI 77891 *weiß* |
| ☺☺☺ CI 77000 *silber* | ☺☺☺ CI 77231 *weiß* | ☺☺☺ CI 77491 *rotbraun* | ☺☺☺ CI 77947 *weiß* |

☹☹ **Ceteareth (auch Ceteareth-12, -15, -20, -25)**
*Emulgatoren, c*
Siehe Seite 181: PEG, PPG

☺☺☺ **Cetearyl Alcohol**
*Hautpflegemittel, Stabilisator, Konsistenzgeber, p*

☺☺☺ **Cetearyl Glucoside**
*Zuckeremulgator, p*

☺☺ **Cetearyl Isononanoate**
*Hautpflegemittel (Wachs), d*

☺☺☺ **Cetearyl Octanoate**
*Hautpflegemittel (Wachs), d*

☹☹ **Ceteth-1, -20**
*Emulgatoren, c*
Siehe Seite 181: PEG, PPG

☺☺☺ **Cetraria Islandica (Irlandmoos)**
*Wirkstoff, p*

☹ **Cetrimonium Chloride**
*Haarweichspüler, p*
Siehe Seite 181: Quats

☺☺☺ **Cetyl Acetate**
*Hautpflegemittel (Wachs), p*

☺☺☺ **Cetyl Alcohol**
*Hautpflegemittel, Emulsionsstabilisator, p*

☹ **Cetylamine Hydrofluoride**
*Mundpflegestoff, Konservierungsmittel, c*

☺☺☺ **Cetyl Betaine**
*Hautpflegemittel, d*

☺ **Cetyl Dimethicone**
*Hautpflegemittel, c*
Siehe Seite 57 f.: Silikone
Umweltnote ☹☹

☺ **Cetyl Dimethicone Copolyol**
*Emulgator, Haarlack (Silikon), c*
Siehe Seite 57 f.: Silikone
Umweltnote ☹☹

☺☺☺ **Cetyl Esters**
*Konsistenzgeber, Haarpflege, d*

☺☺ **Cetyl Isononanoate**
*Hautpflegemittel (Wachs), c*

☺☺☺ **Cetyl Lactate**
*Hautpflegemittel, d*

☺☺☺ **Cetyl Octanoate**
*Hautpflegemittel (Wachs), d*

☺☺☺ **Cetyl Palmitate (Walratersatz)**
*Emulsionsstabilisator, d*

☺ **Cetyl Phosphate**
*Emulgator, Tensid, c*

☹☹ **Cetylpyridinium Chloride**
*Desodorierungs-, Haarpflege-, Konservierungsmittel, d*
Siehe Seite 184: Quats

☺☺☺ **Cetyl Ricinoleate**
*Fettalkohol, Konsistenzregler, p*
Rückfettend

☺☺☺ **Chaenomeles Sinensis**
*Wirkstoff, p*

☺☺☺ **Chamomilla Recutita (Kamille)**
*Wirkstoff, p*

☺☺☺ **Chamomilla Recutia/Martricaria Extract**
*Wirkstoff, p*

☹☹☹ **Chlorhexidine Digluconate**
*Konservierungsmittel, c*
Siehe Seite 183: Halogenorganische Verbindungen

☹☹ **Chlorhexidine Dihydrochloride**
*Konservierungsmittel, c*
Siehe Seite 183: Halogenorganische Verbindungen

☹☹ **Chloroacetamide**
*Konservierungsmittel, c*
Siehe Seite 183: Halogenorganische Verbindungen

☹☹ **Chlorobutanol**
*Konservierungsmittel, c*
Siehe Seite 183: Halogenorganische Verbindungen

☹☹ **Chlorophene**
*Konservierungsmittel, c*
Siehe Seite 183: Halogenorganische Verbindungen

☹☹ **Chloroxylenol**
*Konservierungsmittel, c*
Siehe Seite 183: Halogenorganische Verbindungen

☹☹ **Chlorphenesin**
*Konservierungsmittel, c*
Siehe Seite 183: Halogenorganische Verbindungen

☺☺☺ **Cholecalciferol Polypeptide**
*Zusatzstoff, medizinischer Wirkstoff, d*

| Bewertung | Inhaltsstoff |
|---|---|
| ☺☺☺ | **Cholesterol (Cholesterin)**<br>*Hautpflegemittel, Emulgator, d* |
| ☺☺☺ | **Cholesteryl/Behenyl Octyldodecyl Lauroyl Glutamate**<br>*Wirkstoff, Hautpflegemittel, d* |
| ☺☺☺ | **Cholesteryl Hydroxystearate**<br>*Verdickungsmittel, Wirkstoff, Emulsionsstabilisator, b* |
| ☹☹ | **Choleth-10 , -20, -24**<br>*Emulgatoren, c*<br>Siehe Seite 181: PEG, PPG |
| ☹ | **CI 10006**<br>*Farbstoff, grün* |
| ☹ | **CI 10020**<br>*Farbstoff, grün* |
| ☹ | **CI 10316**<br>*Farbstoff, gelb* |
| | **CI 11680 bis 40215**<br>Siehe Kasten Seite 197 |
| ☺☺☺ | **CI 40800**<br>*Farbstoff, orange* |
| ☺☺☺ | **CI 40820**<br>*Farbstoff, orange* |
| ☺☺☺ | **CI 40825**<br>*Farbstoff, orange* |
| ☺☺☺ | **CI 40850**<br>*Farbstoff, gelborange/rot* |
| ☺ | **CI 42045**<br>*Farbstoff, blau* |
| ☺ | **CI 42051**<br>*Farbstoff, blau* |
| ☺ | **CI 42053**<br>*Farbstoff, blaugrün* |
| ☺ | **CI 42080**<br>*Farbstoff, blau* |
| ☺☺ | **CI 42090**<br>*Farbstoff, blau*<br>Lebensmittelfarbstoff |
| ☺ | **CI 42100**<br>*Farbstoff, grün* |
| ☺ | **CI 42170**<br>*Farbstoff, grün* |
| ☺ | **CI 42510**<br>*Farbstoff, rotviolett* |
| ☺ | **CI 42520**<br>*Farbstoff, rotviolett* |
| ☺ | **CI 42735**<br>*Farbstoff, blau* |
| ☺ | **CI 44045**<br>*Farbstoff, blau* |
| ☺ | **CI 44090**<br>*Farbstoff, blaugrün* |
| ☺ | **CI 45100**<br>*Farbstoff, rot* |
| ☺ | **CI 45190**<br>*Farbstoff, rotviolett* |
| ☺ | **CI 45220**<br>*Farbstoff, rot* |
| ☺☺ | **CI 45350**<br>*Farbstoff, gelb* |
| ☺☺ | **CI 45370**<br>*Farbstoff, orange* |
| ☺☺ | **CI 45380**<br>*Farbstoff, rot* |
| ☺ | **CI 45396**<br>*Farbstoff, orange* |
| ☺ | **CI 45405**<br>*Farbstoff, rot* |
| ☺ | **CI 45410**<br>*Farbstoff, blaurot* |

| Bewertung | Inhaltsstoff |
|---|---|
| ☺☺ | **CI 45425**<br>*Farbstoff, rot* |
| ☺ | **CI 45430**<br>*Farbstoff, rot* |
| ☺☺ | **CI 47000**<br>*Farbstoff, gelb* |
| ☺☺ | **CI 47005**<br>*Farbstoff, gelb* |
| ☹☹ | **CI 50325**<br>*Farbstoff, rotviolett* |
| ☹☹ | **CI 50420**<br>*Farbstoff, blauviolett* |
| ☹☹ | **CI 51319**<br>*Farbstoff, violett* |
| ☺ | **CI 58000**<br>*Farbstoff, rot* |
| ☺☺ | **CI 59040**<br>*Farbstoff, gelbgrün* |
| ☺ | **CI 60724**<br>*Farbstoff, violett* |
| ☺☺ | **CI 60725**<br>*Farbstoff, blauviolett* |
| ☺☺ | **CI 60730**<br>*Farbstoff, violett* |
| ☺☺ | **CI 61565**<br>*Farbstoff, blaugrün* |
| ☺☺ | **CI 61570**<br>*Farbstoff,grün* |
| ☺ | **CI 61585**<br>*Farbstoff, blau* |
| ☺ | **CI 62045**<br>*Farbstoff, blau* |
| ☺☺ | **CI 69800**<br>*Farbstoff,blau* |
| ☺ | **CI 69825**<br>*Farbstoff, blau* |
| ☺ | **CI 71105**<br>*Farbstoff, orange* |
| ☺☺☺ | **CI 73000**<br>*Farbstoff, blau* |
| ☺☺☺ | **CI 73015**<br>*Farbstoff, blau* |
| ☺☺ | **CI 73360**<br>*Farbstoff, rot* |
| ☺ | **CI 73385**<br>*Farbstoff, rotviolett* |
| ☺ | **CI 73915**<br>*Farbstoff, rot* |
| ☺ | **CI 74100**<br>*Farbstoff, blau* |
| ☺ | **CI 74160**<br>*Farbstoff, blau* |
| ☺ | **CI 74180**<br>*Farbstoff, blau* |
| ☺ | **CI 74260**<br>*Farbstoff, grün* |
|  | **CI 75100 bis 77947**<br>Siehe Kasten Seite 198 |
| ☺☺☺ | **Cinnamomum cassia (Zimt)**<br>*Wirkstoff, Duftstoff, p* |
| ☺ | **Cinnamal**<br>*Duftstoff, p, c* |
| ☺ | **Cinnamyl Alcohol**<br>*Duftstoff, p, c* |
| ☺☺☺ | **Cistus Incanus**<br>*Wirkstoff, p* |
| ☺☺☺ | **Cistus Ladaniferus**<br>*Wirkstoff, p* |
| ☺☺ | **Citral**<br>*Duftstoff, d* |
| ☺☺☺ | **Citric Acid (Zitronensäure)**<br>*Puffersubstanz, c* |

| | |
|---|---|
| ☺☺ | **Citronellol**<br>*Duftstoff, p, c* |
| ☺☺☺ | **Citrulline**<br>*Wirkstoff, d* |
| ☺☺☺ | **Citrullus Vulgaris (Wassermelone)**<br>*Wirkstoff, p* |
| ☺☺☺ | **Citrus Amara (Bitterorange)**<br>*Duftstoff, Wirkstoff, p* |
| ☺☺☺ | **Citrus Aurantifolia (Limette)**<br>*Duftstoff, p* |
| ☺☺☺ | **Citrus Aurantium Amara Flower Oil (Bitterorange)**<br>*Duft-, Wirkstoff, p* |
| ☺☺☺ | **Citrus Bergamia (Bergamotte)**<br>*Duftstoff, Wirkstoff, p* |
| ☺☺☺ | **Citrus Dulcis (Orange)**<br>*Duftstoff, Wirkstoff, p* |
| ☺☺☺ | **Citrus Grandis (Pampelmuse)**<br>*Duftstoff, p* |
| ☺☺☺ | **Citrus Limonuum**<br>*Duft-, Wirkstoff, p* |
| ☺☺☺ | **Citrus Nobilis (Mandarine)**<br>*Duftstoff, Wirkstoff, p* |
| ☹☹ | **Climbazole**<br>*Konservierungsmittel, c*<br>Siehe Seite 183: Halogenorganische Verbindungen |
| ☺☺ | **Cocamide**<br>*Konsistenzgeber, p* |
| ☹☹ | **Cocamide DEA**<br>*Konsistenzgeber, c*<br>Siehe Seite 183: Nitrosamine |
| ☺ | **Cocamide MEA**<br>*Verdickungsmittel, Wirkstoff, c* |
| ☺ | **Cocamide MIPA**<br>*Konsistenzgeber, c* |
| ☹☹ | **Cocamidopropylamine Oxide**<br>*Tensid, p*<br>Siehe Seite 183: Nitrosamine |
| ☺☺ | **Cocamidopropyl Betaine**<br>*Mildes Tensid, c* |
| ☹ | **Cocamine (Kokosfettamin)**<br>*Emulgator, Haarweichspüler, c* |
| ☹☹ | **Coceth-8/-10**<br>*Emulgatoren, c, p*<br>Siehe Seite 181: PEG, PPG |
| ☺☺☺ | **Coco-Betaine**<br>*Tensid, c* |
| ☺☺☺ | **Coco-Caprylate/Caprate**<br>*Lösungs- und Spreitmittel, p*<br>*Zuckertensid, p* |
| ☺☺☺ | **Coco Glucoside**<br>*Zuckertensid, p* |
| ☺☺☺ | **Cocoglycerides**<br>*Fettkörper, Emulsionsstabilisator, Konsistenzgeber, p* |
| ☺☺☺ | **Coconut Acid (Kokosfettsäure)**<br>*Hautpflegemittel, Coemulgator, Konsistenzgeber, p* |
| ☺☺☺ | **Coconut Alcohol**<br>*Konsistenzgeber, Emulsionsstabilisator, p* |
| ☺☺☺ | **Cocos Nucifera (Kokos)**<br>*Fettkörper, p* |
| ☹ | **Cocotrimonium Chloride**<br>*Antistatikum, Haarweichspüler, p*<br>Siehe Seite 184: Quats |
| ☺☺☺ | **Cocoyl Sarcosine**<br>*Mildes Tensid, p* |
| ☺☺☺ | **Coffea Arabica (Kaffeebohne)**<br>*Farbverbesserer, Wirkstoff, p* |
| ☺☺ | **Collagen**<br>*Wirkstoff, t* |

☺☺☺ **Colloidal Oatmeal (Hafermehl)**
*Hautpflegemittel, p*

☺☺☺ **Colloidal Sulfur (Schwefel)**
*Antimikrobieller Stoff, d*

☺☺☺ **Commiphora Gileadensis (Myrrhe)**
*Hautpflegemittel, p*

☺☺☺ **Commiphora Myrrha (Myrrhestrauch)**
*Wirkstoff, p*

☺☺☺ **Copernica Cerifera (Candelilla) Wax**
*Hautpflegemittel, p*

☺☺☺ **Corylus Avellana Nut Oil**
*Wirkstoff, p*

☺☺ **Coumarin**
*Duftstoff, p, c*

☺☺☺ **Crystalline Cellulose**
*Abrasivstoff, p*

☺☺☺ **Cucumis Sativus (Gurke)**
*Hautpflegemittel, p*

☺☺☺ **Curcuma Longa (Gelbwurz)**
*Farbgebender Stoff, p*

☺☺ **Cyanocobalamin**
*Vitamin B12, d*

☺☺☺ **Cyanopsis Tetragonalba (Guarkernmehl)**
*Verdickungsmittel, Gelbildner, p*

☺☺☺ **Cyclodextrin**
*Lösungsvermittler, d*

☺ **Cyclohexasiloxane**
*Haut- und Haarpflegemittel, c*
Siehe Seite 57 f.: Silikone;
Umweltnote ☹☹

☺ **Cyclomethicone (Silikonöl)**
*Antistatikum, Hautpflegemittel, c*
Siehe Seite 57 f.: Silikone;
Umweltnote ☹☹

☺ **Cyclopentasiloxane**
*Haut- und Haarpflegemittel, c*
Siehe Seite 57 f.: Silikone;
Umweltnote ☹☹

☺☺☺ **Cysteine HCL**
*Wirkstoff, d*
Haarpflegend

☺☺☺ **Cymbopogon Martini Oil (Palmarosa)**
*Duft- und Wirkstoff, p*

☺☺☺ **Cymbopogon Schoenanthus (Lemongras)**
*Duftstoff, p*

# D

☺☺☺ **Damar**
*Filmbildner, Verdicker, Duftstoff, p*

☺☺☺ **Daucus Carota (Karotte)**
*Hautpflegemittel, Wirkstoff, p*

☹☹ **DEA PG Propul PEG/PPG 18/21 Dimethicone**
*Haut- und Haarpflegemittel, c*
Siehe Seite 181 und 57 f.: PEG, Silikone

☺ **Decarboxy Carnosine HCL**
*Haut- und Haarpflegemittel, d*

☺ **Decyloxazolidinone**
*Hautpflegemittel, d*

☺ **Decene/Butene Copolymer**
*Filmbildner, c*

☺☺☺ **Decyl Glucoside**
*Zuckertensid, d*

☺☺☺ **Decyl Oleate**
*Fettkörper, Hautpflegemittel, p*

☺☺☺ **Decyl Polyglucose**
*Tensid, Emulgator, p*

☺☺☺ **Dehydroacetic Acid**
*Konservierungsmittel, d*

☺☺ **Desamido Collagen**
*Filmbildner, Wirkstoff, t*

☺☺☺ **Dextran**
*Bindemittel, Gelbildner, d*

☺☺☺ **Dextrin**
*Hilfsstoff, p*

☹☹ **2,4-Diaminophenol**
*Haarfarbe, c*
Siehe Seite 114: Aromatische Amine

☹☹ **2,4-Diaminophenoxyethanol HCL**
*Synthetisches Haarfärbemittel, c*

☹☹ **Diazolidinyl urea**
*Konservierungsmittel, c*
Siehe Seite 184: Formaldehyd

☹☹☹ **Dibromohexamidine Isethionate**
*Konservierungsmittel, c*
Siehe Seite 183: Halogenorganische Verbindungen

☹☹ **Dibutyl Phthalate**
*Weichmacher, Vergällungsmittel, c*

☺ **Dicalcium Phosphate**
*Schleifmittel, Mundpflegestoff, d*
Kariesschutz

☺ **Dicalcium Phosphate Dihydrate**
*Schleifmittel, Mundpflegestoff, m*

☺☺ **Dicaprylyl Carbonate**
*Hautpflegemittel, c*

☺☺ **Dicaprylyl Ether**
*Ölkomponente, c*

☺☺☺ **Dicaprylyl Maleate**
*Weichmacher, d*

☹☹☹ **Dichlorobenzyl Alcohol**
*Konservierungsmittel, c*
Siehe Seite 183: Halogenorganische Verbindungen

☹☹ **Diethanolamine Bisulfate**
*Puffersubstanz, Alkalisiermittel, c*
Siehe Seite 183: Nitrosamine

☹☹ **Diethanolamine Bisulfate**
*Puffersubstanz, Alkalisiermittel, c*
Siehe Seite 183: Nitrosamine

☺☺ **Diethyhexyl Succinate**
*Synthetisches Lösemittel, c*

☹☹ **Diethyl Phthalate**
*Vergällungsmittel, c*

☺☺ **Diglycerin**
*Wirkstoff, d*

☹☹ **Dihydrogenated Tallowamidoethyl Hydroxyethylmonium Methosulfate**
*Haarpflegemittel, c*
Siehe Seite 184: Quats

☺☺ **Dihydroxyacetone (DHA)**
*Zusatzstoff, Selbstbräuner, c*

☺☺☺ **Diisopropyl Adipate**
*Fettkörper, Hautpflegemittel, d*

☺☺ **Diisopropyl Dimer Dilinoleate**
*Hautpflegemittel, Weichmacher, Lösungsmittel, d*

☺ **Diisopropyl Sebacate**
*Haarpflegemittel, d*

☺☺☺ **Diisostearyl Malate**
*Hautpflegemittel, d*

☺☺☺ **Dilinoleic Acid**
*Fettkörper, Hautpflegemittel, p*

☺ **Dimethicone (Silikonöl)**
*Fettkörper, Ölersatz, c*
Siehe Seite 57 f.: Silikone
Umweltnote ☹☹

☺ **Dimethicone Copolyol**
*Ölersatz, Coemulgator, Hautpflegemittel, c*
Siehe Seite 57 f.: Silikone
Umweltnote ☹☹

☺ **Dimethicone Copolyol Acetate**
*Feuchtigkeitsspendender Stoff, c*
Siehe Seite 57 f.: Silikone
Umweltnote ☹☹

☺ **Dimethicone Copolyol Avocadoate**
*Ölersatz, feuchtigkeitsspendender Stoff, c*
Siehe Seite 57 f.: Silikone
Umweltnote ☹☹

☺ **Dimethicone Copolyol Beeswachs**
*Hautpflegemittel, c*
Siehe Seite 57 f.: Silikone
Umweltnote ☹☹

☺ **Dimethicone Copolyol Cocoa Butterate**
*Ölersatz, Hautpflegemittel, c*
Siehe Seite 57 f.: Silikone
Umweltnote ☹☹

☺ **Dimethicone Copolyol Behenate**
*Feuchtigkeitsspendender Stoff, c*
siehe Seite 57 f.: Silikone
Umweltnote ☹☹

☺ **Dimethicone Copolyol Butyl Ether**
*Feuchtigkeitsspendender Stoff, c*
Siehe Seite 57 f.: Silikone
Umweltnote ☹☹

☺ **Dimethicone Copolyol Hydroxystearate**
*Feuchtigkeitsspendender Stoff, c*
Siehe Seite 57 f.: Silikone
Umweltnote ☹☹

☺ **Dimethicone Copolyol Isostearate**
*Feuchtigkeitsspendender Stoff, c*
Siehe Seite 57 f.: Silikone
Umweltnote ☹☹

☺ **Dimethicone Copolyol Olivate**
*Hautpflegemittel, c*
Siehe Seite 57 f.: Silikone
Umweltnote ☹☹

☺ **Dimethicone Crosspolymer**
*Feuchtigkeitsspendender Stoff, c*
Siehe Seite 57 f.: Silikone
Umweltnote ☹☹

☺ **Dimethicone/Sodium PG-Propyldimethicone Thiosulfate Copolymer**
*Filmbildner, c*
Siehe Seite 57 f.: Silikone
Umweltnote ☹☹

☺ **Dimethiconol**
*Haarpflegemittel, Entschäumer, c*
Siehe Seite 57 f.: Silikone
Umweltnote ☹☹

☹☹ **Dimethylamine**
*Hilfsstoff, c*
Siehe Seite 183: Nitrosamine

☺☺ **Dimethyl Cocamine**
*Emulgator, Konsistenzgeber, d*

☺☺ **Dimethyl Ether**
*Treibgas, Lösungsmittel, c*

☺ **Dioctylcyclohexane**
*Fettkörper, synthetisches Überfettungsmittel, c*

☺☺ **Dioctyl Sodium Sulfosuccinate**
*Schnellnetzer, Tensid, d*

☺☺☺ **Dioscorea Villosa (Yamwurzel)**
*Wirkstoff, p*

☹☹ **Dipalmitoylethyldimonium Chloride**
*Aminosäureverbindung, c*
Siehe Seite 184: Quats

☺ **Dipalmitoylethyl Hydroxyethylmonium Methosulfate**
*Antistatika, Haarpflegemittel, c*

☺☺ **Dipentaerythrityl Hexacaprylate/Hexacaprate**
*Co-Emulgator, d*

☺☺ **Dipentaerythrityl Hexahydroxystearate/Stearate/Rosinate**
*Co-Emulgator, d*

☺ **Diphenyl Dimethicone**
*Emulgator, c*
Siehe Seite 57 f.: Silikone
Umweltnote ☹☹

☺☺☺ **Dipotassium Glycyrrhizate**
*Wirkstoff, p*

☺ **Dipropylene Glycol**
*Lösungs-, Feuchthaltemittel, c*

☺☺☺ **Disodium Adenosine Triphosphate**
*Wirkstoff, d*

☺ **Disodium Azelate**
*Wirkstoff, d*

☺☺ **Disodium Cocoamphodiacetate**
*Tensid, c*

☺☺☺ **Disodium Cocoyl Glutamate**
*Tensid, p*

☺ **Disodium Distyrylbiphenyl Disulfonate**
*Weißmacher, c*

☹☹ **Disodium EDTA**
*Komplexbildner, c*
Siehe Seite 182: EDTA

☺☺ **Disodium Hydrogenated Tallow Glutamate**
*Oberflächenaktiver Stoff, d*

☹☹ **Disodium Laureth Sulfosuccinate**
*Tensid, c*
Siehe Seite 181: PEG, PPG

☺☺☺ **Disodium Lauryl Sulfosuccinate**
*Mildes Tensid, p*

☹☹ **Disodium PEG-4 Cocamido MIPA-Sulfosuccinate**
*Tensid, d*
Siehe Seite 181: PEG, PPG

☹☹ **Disodium PEG-10 Laurylcitrate Sulfosuccinate**
*Hautpflegemittel, c*
Siehe Seite 181: PEG, PPG

☺ **Disodium Phenyl Dibenzimidazole Tetrasulfonate**
*UV-Filter, c*

☺ **Disodium Phosphate**
*Schleifmittel, Mundpflegestoff, m*

☺ **Disodium Pyrophosphate**
*Schleifmittel, Mundpflegestoff, m*

☺☺ **Disodium Ricinoleamido MEA-Sulfosuccinate**
*Mildes Tensid, c*

☺☺☺ **Disodium Stearoyl Glutamate**
*Haarconditioner, p*

☺☺☺ **Distarch Phosphate**
*Stärkephosphat, d*

☺☺ **Distearoylethyl Hydroxyethylmonium Methosulfate**
*Antistatikum, Haarpflegemittel, c*

☹☹ **Distearyldimonium Chloride**
*Haarweichspüler, c*
Siehe Seite 183: Halogenorganische Verbindungen

☹☹ **Distearyldimonium Hectorite**
*Suspendierhilfsmittel, c*
Siehe Seite 184: Quats

☹ **Ditallowdimonium Chloride**
*Haarweichspüler, c*

☹☹ **DMDM Hydantoin**
*Konservierungsmittel, c*
Siehe Seite 184: Formaldehydabspalter

☹ **Dodecane**
*Flüssigkeit, c*

☺☺ **Dodecyl Gallate**
*Antioxidanz, d*

☺☺☺ **D-Panthenol (Provitamin B5)**
*Wirkstoff, c*

☹ **Drometrizole Trisiloxane,**
*Silikonbasierter Lichtschutzfilter, UV-A-Adsorber, c*

## E

☺☺☺ **Echinacea Angustifolia (Echinacea)**
*Wirkstoff, p*

☺☺☺ **Echinacea Pallida Extract (Echinacea)**
*Wirkstoff, p*

☹☹ **EDTA (Edetinsäure)**
*Chelatbildner, Komplexbildner, Konservierungsmittel, c*
Siehe Seite 182: EDTA

☺☺☺ **Elaeis Guineensis**
*Palmöl, p*

☺☺ **Elastin**
*Wirkstoff, t*

☺☺☺ **Equisetum arvense (Ackerschachtelhalm)**
*Wirkstoff, p*

☺ **Erythorbic Acid**
*Antioxidanz, d*

☺☺☺ **Escin**
*Wirkstoff, p*

☺☺☺ **Ethanol (Weingeist)**
*Lösungsmittel, d*

☺ **Ethanolamine**
*Puffersubstanz, Alkalisiermittel, c*

☹☹ **Ethoxydiglycol**
*Lösungsmittel, c*
Siehe Seite 181: PEG, PPG

☺☺☺ **Ethyl Acetate**
*Lösungsmittel, c*

☺☺ **Ethyl Diisopropylcinnamate**
*Lichtschutzfilter, c*

☺ **Ethylene/Acrylic Acid Copolymer**
*Haarpflegemittel, Filmbildner, c*

☺ **Ethylene/VA Copolymer**
*Filmbildner, c*

☺ **Ethyl Ester of PVM/MA Copolymer**
*Synthetisches Harz, c*

☺☺ **Ethylhexyl Cocoate**
*Hautpflegemittel, d*

☺ **Ethylhexyl Dimethyl PABA**
*Lichtschutzfilter, UV-B, c*

☺☺☺ **Ethylhexyl Ethylhexanonate**
*Ölzutat, d*

☺☺☺ **Ethylhexylglycerin**
*Sanfter Deo-Wirkstoff, c*

☺☺☺ **Ethylhexyl Hydroxystearate**
*Hautpflegemittel, d*

☺☺ **Ethylhexyl Methoxycinnamate**
*Lichtschutzfilter, UV-B, c*

☺☺☺ **Ethylhexyl Palmitate**
*Ölzutat, d*

☺☺ **Ethylhexyl Salicylate**
*Lichtschutzfilter, UV-B, c*

☺☺☺ **Ethylhexyl Stearate**
*Hautpflegemittel, d*

☹ **Ethylhexyl Triazone**
*Anilinbasierter Lichtschutzfilter, c*

☺☺☺ **Ethyl Linoleate**
*Hautpflegemittel (Fettkörper), p*

☺☺☺ **Ethyl Myristate**
*Hautpflegemittel (Fettkörper), p*

☺☺☺ **Ethyl Palmitate**
*Hautpflegemittel (Fettkörper), p*

☹ **Ethylparaben**
*Konservierungsmittel, c*

☺☺☺ **Ethyl Stearate**
*Hautpflegemittel (Fettkörper), p*

☺☺ **Ethyl Urocanate**
*Chelatbildner (Komplexbildner), Lichtschutzfilter, c*

☹☹ **Etidronic Acid**
*Komplexbildner, c*

☺☺☺ **Eucalyptus Globulus (Eukalyptus)**
*Wirkstoff, Duftstoff, p*

☺☺☺ **Eugenia Carophyllus (Nelke)**
*Ätherisches Öl, p*

☺☺ **Eugenol**
*Duftstoff, p*

☺☺☺ **Euphorbia Cerifera (Candelilla) Wax**
*Pflanzliches Wachs, p*

☺☺☺ **Euphrasia Officinalis (Augentrost)**
*Wirkstoff, p*

# F

☺☺☺ **Faex (Hefen)**
*Wirkstoff, d*

☺☺☺ **Fagus sylvatica (Buche)**
*Wirkstoff, p*

☺☺ **Farnesol**
*Desodorierungsmittel, d*

☺☺☺ **Foeniculum Vulgare (Fenchel)**
*Wirkstoff, Duftstoff, p*

☺☺☺ **Folic Acid (Folsäure)**
*Wirkstoff, d*

☹☹☹ **Formaldehyde**
*Konservierungsmittel, c*
Siehe Seite 184: Formaldehyd

☺☺☺ **Formic Acid (Ameisensäure)**
*Konservierungsmittel, c*

☺☺☺ **Fructose**
*Fruchtzucker, p*

☺☺☺ **Fucus vesiculosus (Alge)**
*Wirkstoff, p*

☺☺☺ **Fumaric Acid (Fruchtsäure)**
*Wirkstoff, d*

# G

☺☺☺ **Galactoarabinan**
*Filmbildner, stabilisierend, p*

☺☺ **Gelatin (Gelatine)**
*Wirkstoff, t*

☺☺ **Geraniol**
*Duftstoff, p, c*

☺☺☺ **Geranium (Geranien)**
*Wirkstoff, p*

☺☺☺ **Ginkgo Biloba (Ginkgo)**
*Wirkstoff, p*

☺☺☺ **Glucamine (Aminozucker)**
*Alkalisiermittel, p*

☺☺ **Glucosamine HCL**
*Hilfsstoff*

☺☺☺ **Glucose (Traubenzucker)**
*Wirkstoff, Lösungsmittel, p*

☺☺ **Glucose Glutamate**
*Wirkstoff, Filmbildner, p*

☺☺☺ **Glucose Oxidase**
*Zusatzstoff, b*

☺☺☺ **Glucosylrutin**
*Wirkstoff, p*

☺☺☺ **Glutamic Acid**
*Wirkstoff, Aminosäure, d*

☹☹ **Glutaral**
*Konservierungsmittel, c*
Siehe Seite 184: Formaldehyd-abspalter

☺☺ **Glutathione**
*Biozusatzstoff, Wirkstoff, d*

☹☹ **Glycereth-7**
*Wirkstoff, Lösungsmittel, c*
Siehe Seite 181: PEG, PPG

☹☹ **Glycereth-7 Benzoate**
*Emulgator, c*
Siehe Seite 181: PEG, PPG

☹☹ **Glycereth-5 Lactate**
*Emulgator, c*
Siehe Seite 181: PEG, PPG

☹☹ **Glycereth-26 Phosphate**
*Emulgator, c*
Siehe Seite 181: PEG, PPG

☹☹ **Glycereth-20 Stearate**
*Emulgator, c*
Siehe Seite 181: PEG, PPG

☹☹ **Glycereth-7 Triacetate**
*Hautpflegemittel, c*
Siehe Seite 181: PEG, PPG

☺☺☺ **Glycerin**
*Wirkstoff, Lösungsmittel, d*

☺☺☺ **Glyceryl Caprate**
*Hautpflegemittel (Fettkörper), p*

☺☺☺ **Glyceryl Caprylate**
*Hautpflegemittel (Fettkörper), Emulgator, p*

☺☺☺ **Glyceryl Citrate/Lactate/Linoleate/Oleate**
*Emulgator, Konsistenzgeber, p*

☺☺☺ **Glyceryl Dioleate**
*Emulgator, p*

☺☺☺ **Glyceryl Lanolate (künstliches Lanolin)**
*Hautpflegemittel (Fettkörper), Emulgator, d*

☺☺☺ **Glyceryl Laurate**
*Konsistenzgeber, Coemulgator, p*

☺☺☺ **Glyceryl Myristate**
*Lösungsmittel, Coemulgator, p*

☺☺☺ **Glyceryl Oleate**
*Hautpflegemittel (Fettkörper), Emulgator, p*

☺ **Glyceryl Polymethacrylate**
*Synthetischer Gelbildner, c*
Umweltnote ☹☹

☺☺☺ **Glyceryl Rosinate**
*Filmbildner, p*

☺☺☺ **Glyceryl Stearate**
*Hautpflegemittel, Emulgator, d*

☺☺☺ **Glyceryl Stearate Citrate**
*Emulgator aus Stearinsäure, Zitronensäure und Glyzerin, d*
Feuchtigkeitsbewahrend, glättend, rückfettend

☺☺☺ **Glyceryl Stearate SE**
*Emulgator (Lebensmittelstoff), d*

☺☺☺ **Glyceryl Triundecanoate**
*Ölkomponente, c*

☺☺☺ **Glycine**
*Wirkstoff, Puffersubstanz, d*

☺☺☺ **Glycine Soja (Sojaöl)**
*Hautpflegemittel, p*

☺☺ **Glycogen (Blutzucker)**
*Wirkstoff, Gelbildner, t*

☺ **Glycol**
*Lösungsmittel, Konservierungsmittel, c*

☺☺ **Glycol Distearate**
*Trübungsmittel, d*

☺☺ **Glycol Stearate**
*Coemulgator, Trübungsmittel, c*

☺☺☺ **Glycosaminoglycans**
*Wirkstoff, d*

☺☺☺ **Glycyrrhetinic Acid**
*Wirkstoff, p*

☺☺☺ **Glycyrrhiza glabra (Süßholz)**
*Wirkstoff, p*

☹☹☹ **Glyoxal**
*Konservierungsmittel, c*
Siehe Seite 184: Formaldehyd

☺☺☺ **Gnaphalium Leontopodium Flower Extract (Edelweiß)**
*Wirkstoff, p*

☺☺☺ **Guaiazulene**
*Wirkstoff, Farbstoff, p*

☺☺ **Guanine**
*Trübungsmittel, Farbstoff, t*

☺☺☺ **Guanosine**
*Wirkstoff, Hautpflegemittel, d*

☺ **Guar Hydroxypropyltrimonium Chloride (Guargummi)**
*Haarpflegemittel, Filmbildner, d*

## H

☺☺☺ **Hamamelis virginiana (Hamamelis)**
*Wirkstoff, p*

☺☺☺ **Hectorite**
*Gelbildner, Emulsionsstabilisator, Verdickungsmittel, m*

☺☺☺ **Hedera Helix (Efeu)**
*Wirkstoff, p*

☺☺☺ **Helianthus Annuus (Sonnenblume)**
*Hautpflegemittel (Fettkörper), p*

☺☺☺ **Henna**
*Wirkstoff, Farbstoff, p*
Siehe Seite 115 ff.: Indigofera argentea, Indigofera tinctoria

☹ **Hexadimethrine Chloride**
*Antistatikum, c*

☺ **Hexamethyldisiloxane**
*Entschäumer, Pflegemittel, c*
Siehe Seite 57 f.: Silikone
Umweltnote ☹☹

☹☹ **Hexamidine Diisethionate**
*Konservierungsmittel, c*
Siehe Seite 184: Formaldehyd

☹☹ **Hexetidine**
*Konservierungsmittel, c*
Siehe Seite 184: Formaldehyd

☺ **Hexylene Glycol**
*Lösungsmittel, c*

☺☺ **Hexyldodecanol**
*Synthetischer Ölkörper, c*

☺☺ **Hexyl Cinnamal**
*Duftstoff, c*

☺☺☺ **Hexyl Laurate**
*Hautpflegemittel, Lösungsmittel, c*

☺☺☺ **Hibiscus Esculentus (Hisbiscus Esculentus Seed Extract)**
*Wirkstoff, p*

☺☺☺ **Hibiscus sabdariffa (Hibiskus)**
*Wirkstoff, Färbemittel, p*

☺☺☺ **Hippophae Rhamnoides (Sanddorn)**
*Wirkstoff, p*

☺☺☺ **Histidine**
*Wirkstoff, d*

☺☺ **Histidine Hydrochloride**
*Wirkstoff, c*

☺☺☺ **Hoplostethus (veraltete INCI)**
*Öl, Zusatzstoff, p*

☺☺☺ **Humulus Lupulus (Hopfen)**
*Wirkstoff, p*

☺☺☺ **Hyaluronic Acid (Hyaluronsäure)**
*Antistatikum, Filmbildner, d*

☺☺☺ **Hydrated Silica (Kieselerde)**
*Verdickungs-, Stabilisierungs-, Schleifmittel, d*

☺☺ **Hydrochloric Acid (Salzsäure)**
*pH-Stellmittel (in verdünnter Form), c*

☺☺☺ **Hydrogenated Castor Oil**
*Konsistenzgeber, p*

☺☺☺ **Hydrogenated Coco-Glycerides**
*Konsistenzgeber, p*

☺☺☺ **Hydrogenated Coconut Oil**
*Stiftgrundlage, Konsistenzgeber, p*

☺☺☺ **Hydrogenated Glycerin**
*Wirkstoff, Lösungsmittel, d*

☺☺☺ **Hydrogenated Jojoba Oil**
*Wachsgrundlage, Emulsionsstabilisator, Konsistenzgeber, p*

☺☺☺ **Hydrogenated Lanolin**
*Antistatikum, Hautpflegemittel, d*

☺☺☺ **Hydrogenated Lecithin**
*Coemulgator, p*

☺☺☺ **Hydrogenated Palm Glyceride**
*Wachsgrundlage, Emulsionsstabilisator, Konsistenzgeber, p*

☺☺☺ **Hydrogenated Palm Kernel Oil**
*Konsistenzgeber (Wachskörper), Stiftgrundlage, p*

☺☺☺ **Hydrogenated Palm Oil**
*Konsistenzgeber, p*

☺☺ **Hydrogenated Polydecene**
*Synthetischer Hautpflegestoff, c*

☺☺ **Hydrogenated Polyisobutene (künstliches Bürzeldrüsenfett)**
*Hautpflegemittel (Fettkörper), c*

☺☺ **Hydrogenated Tallow Glyceride Citrate**
*Emulgator, d*

☺☺☺ **Hydrogenated Vegetable Oil**
*Gehärtetes Pflanzenöl, p*

☺☺☺ **Hydrogen Peroxide**
*Konservierungsmittel, Bleichmittel, c*

☺☺☺ **Hydrolyzed Actin**
*Wirkstoff, Hautpflegemittel, d*

☺☺ **Hydrolyzed Collagen**
*Antistatikum, Filmbildner, t*

☺☺ **Hydrolyzed Elastin**
*Antistatikum, Hautpflegemittel, Filmbildner, t*

☺☺☺ **Hydrolyzed Keratin**
*Antistatikum, Filmbildner, t*

☺☺☺ **Hydrolyzed Milk Protein**
*Antistatikum, Filmbildner, t*

☺☺☺ **Hydrolyzed Silk (Seidenprotein)**
*Wirkstoff, Antistatikum, t*

☺☺☺ **Hydrolyzed Soy Protein**
*Hautpflegemittel, p*

☺☺☺ **Hydrolyzed Wheat Protein (Weizenproteine)**
*Filmbildner, p*

☺☺☺ **Hydrolyzed Yeast Protein**
*Hautpflegewirkstoff, d*

☺ **Hydroquinone**
*Haarfarbe, Bleichmittel, c*

☹ **4-Hydroxybenzoic Acid**
*Konservierungsmittel (Paraben), c*

☺ **Hydroycitronellal**
*Duftstoff, c*

☺☺ **Hydroxyethylcellulose**
*Bindemittel, Stabilisator, Filmbildner, d*

☺ **Hydroxyisohexyl 3-Cyclohexene Carboxaldehyde**
*Duftstoff, c*

☹ **Hydroxylamine HCl**
*Antioxidanzmittel, c*

☺☺ **Hydroxymethylpentylcyclohexenecarboxaldehyd**
*Hautpflegemittel, synthetisches Wachs, c*

☺☺ **Hydroxyoctacosanylhydroxystearate**
*Hautpflegemittel, synthetisches Wachs zur Konsistenzregelung, c*

☹☹ **Hydroxypropyl BIS (N-Hydroxyethyl-P-Phenylendiamine) HCl**
*Haarfärbemittel, c*
Siehe Seite 114; Aromatische Amine

☺ **Hydroxypropyl Chitosan**
*Filmbildner, d*

☺ **Hydroxypropyl Methylcellulose**
*Bindemittel, Stabilisator, Filmbildner, p*

☺☺☺ **Hydroxystearic Acid**
*Konsistenzgeber, p*

☺☺ **Hydroxystearyl Cetyl Ether**
*Coemulgator, Stabilisator, c*

☺☺☺ **Hypericum Perforatum (Johanniskraut)**
*Wirkstoff, p*

# I

☹☹ **Imidazolidinyl Urea**
*Konservierungsmittel, c*
Siehe Seite 184: Formaldehyd

☺☺☺ **Imperata Cylindrica Root Extract**
*Wüstenpflanze, Wirkstoff, p*

☹☹☹ **Iodopropynyl Butylcarbamate**
*Konservierungsmittel, c*
Siehe Seiten 183 und 184: Halogenorganische Verbindungen, Formaldehydabspalter

☺☺☺ **Indigofera Argentea (Henna)**
*Farbstoff, p*

☺☺☺ **Indigofera Tinctoria**
*Farbstoff, p*

☺☺☺ **Inositol**
*Hautpflegemittel, Wirkstoff (Zuckeralkohol), d*

☺☺☺ **Iron Hydroxide**
*Farbstoff, m*

☺☺ **Isoamyl p-Methoxycinnamate (Zimtsäureester)**
*UV-B-Filter, c*

☺ **Isobutane**
*Treibgas, c*
Siehe Seite 185: VOC

☹ **Isobutylparaben**
*Konservierungsmittel, c*

☺☺ **Isocetyl Alcohol**
*Konsistenzgeber, Emulsionsstabilisator, c*

☺☺ **Isocetyl Stearate**
*Emollient, c*

☺ **Isododecane**
*Lösungsmittel, Ölkomponente, c*
Hautpflegenote ☹☹

☺ **Isoeugenol**
*Duftstoff, p,*

☺ **Isohexadecane (Paraffin)**
*Hautpflegemittel, Lösungsmittel, c*
Hautpflegenote ☹☹

☺☺ **Isononyl Isononanoate**
*Hautpflegemittel, c*

☺ **Isopropane**
*Treibgas, c*
Siehe Seite 185: VOC

☺☺ **Isopropyl Alcohol**
*Konservierungsmittel, Lösungsmittel, Entschäumer, c*

☺ **Isopropyl Dibenzoylmethane**
*Lichtschutzfilter, c*

☺ **Isopropyl Isostearate**
*Hautpflegemittel (Wachs), c*

☺☺ **Isopropyl Lanolate**
*Antistatikum, Hautpflegemittel, Emulgator, d*

☺☺ **Isopropyl Methoxycinnamate**
*Lichtschutzfilter, c*

☺☺ **Isopropyl Myristate**
*Ölkörper, p*

☺☺ **Isopropyl Palmitate**
*Ölgrundlage, c*

☹ **Isopropylparaben**
*Konservierungsmittel, c*

☺☺ **Isopropyl Stearate**
*Ölkomponente, d*

☺ **Isopropyl Titanium Triisostearate**
*Weichmacher, Coemulgator, c*

☺☺☺ **Isoquercitin**
*Wirkstoff, p*

☺☺ **Isostearic Acid**
*Konsistenzgeber, Emulsionsstabilisator, c*

☺☺ **Isostearyl Alcohol**
*Konsistenzgeber, Emulsionsstabilisator, c*

☺☺ **Isostearyl Diglyceryl Succinate**
*Emulgator, d*

☺☺ **Isostearyl Isostearate**
*Bindemittel, Hautpflegemittel, d*

☺☺ **Isostearyl Neopentanoate**
*Synthetischer Ölkörper, c*

## J

☺☺☺ **Jasemine Wax**
**Neue Bezeichnung: Jasminum Sambac (Jasmine) Flower Wax**
*Wirkstoff, Konsistenzgeber, p*

☺☺☺ **Jasminum officinale (Jasmin)**
*Duftstoff, p*

☺☺☺ **Jasminum Sambac (Jasmine) Flower Wax**
*Wirkstoff, Konsistenzgeber, p*

☺☺ **Jojoba Esters**
*Peelingkörper, Abrasivstoff, p*

☺☺☺ **Jojoba Wax**
**Neue Bezeichnung: Simmondsia Chinensis (Jojoba) Seed Wachs**
*Hautpflegemittel (Wachs), p*

☺☺☺ **Juglans Regia (Walnuss)**
*Hautpflegemittel, Färbemittel, p*

☺ **Juniper Tar (Wacholderteer)**
*Wirkstoff, Duftstoff, p*

☺☺☺ **Juniperus Communis (Wacholder)**
*Wirkstoff, Duftstoff, p*

☺☺☺ **Juniperus Oxicedrus (Stechwacholder)**
*Antimikrobielles Öl, p*

## K

☺☺☺ **Kaolin (Porzellanerde)**
*Absorptionsmittel, m*

☺☺ **Keratin**
*Wirkstoff, t*

☺☺☺ **Krameria Triandra (Ratanhia)**
*Farbstoff, Wirkstoff, p*

## L

☺☺☺ **Lac (Kuhmilch)**
*Wirkstoff, t*

☺☺ **Lactamide MEA**
*Antistatikum, Wirkstoff, d*

☺☺☺ **Lactic Acid (Milchsäure)**
*Puffersubstanz, konservierend, d*

☺☺☺ **Lactis Proteinum (Milchprotein)**
*Wirkstoff, Hautpflegemittel, t*

☺☺ **Lactobazillus Ferment**
*Hautwirkstoff, b*

☺☺☺ **Lactoperoxidase**
*Zusatzstoff, b*

☺☺☺ **Lactose (Milchzucker)**
*Hilfsstoff, t*

☺☺☺ **Laminaria Digitata**
*Wirkstoff, p*

☹☹ **Laneth-10, -5 sowie weitere angehängte Zahlen**
*Emulgatoren, t*
Siehe Seite 181: PEG, PPG

☺☺☺ **Lanolin (Wollwachs)**
*Hautpflegemittel (Fettkörper), t*

☺☺☺ **Lanolin Acid**
*Hautpflegemittel, Emulgator, t*

☺☺☺ **Lanolin Alcohol**
*Hautpflegemittel, Emulgator, t*

☺☺☺ **Lanolin Cera**
*Hautpflegemittel, Emulgator, t*

☺☺☺ **Lanolin Liquida**
*Haut-, Haarpflegemittel, t*

☺☺ **Lard Glycerides (Schmalz)**
*Hautpflegemittel, Emulgator, t*

☹☹ **Lauramide DEA**
*Antistatikum, Gelbildner, p*
Siehe Seite 183: Nitrosamine

☺ **Lauramine Oxide**
*Haut-, Haarpflegemittel, c*

☹☹ **Laurdimonium Hydroxypropyl Hydrolized Wheat Protein**
*Wirkstoff, c*
Siehe Seite 184 f.: Quats/Polyquats

☹☹ **Laureth-2,-3,-4,-7**
*Emulgatoren, Tenside, p*
Siehe Seite 181: PEG, PPG

☹☹ **Laureth-5 Carboxylic Acid**
*Emulgator, d*
Siehe Seite 181: PEG, PPG

☹☹ **Laureth-8 Phosphate**
*Emulgator, Tensid, c*
Siehe Seite 181: PEG, PPG

☺☺☺ **Lauric Acid (Laurinsäure)**
*Konsistenzgeber, d*

☺☺☺ **Lauroyl Lysine**
*Stabilisator, Pudergrundlage, d*

☺☺☺ **Laurus Nobilis (Lorbeer)**
*Filmbildner, p*

☺☺☺ **Lauryl Aminopropylglycine**
*Antistatikum, Tensid, p*

☺☺ **Lauryl Betaine**
*Tensid, Emulgator, d*

☺☺☺ **Lauryl Diethylenediaminoglycine**
*Tensid, Wirkstoff, d*

☺☺ **Lauryldimonium Hydroxypropyl Hydrolyzed Collagen**
*Haut-, Haarpflegemittel, t*

☺☺☺ **Lauryl Glucoside**
*Tensid, d*

☺☺ **Lauryl Hydroxysultaine**
*Tensid, c*

☺☺☺ **Lauryl Lactate**
*Glanzgeber, p*

☺ **Laurylmethicone Copolyol**
*Hautpflegemittel, Emulgator, c*
Siehe Seite 57 f.: Silikone
Umweltnote ☹☹

☹☹ **Lauryl Methyl Gluceth-10 Hydroxypropyldimonium Chloride**
*Antistatikum, Haarweichspüler, d*
Siehe Seite 181: PEG, PPG

☺☺ **Lauryl Octanoate**
*Ölkörper, p, c*

☺☺☺ **Lauryl PCA**
*Wirkstoff, Coemulgator, p*

☺☺☺ **Lauryl Polyglucose**
*Zuckertensid, p*

☹☹☹ **Laurylpyridinium Chloride**
*Konservierungsmittel, c*
Siehe Seiten 183 und 184: Halogenorganische Verbindungen, Quats

☺☺☺ **Lauryl Pyrrolidone**
*Netzmittel mit komplexbildenden Eigenschaften, c*

☺☺☺ **Lavandula Angustifolia (Lavendel)**
*Wirkstoff, Duftstoff, p*

☺☺☺ **Lawsonia Inermis (Henna)**
*Farbstoff, p* Bringt Glanz ins Haar

☺☺☺ **Lecithin**
*Hautpflegemittel, Emulgator, p*

☺☺☺ **Lentinus Edodes Extract**
*Shitake-Pilzextrakt, Wirkstoff, p*

☺☺☺ **Leptospermum scoparium (Manuka)**
*Wirkstoff, Duftstoff, p*

☺☺☺ **Leucine**
*Antistatikum, Wirkstoff, c*

☺ **Lilial**
*Duftstoff, c*

☺☺ **Limonene**
*Duftstoff, p*

☺☺ **Linalool**
*Duftstoff, p, c*

☹☹ **Linoleamide DEA**
*Antistatikum, Fettkörper, p*
Siehe Seite 183: Nitrosamine

☺ **Linoleamide MEA**
*Antistatikum, Fettkörper, d*

☺☺☺ **Linoleic Acid**
*Wirkstoff, Hautpflegemittel, p*

☺☺☺ **Linum usitatissimum (Leinsamen)**
*Hautpflegemittel, p*

☺☺☺ **Lithium Magnesium Sodium Silicate**
Viskositätsbildner, Emulsionsstabilisator, c

☺☺☺ **Luffa Cylindrica (Luffa Cylindrica Seed Oil)**
*Pflanzliches Öl, p*

☺☺☺ **Lysine**
*Wirkstoff, d*

☺☺☺ **Lysine Hydrochloride**
*Hautpflegemittel, c*

☺☺☺ **Lysolecithin**
*Emulgator, Wirkstoff, p, c*

## M

☺☺☺ **Macadamia Ternifolia (Macadamianuss)**
*Wirkstoff, p*

☺☺☺ **Magnesium Aluminium Silicate**
*Natürlicher Gelbildner, Verdickungsmittel, m*

☺☺☺ **Magnesium Ascorbyl Phosphate**
*Wirkstoff, Antioxidanz, d*

☺☺☺ **Magnesium Aspartate**
*Hautpflegemitte, d*

☺☺☺ **Magnesium Carbonate**
*Absorptionsmittel, m*

☺☺☺ **Magnesium Chloride (Magnesiumsalz)**
*Zusatzstoff, d*

☹☹ **Magnesium Laureth Sulfate, Magnesium Laureth-8 Sulfate**
*Tenside , d*
Siehe Seite 181: PEG, PPG

☺☺ **Magnesium Lauryl Sulfate**
*Tensid, d*

☹☹ **Magnesium Oleth Sulfate**
*Tensid, c*
Siehe Seite 181: PEG, PPG

☺☺☺ **Magnesium Stearate**
*Emulsionsstabilisator, d*

☺☺☺ **Magnesium Sulfate (Bittersalz)**
*Stabilisierungsmittel, m*

☺☺☺ **Malic Acid (Apfelsäure)**
*Wirkstoff, d*

☺☺☺ **Maltodextrin (Malzzucker)**
*Träger für Wirkstoffe, p*

☺☺☺ **Malpighia Glabra (Acerola-Kirsche)**
*Wirkstoff, p*

☺☺☺ **Malva Sylvestris (Malve)**
*Wirkstoff, p*

☺☺ **Manganese Sulfate**
*Hautpflegestoff*

☺☺☺ **Mannitol**
*Füll- und Bindemittel in Puderprodukten, p*

☺☺☺ **Maris Sal (Meersalz)**
*Wirkstoff und Verdickungsmittel für Tenside, m*

☹☹ **MDM Hydantoin**
*Konservierungsmittel, c*
Siehe Seite 184: Formaldehyd

☺ **MEA-Lauryl Sulfate**
*Tensid, d*

☺☺☺ **Mel (Honig)**
*Haut-, Haarpflegemittel, t*

☺☺☺ **Melaleuca Alternifolia (Teebaum)**
*Wirkstoff, p*

☺☺☺ **Melia Azadirachta (Niembaum)**
*Wirkstoff, p*

☺☺☺ **Melissa Officinalis (Melisse)**
*Wirkstoff, p*

☺☺☺ **Melilotus Officinalis Extract (Steinklee)**
*Wirkstoff, p*

☺☺☺ **Mentha Piperita (Pfefferminze)**
*Wirkstoff, Duftstoff, p*

☺☺☺ **Menthol**
*Duftstoff, d*

☺☺☺ **Meristem (Torfextrakt)**
*Wirkstoff, p*

☺ **Methicone**
*Fettkörper, Ölersatz, c*
Siehe Seite 57 f.: Silikone
Umweltnote ☹☹

☺☺☺ **Methionine**
*Wirkstoff, d*

☺☺ **3-Methyl-4-(2,6,6-Trimethyl-2-cyclohexen-1-yl)-3-buten-2-one**
*Duftstoff, c*

☺☺ **4-Methylbenzylidene Camphor**
*UV-B-Lichtschutzfilter, c*

☺☺☺ **Methylcellulose**
*Gelbildner, p*

☹☹☹ **Methylchloroisothiazolinone**
*Konservierungsmittel, c*
Siehe Seite 183: Halogenorganische Verbindungen

☹☹☹ **Methyldibromo Glutaronitrile**
*Konservierungsmittel, c*
Siehe Seite 183: Halogenorganische Verbindungen

☹☹ **Methyl Gluceth-10 und -20**
*Gelbildner, p*
Siehe Seite 181: PEG, PPG

☺☺ **Methyl Glucose Dioleate**
*Zuckeremulgator, p*

☺☺ **Methyl Glucose Sesquiisostearate**
*Hautpflegemittel, Emulgator, p*

☺ **Methyl Heptin Carbonate**
*Duftstoff, c*

☹☹ **Methyl Hydroxyethylcellulose**
*Gelbildner, Verdickungsmittel, d*
Siehe Seite 181: PEG, PPG

☺☺ **Methyl Tyrosinate**
*Haarconditioner, d*

☹☹ **Methylisothiazolinone**
*Konservierungsmittel, c*

☹ **Methylparaben**
*Konservierungsmittel, c*

☹☹ **2-Methylresorcinol**
*Haarfärbemittel, c*
Siehe Seite 114: Aromatische Amine

☺ **Methylsilanol Carboxymethyl Theophylline Alginate**
*Haut- und Haarpflegemittelf, c*
Umweltnote: ☹☹

☺☺☺ **Mica**
*Farbstoff, m*

☺☺☺ **Micrococcus Lysate**
*Wirkstoff, p*

☺☺☺ **Mimosa Tenuiflora (Mimose)**
*Wirkstoff, p*

☺☺☺ **Mortierella Isabellina**
*Hautwirkstoff, p*

☺☺☺ **Mourera Fluviatilis**
*Wirkstoff, p*

☺☺ **Muscle Extract**
*Wirkstoff (aus Muskeln), t*

☹☹ **Myreth-4**
*Emulgator, p*
Siehe Seite 181: PEG, PPG

☹☹ **Myreth-3 Myristate**
*Hautpflegemittel, Gelbildner, p*
Siehe Seite 181: PEG, PPG

☺☺☺ **Myrica Cerifera**
*Konsistenzgeber, p*

☺☺☺ **Myristic Acid**
*Hautpflegemittel, Coemulgator, p*

☺☺ **Myristyl Alcohol**
*Hautpflegemittel, Coemulgator, Wirkstoff, p*

☺☺ **Myristoyl Hydrolyzed Collagen**
*Antistatikum, Hautpflegemittel, t*

☺☺☺ **Myristyl Lactate**
*Hautpflegemittel, p*

☺☺☺ **Myristyl Myristate**
*Hautpflegemittel, Gelbildner, p*

☺☺☺ **Myristyl Octanoate**
*Hautpflegewirkstoff, d*

## N

☹☹ **1-Naphtol, 2-Naphthol**
*Haarfärbemittel, c*

☺☺☺ **Nasturtium officinale (Brunnenkresse)**
*Wirkstoff, p*

☺☺☺ **Nelumbo Nucifera (Nucifera Flower Extract)**
*Wirkstoff, p*

☺ **Neopenytyl Glycol**
*Lösemittel, Befeuchter, c*

☺ **Neopenytyl Glycol Diheptanoate**
*Lösemittel, Hautpflegemittel, c*

☺☺☺ **Niacin (Nikotinsäure)**
*Wirkstoff, d*

☺☺☺ **Niacinamide**
*Wirkstoff, d*

☺☺☺ **Nicotiana tabacum (Tabak)**
*Wirkstoff, p*

☹☹ **Nonoxynol-2, -4, -10**
*Emulgatoren, c*
Siehe Seite 181: PEG, PPG

☹☹ **Nonoxynol-12 Iodine**
*Konservierungsmittel, c*
Siehe Seite 181: PEG, PPG

☹☹ **Nordihydroguaiaretic Acid**
*Antioxidanz, c*

**NTA**
Aufgrund fehlender Datenlage keine Beurteilung möglich

☺ **Nylon 6, 11,12, 66**
*Peelingkörper, Pudergrundlage, c*

☺☺☺ **Nymphaea Coerulea Seed Extract (Blauer Lotus)**
*Wirkstoff, p*

☺☺☺ **Nymphaea odorata (Seerose)**
*Wirkstoff, p*

# O

☺ **Oak Moos**
*Duftstoff, p*

☺ **Octocrylene**
*UV-B-Lichtschutzfilter, c*

☺☺ **Octoxyglycerin**
*Lösungsmittel, c*

☺ **Octylacrylamide/Acrylates/ Butylaminoethyl Methacrylate Copolymer**
*Antistatikum, Filmbildner, c*

☺☺ **Octyl Cocoate**
**Neue Bezeichnung: Ethyhexyl Cocoate**
*Hautpflegemittel, Ölkörper, d*

☺ **Octyl Dimethyl PABA**
**Neue Bezeichnung: Ethylhexyl Dimethyl PABA**
*UV-B-Lichtschutzfilter, c*

☺☺ **Octyldodecanol**
*Hautpflegemittel, Lösungsmittel, c*

☺☺☺ **Octyldodecyl Lanolate**
*Hautpflegemittel, d*

☺☺☺ **Octyldodecyl Octanoate**
**Neue Bezeichnung: Octyldodecyl Ethylhexanonate**
*Hautpflegemittel, d*

☺☺ **Octyldodecyl Stearoyl Stearate**
*Weichmacher, c*

☺☺☺ **Octyl Hydroxystearate**
**Neue Bezeichnung: Ethylhexyl Hydroxystearate**
*Hautpflegemittel, Ölkomponente, d*

☺☺ **Octyl Methoxycinnamate**
**Neue Bezeichnung: Ethylhexyl Methoxycinnamate**
*UV-B-Lichtschutzfilter, c*

☺☺☺ **Octyl Octanoate**
**Neue Bezeichnung: Ethylhexyl Ethylhexanonate**
*Ölkomponente (Esteröl), d*

☺☺☺ **Octyl Palmitate**
**Neue Bezeichnung: Ethylhexyl Palmitate**
*Ölkomponente, d*

☺☺ **Octyl Salicylate**
**Neue Bezeichnung: Ethylhexyl Salicylate**
*UV-B-Lichtschutzfilter, c*

☺☺☺ **Octyl Stearate**
**Neue Bezeichnung: Octyldodecyl Ethylhexanonate**
*Hautpflegemittel, d*

☺☺☺ **Oenothera Biennis (Nachtkerze)**
*Wirkstoff, p*

☺☺☺ **Olea Europaea (Olive)**
*Hautpflegemittel, Lösungsmittel, p*

☺ **Oleamide DEA**
*Antistatikum, Gelbildner, c*
Siehe Seite 183: Nitrosamine

☺ **2-Oleamido-1,3-Octadecanediol**
*Lösungsmittel, Haarpflegemittel, c*

☺☺☺ **Oleic Acid (Ölsäure)**
*Hautpflegemittel, Grundstoff, p*

☹☹ **Oleth-4**
*Emulgator, p*
Siehe Seite 181: PEG, PPG

☹☹ **Oleth-3 Phosphate**
*Tensid, d*
Siehe Seite 181: PEG, PPG

☺☺☺ **Oleyl Alcohol**
*Hautpflegemittel, Emulgator, d*

☺☺☺ **Oleyl Erucate**
*Wirkstoff, p*

☺☺☺ **Oleyl Linoleate**
*Hautpflegemittel, p*

☺☺☺ **Oleyl Oleate**
*Hautpflegemittel, c*

☺☺☺ **Olus**
*Hautpflegemittel, p*

☺☺☺ **Orbignya Oleifera**
*Wirkstoff, p*

☺☺☺ **Origanum Majorana (Majoran)**
*Wirkstoff, p*

☺☺☺ **Ornithine**
*Wirkstoff, d*

☺☺☺ **Orobanche Rapum Extract**
*Wirkstoff, p*

☺☺☺ **Oryza Sativa (Reis)**
*Konsistenzgeber, Ölkörper, Pudergrundlage, p*

☺☺☺ **Ovum (Ei)**
*Hautpflegemittel, t*

☺ **Oxidised Polyethylene**
*Peelingkörper, c*

☺ **Ozokerite (Erdwachs)**
*Emulsionsstabilisator, m*
Hautpflegenote ☹☹

# P

☺ **PABA**
*Lichtschutzfilter, UV-Absorber, c*

☺☺☺ **Palm Glyceride**
*Hautpflegemittel, Konsistenzgeber, p*

☺☺☺ **Palmitic Acid**
*Hautpflegemittel, Konsistenzgeber, p*

☺☺☺ **Palmitoyl Oligopeptide**
*Hautpflegemittel, d*

☺☺☺ **Palmitoyl Pentapeptide-3**
*Hautpflegemittel, d*

☺☺☺ **Palm Kernel Acid**
*Hautpflegemittel, Konsistenzgeber, p*

☺☺☺ **Panax Ginseng Root Extract**
*Wirkstoff, p*

☺☺☺ **Panthenol (Provitamin B5)**
*Wirkstoff, c*

☺☺☺ **Pantenyl Ethyl Ether**
*Haut-, Haarwirkstoff, c*

☺☺☺ **Panthenyl Triacetate**
*Antistatikum, Wirkstoff, c*

☺☺ **Pantolactone**
*Befeuchtendes Haut- und Haarpflegemittel, d*

☺☺☺ **Papaver Rhoeas (Corn Poppy) Seed Extract (Klatschmohn)**
*Wirkstoff, p*

☹ **Paraben**
*Konservierungsmittel, c*

☺ **Paraffin**
*Wachs, c*
Hautpflegenote ☹☹

☺ **Paraffinum Liquidum (Paraffinöl)**
*Hautpflegemittel, Lösungsmittel, c*
Hautpflegenote ☹☹

☺☺☺ **Passiflora Edulis (Passionsblume, Maracuja)**
*Wirkstoff, p*

☺☺☺ **Passiflora Incarnata**
*Wirkstoff, p*

☺☺☺ **PCA**
*Wirkstoff, d*

☺☺☺ **PCA Ethyl Cocoyl Arginate**
*Gelbildner, Wirkstoff, d*

☺☺☺ **Pectin**
*Gelbildner, Wirkstoff, p*

☹☹ **PEG-Inhaltsstoffe**
Siehe Kasten Seite 222

☹☹ **PEI-7**
*Viskositätskontrollierender Stoff, c*

☺☺ **Pentaerythrityl Tetraethylhexanoate**
*Emulsionsstabilisator, c*

☺☺ **Pentaerythrityl Tetraisostearate**
*Emulgator für Öl-in-Wasser-Emulsionen, d*

☺☺☺ **Pelargonium Capitatum (Geranie)**
*Wirkstoff und natürlicher Duft, p*

☺☺☺ **Pelargonium Graveolens Flower Oil (Geranie)**
*Wirkstoff und natürlicher Duft, p*

☺ **Pentane**
*Treibgas, Lösungsmittel, c*
Siehe Seite 185: VOC

☹☹ **Pentasodium Ethylenediamine Tetramethylene Phosphate**
*Chelatbildner, c*
Siehe Seite 182: EDTA

☹☹ **Pentasodium Pentetate**
*Komplexbildner, c*
EDTA-Ersatz; siehe Seite 182: EDTA

☹☹ **Penetic Acid**
*Chelatbildner, Konservierungsmittel, c*
Ähnliche Wirkung wie EDTA; siehe Seite 182: EDTA

☺ **Pentylene Glycol**
*Feuchthalte-, Lösungsmittel, c*

☹ **Perfluoropolymethylisopropyl Ether**
*Hautschutz, c*

☺☺☺ **Persea Gratissima (Avocado)**
*Hautpflegemittel, p*

☺ **Petrolatum**
*Antistatikum, Hautpflegemittel, c*
Hautpflegenote ☹☹

☺☺☺ **Phenethyl Alcohol**
*Desodorierungsmittel, Duftstoff, antimikrobiell, d*

☹☹ **Phenol**
*Konservierungsmittel, c*

☹☹ **Phenoxyethanol**
*Konservierungsmittel, c*

☹ **Phenoxyisopropanol**
*Konservierungs-, Lösungsmittel, c*

☺☺☺ **Phenylalanine**
*Antistatikum, d*

☺ **Phenylbenzimidazole Sulfonic Acid**
*UV-B-Lichtschutzfilter, c*

☹ **Phenyl Dibenzimidazole Tetrasulfonate**
*Lichtschutzfilter, c*

☹☹☹ **Phenyl Mercuric Acetate**
*Konservierungsmittel, c*

☹☹☹ **Phenyl Mercuric Borate**
*Konservierungsmittel, c*

## PEG – giftiger Ausgangsstoff

PEG, zumeist als Emulgatoren, Lösemittel oder Perlglanzbildner eingesetzt, werden aus giftigen Gasen gewonnen (siehe Seite 181). Sie sind leider, trotz guter Alternativen, eine immer noch häufig eingesetzte Kosmetikzutat.

- ☹☹ PEG-4, PEG-7
- ☹☹ PEG-350
- ☹☹ PEG Castor Oil
- ☹☹ PEG-2 Castor Oil,
- ☹☹ PEG-35 Castor Oil
- ☹☹ PEG-22 Cetylstearyl Alcohol
- ☹☹ PEG-4 Cocoamido MIPA Sulfosuccinate
- ☹☹ PEG-10 Cocoate
- ☹☹ PEG-3 Distearate
- ☹☹ PEG-150 Distearate
- ☹☹ PEG-22/Dodecyl Glycol Copolymer
- ☹☹ PEG-45/Dodecyl Glycol Copolymer
- ☹☹ PEG-7 Glyceryl Cocoate
- ☹☹ PEG-8 Glyceryl Laurate
- ☹☹ PEG-30 Glyceryl Monococoate
- ☹☹ PEG-5 Glyceryl Stearate
- ☹☹ PEG-30 Glyceryl Stearate
- ☹☹ PEG-30 Dipolyhydroxystearate
- ☹☹ PEG-32
- ☹☹ PEG-200 Glyceryl Tallowate
- ☹☹ PEG-40 Hydrogenated Castor Oil
- ☹☹ PEG-200 Hydrogenated Glyceryl Palmate
- ☹☹ PEG-75 Lanolin
- ☹☹ PEG-2 Laurate
- ☹☹ PEG-10M (ß)
- ☹☹ PEG-14M
- ☹☹ PEG-45M
- ☹☹ PEG-20 Methyl Glucose Sesquistearate
- ☹☹ PEG-120 Methyl Glucose Dioleate
- ☹☹ PEG-5 Octanoate
- ☹☹ PEG-6 Oleamide
- ☹☹ PEG-25 PABA
- ☹☹ PEG-4 Polyglyceryl-2 Stearate
- ☹☹ PEG-40 Sorbitan Peroleate
- ☹☹ PEG-60 Sorbitan Stearate
- ☹☹ PEG-160 Sorbitan Triisostearate
- ☹☹ PEG-5 Soya Sterol
- ☹☹ PEG-2 Stearate
- ☹☹ PEG-6 Stearate
- ☹☹ PEG-8 Stearate
- ☹☹ PEG-20 Stearate
- ☹☹ PEG-40 Stearate
- ☹☹ PEG-100 Sterarate
- ☹☹ PEG-5 Stearyl Ammonium Lactate

| | |
|---|---|
| ☹☹ | **Phenyl Methyl Pyrazolone**<br>*Oxidationshaarfärbemittel, c* |
| ☹ | **Phenylparaben**<br>*Konservierungsmittel, c* |
| ☺☺ | **Phenylpropanol**<br>*Lösungsmittel, Duftstoff, d* |
| ☺ | **Phenyl Trimethicone**<br>*Entschäumer, Antistatikum, Hautpflegemittel, c*<br>Siehe Seite 57 f.: Silikone<br>Umweltnote ☹☹ |
| ☺☺☺ | **Phospholipids**<br>*Wirkstoff, d* |
| ☹ | **Phosphoric Acid**<br>*Säuerungsmittel, d* |
| ☺☺☺ | **Phytantriol**<br>*Wirkstoff, Haarpflegemittel, c* |
| ☺☺☺ | **Phytic Acid**<br>*Komplexbildner, p* |
| ☺☺☺ | **Pimpninella Anisum (Anis)**<br>*Wirkstoff, p* |
| ☺☺☺ | **Pinus (Pinien-, Kiefernöl)**<br>*Wirkstoff, p* |
| ☺☺☺ | **Piper Methysticum (Kava-Kava)**<br>*Hautpflegemittel, p* |
| ☺☺ | **Piroctone Olamine**<br>*Konservierungsmittel, Wirkstoff, c* |
| ☺☺ | **Pisces**<br>*Wirkstoff, t* |
| ☺☺☺ | **Pistacia Lentiscus**<br>*Wirkstoff, Filmbildner, p* |
| ☺☺☺ | **Pisum Sativum (Erbse)**<br>*Wirkstoff, p* |
| ☺☺ | **Placental Protein**<br>*Wirkstoff, t* |
| ☺☺☺ | **Plancton Extract**<br>*Hautpflegewirkstoff, p* |
| ☺☺☺ | **Pogostemon Cablin (Patschuli)**<br>*Wirk-, Duftstoff, p* |
| ☹☹ | **Poloxamer 124, Poloxamer 184, 188, Poloxamer 407**<br>*Emulgatoren, Tenside, c*<br>Siehe Seite 181: PEG, PPG |
| ☹☹ | **Poloxamine**<br>*Netzmittel, Lösungsvermittler, teils Gelbildner, c*<br>Siehe Seite 181: PEG, PPG |
| ☺ | **Polyacrylamide**<br>*Antistatikum, Filmbildner, c*<br>Umweltnote ☹☹ |
| ☺ | **Polyacrylic Acid**<br>*Bindemittel, Filmbildner, c*<br>Umweltnote ☹☹ |
| ☺☺ | **Polyamidopropyl Biguanide**<br>*Konservierungsmittel, c* |
| ☹ | **Polybutene**<br>*Filmbildner, c*<br>Umweltnote ☹☹ |
| ☺ | **Polycaprolacetone**<br>*Suspendierhilfsmittel, c*<br>Umweltnote ☹☹ |
| ☺ | **Polyethylene**<br>*Peelingkörper, Pudergrundlage, c*<br>Umweltnote ☹☹ |
| ☺☺☺ | **Polyglyceryl-3 Beeswax**<br>*Emulgator, d* |
| ☺☺☺ | **Polyglyceryl-2 Caprate**<br>*Emulgator, d* |
| ☺☺☺ | **Polyglyceryl-3 Caprate**<br>*Verdicker, Emulgator, d* |

☺☺☺ **Polyglyceryl-4 Caprate**
*Lösungsvermittler, Emulgator, d*

☺☺☺ **Polyglyceryl-4 Isosearate**
*Emulgator, d*

☺☺☺ **Polyglyceryl-6 Dicaprate**
*Lösungsvermittler, Emulgator, d*

☺☺☺ **Polyglyceryl-3 Diisostearate**
*Emulgator, d*

☺☺☺ **Polyglyceryl-2 Dipolyhydroxy-stearate**
*Emulgator für Öl-in-Wasser-Emulsionen, p*

☺☺☺ **Polyglyceryl-4 Isostearate**
*Emulgator, d*

☺☺☺ **Polyglyceryl-3 Laurate**
*Verdicker, Konsistenzgeber, d*

☺☺☺ **Polyglyceryl-10 Laurate**
*Verdicker, wirkt befeuchtend, d*

☺ **Polyglycerylmethacrylate**
*Gelbildner, c*
Umweltnote ☹☹

☺☺☺ **Polyglyceryl-3 Oleate**
*Emulgator, p*

☹☹ **Polyglyceryl-2-PEG-4 Stearate**
*Emulgator, d*
Siehe Seite 181: PEG, PPG

☺☺☺ **Polyglyceryl-2 Polyhydroxy-stearate**
*Emulgator, d*

☺☺☺ **Polyglyceryl-3 Ricinoleate**
*Emulgator, d*

☺☺☺ **Polyglyceryl- 2 Sesquiisostearate**
*Emulgator, d*

☺☺☺ **Polyglyceryl-2 Stearate**
*Emulgator, d*

☺ **Polyisobutene**
*Bindemittel, Filmbildner, c*

☺☺☺ **Polyisoprene (Gummi)**
*Hautpflegemittel, p*

☺ **Polymethyl Methacrylate**
*Stabilisator für Perlglanzmittel, Filmbildner, c*
Umweltnote ☹☹

☺ **Polymethylsilsequioxane**
*Silikon, c*
Umweltnote ☹☹

☹☹ **Polyquaternium -1, -2, -4, -5, -6, -7, -8, -9, -10, -11, -12, -13, -37**
*Haarweichspüler, c*
Siehe Seite 184: Quats

☺ **Polyisilicon-8**
*Haut- und Haarpflegemittel, c*
Umweltnote: ☹☹

☹☹ **Polysorbate 20**
*Emulgator, d*
Siehe Seite 181: PEG, PPG

☹☹ **Polysorbate 60**
*Emulgator, d*
Siehe Seite 181: PEG, PPG

☹☹ **Polysorbate 80**
*Emulgator, d*
Siehe Seite 181: PEG, PPG

☺☺ **Polyvinyl Alcohol**
*Filmbildner, verbessert die Viskosität, c, p*

☺ **Polymethylsilsesquioxane**
*Trübungsmittel, c*
Siehe Seite 57 f.: Silikone
Umweltnote ☹☹

☺☺☺ **Populus nigra (Pappel)**
*Hautpflegemittel, p*

☺☺ **Potassium Ascorbyl Tocopheryl Phosphate**
*Antioxidanz, Wirkstoff, d*

☺☺☺ **Potassium Aspartate**
*Wirkstoff, c*

☺☺☺ **Potassium Behenate**
*Fettsäure, p*

☺☺☺ **Potassium Carbonate (Pottasche)**
*Zusatzstoff, m*

☺☺ **Potassium Cetyl Phosphate**
*Tensid, d*

☺☺ **Potassium Chlorate**
*Oxidationsmittel, m*

☺☺☺ **Potassium Chloride**
*Salz, Verdicker für waschaktive Substanzen, m*

☺☺☺ **Potassium Cocoate (Kokosseife)**
*Konsistenzregler, Coemulgator, p*

☺☺ **Potassium Cocyl Hydrolyzed Collagen**
*Wirkstoff, t*

☺☺ **Potassium Gluconate**
*Hautpflegemittel, d*

☺☺ **Potassium Hydroxide**
*Alkalisiermittel, m*

☺☺ **Potassium Isostearate**
*Coemulgator, Konsistenzgeber, c*

☺☺ **Potassium Iodide (Kaliumiodid)**
*Wirkstoff, m*

☺☺☺ **Potassium Laurate (Schmierseife)**
*Emulgator, Tensid, p*

☺☺☺ **Potassium Palmitate**
*Konsistenzgeber, Seife, p*

☺☺ **Potassium Persulfate**
*Oxidationsmittel, m*

☺☺ **Potassium Sorbate**
*Konservierungsmittel, d*

☺☺☺ **Potassium Stearate**
*Emulgator, Konsistenzgeber, d*

☺☺ **Potassium Sulfide**
*Enthaarungsmittel, m*

☹☹ **Potassium Troclosene**
*Konservierungsmittel, c*
Siehe Seite 183: Halogenorganische Verbindungen

☺☺ **Potassium Etecylenoyl Hydrolizes Collagen**
*Antistatikum, d*

☺☺☺ **Potentilla Erecta Root Extract**
*Wirkstoff, p*

☹☹ **PPG-1 Trideceth-6**
*Haarpflegemittel, c*
Siehe Seite 181: PEG, PPG

☹☹ **PPG-9,-30**
*Hautpflegemittel, Emulgator, c*
Siehe Seite 181: PEG, PPG

☹☹ **PPG-14 Butylether**
*Hautpflegemittel, Emulgator, c*
Siehe Seite 181: PEG, PPG

☹☹ **PPG-17/IPDI/DMPA Copolymer**
*Hautpflegemittel, Emulgator, c*
Siehe Seite 181: PEG, PPG

☹☹ **PPG-5 Lanolin Wax**
*Hautpflegemittel, Emulgator*
Siehe Seite 181: PEG, PPG

☹☹ **PPG-5-Laureth-5**
*Hautpflegemittel, Emulgator, c*
Siehe Seite 181: PEG, PPG

☹☹ **PPG-3 Methyl Ether**
*Lösungsmittel, c*
Siehe Seite 181: PEG, PPG

## Die Quats – keine guten Haarpflegemittel

Quaternäre Amoniumverbindungen werden in Haarpflegeprodukten eingesetzt, um die Kämmbarkeit der Haare zu verbessern (siehe Seite xx)

- ☹☹ Quaternium-8
- ☹☹ Quaternium-14
- ☹☹ Quaternium-15
- ☹☹ Quaternium-16
- ☹☹ Quaternium-18 (DSDMAC)
- ☹☹ Quaternium-18 Hectorite
- ☹☹ Quaternium-22
- ☹☹ Quaternium-24
- ☹☹ Quaternium-26
- ☹☹ Quaternium-27
- ☹☹ Quaternium-30
- ☹☹ Quaternium-33
- ☹☹ Quaternium-43
- ☹☹ Quaternium-45
- ☹☹ Quaternium-51
- ☹☹ Quaternium-52
- ☹☹ Quaternium-53
- ☹☹ Quaternium-56
- ☹☹ Quaternium-60
- ☹☹ Quaternium-61
- ☹☹ Quaternium-62
- ☹☹ Quaternium-63
- ☹☹ Quaternium-70
- ☹☹ Quaternium-71
- ☹☹ Quaternium-72
- ☹☹ Quaternium-73
- ☹☹ Quaternium-75
- ☹☹ Quaternium-80

☹☹ **PPG-4 Myristyl Ether**
*Hautpflegemittel, Emulgator, c*
Siehe Seite 181: PEG, PPG

☹☹ **PPG-2 Myristyl Ether Propionate**
*Hautpflegemittel, c*
Siehe Seite 181: PEG, PPG

☹☹ **PPG-12/SMDI Copolymer**
*Filmbildner, c*
Siehe Seite 181 und 57 f.: Silikone, PEG, PPG

☹☹ **PPG-51/SMDI Copolymer**
*Filmbildner, c*
Siehe Seiten 181 und 57 f.: Silikone, PEG, PPG

☹☹ **PPG-14 Butylether**
*Haarkonditioner, c*
Siehe Seite 181: PEG, PPG

☹☹ **PPG-15 Stearyl Ether**
*Ölkörper, c*
Siehe Seite 181: PEG, PPG

☹☹ **PPG-17/IPDI/DMPA Copolymer**
*Filmbildner, c*
Siehe Seite 181: PEG, PPG

☹☹☹ **p-Phenylenediamine**
*Haarfärbemittel, c*

☺☺ **Pristane**
*Hautpflegemittel, t*

☺☺ **Prolinamidoethyl Imidazole**
*Hautpflegestoff, c*

☺☺☺ **Proline**
*Aminosäure, d*

☺ **Propane**
*Treibgas, c*
Siehe Seite 185: VOC

☺☺☺ **Propionic Acid**
*Konservierungsmittel, d*

☺☺☺ **Propolis Cera (Bienenkittharz)**
*Hautpflegestoff, t*

☺ **Propylene Glycol Dicaprylate/Dicaprate**
*Synthetisches Öl, c*

☺☺ **Propyl Gallate**
*Antioxidanz, Duftbestandteil, c*

☺ **Propylene Carbonate**
*Lösungsmittel, c*

☺ **Propylene Glycol**
*Konservierungs-, Lösungsmittel, c*

☺ **Propylene Glycol Alginate**
*Bindemittel, Gelbildner, p*

☺ **Propylene Glycol Dicaproate**
*Hautpflegemittel, Emulgator, d*

☺ **Propylene Glycol Dicaprylate**
*Hautpflegemittel, Emulgator, d*

☺ **Propylene Glycol Stearate**
*Hautpflegemittel, Emulgator, c*

☹ **Propylparaben**
*Konservierungsmittel, c*

☺☺☺ **Prunus Amygdalus Dulcis (Sweet Almond) Oil**
*Wirkstoff, p*

☺☺☺ **Prunus Armeniaca (Aprikose)**
*Hautpflege-, Schleifmittel, p*
Öl zur Hautpflege oder Kernprodukt z. B. für Peelingmittel

☺☺☺ **Prunus Dulcis (Mandel, süß)**
*Hautpflegemittel, p*

☺☺☺ **Prunus Persica (Pfirsich)**
*Schleifmittel, p*

☹ **PTFE**
*Pudergrundlage, Filmbildner in Haarpflegeprodukten, c*

☺☺☺ **Pumice (Bimsstein)**
*Schleifmittel, m*

☺☺☺ **Punica Granatum (Granatapfel)**
*Wirkstoff, p*

☺ **PVM/MA Copolymer**
Filmbildner, Stabilisator, Fixativ, c

☺ **PVP**
*Antistatikum, Bindemittel, Filmbildner, c*

☺ **PVP/Eicosene Copolymer**
*Antistatikum, Bindemittel, Filmbildner, c*

☺ **PVP/Hexadecene Copolymer**
*Haarfestiger, c*
Umweltnote ☹☹

☺ **PVP Iodine**
*Wirkstoff, Konservierungsmittel, c*

☺ **PVP/VA Copolymer**
*Antistatikum, Filmbildner, c*

☺☺ **Pyredinedicarboxylic Acid**
*Wirkstoff, d*

☺☺☺ **Pyridoxine (Vitamin B6)**
*Wirkstoff, d*

☺☺ **Pyridoxine HCL**
*Wirkstoff, d*

☺☺☺ **Pyrus Cydonia (Quitte)**
*Wirkstoff, p*

☺☺☺ **Pyrus Malus (Apfel)**
*Wirkstoff, p*

## Q

☺☺☺ **Quercus (Eiche)**
*Wirkstoff, p*

☺☺☺ **Quercus Alba (Weißeiche)**
*Wirkstoff, p*

☺☺☺ **Quillaia Saponaria**
*Waschaktiver Naturstoff, p*

☺ **Quinine (Chinin)**
*Wirkstoff, d*

## R

☺☺ **Rayon (Kunstseide)**
*Rubbelmittel, c*

☹☹ **Resorcinol**
*Antiseptikum, Farbstoff, c*

☺☺☺ **Retinyl Acetate (Vitamin A)**
*Antioxidanz, Wirkstoff, d*

☺☺☺ **Retinyl Palchis Hypogaea**
*Hautpflegewirkstoff, d*
Vitamin-A-Derivat

☺☺☺ **Retinyl Palmitate (Vitamin-A-Palmitat)**
*Wirkstoff, Antioxidanz, d*

☺☺☺ **Rhamnus Frangula**
*Färbemittel, p*

☺☺☺ **Rhamnus Purshiana (Faulbaum)**
*Färbemittel, p*

☺☺☺ **Rheum Palmatum (Rhabarber)**
*Färbemittel, p*

☺☺☺ **Rhus Verniciflua Peel Wax**
*Pflanzlicher Peelingkörper, p*

☺☺☺ **Ribes Nigrum/Black Currant Seed Oil (Schwarzkümmelöl)**
*Wirkstoff, p*

☺☺☺ **Riboflavin (Vitamin B2)**
*Farbstoff, Wirkstoff, c*

☺☺ **Ricinoleamidopropyl Betaine**
*Antistatikum, Tensid, p*

☺ **Ricinoleamidopropyltrimonium Methosulfate**
*Antistatikum, Tensid, p*

☺☺☺ **Ricinus Communis (Rizinus)**
*Ölkörper, p*

☺☺ **RNA**
*Hautpflegemittel, d*

☺☺☺ **Rosa Canina (Hagebutte)**
*Hautpflegemittel, p*

☺☺☺ **Rosa Centifolia**
*Hautpflegemittel, p*

☺☺☺ **Rosa Damascene**
*Hautpflegemittel, p*

☺☺☺ **Rosa Gallica**
*Hautpflegemittel, p*

☺☺☺ **Rosmarinus officinalis (Rosmarin)**
*Wirkstoff, p*

☺☺☺ **Rosa Moschata Seed Oil (Strauchrose, Hagebutte)**
Wirkstoff, p

☺☺ **Royal Jelly (Royal Jelly Extract**
*Wirkstoff, p*

☺☺☺ **Rumex Acetosa (Sauerampfer)**
*Antiseptischer Wirkstoff, p*

☺☺☺ **Rutin**
*Wirkstoff, p*

## S

☺☺ **Saccharin**
*Mundpflege-, Süßstoff, c*

☺☺☺ **Saccharide Isomerate**
*Wirkstoff auf Zuckerbasis, p*

☺☺☺ **Saccharum Officinarum (Zuckerrohr)**
*Wirkstoff, p*
Hautpflegend, -straffend

☺☺☺ **Salicylic Acid**
*Konservierungsmittel, c, p*

☺☺☺ **Salix Alba (Weide)**
*Hautpflegemittel, Wirkstoff, p*

☺☺☺ **Salvia Officinalis (Salbei)**
*Hautpflegemittel, Wirkstoff, p*

## Biotechnologische Stoffe – das Resultat produktiver Mikroorganismen

Biotechnologische Inhaltsstoffe werden von Mikroorganismen produziert. Und zwar nach einem einfachen natürlichen Prinzip: Die Organismen werden gefüttert und scheiden Stoffwechselprodukte aus, die abzentrifugiert, gewaschen und weiterverarbeitet werden. Welche Art Mikroorganismen womit gefüttert werden, hängt von dem biologischen Inhaltsstoff ab, den sie produzieren sollen.

☺☺☺ **Salvia Triloba**
*Wirkstoff, p*

☺☺☺ **Sambucus Nigra (Holunderbeere)**
*Farbstoff, p*

☺☺☺ **Saxifraga Sermentosa (Judenbart)**
*Wirkstoff, p*

☺☺☺ **Sclerocarya birrea (Marula) Oil**
*Wirkstoff, p*

☺☺☺ **Sea Salt (Meersalz)**
*Wirkstoff, m*

☺☺☺ **Sedum Purpureum Extract**
*Wirkstoff, p*

☹☹ **Selenium Sulfide**
*Wirkstoff, d*

☺☺☺ **Sericin**
*Haarpflegemittel, t*

☺☺☺ **Serica (Silk Powder)**
*Haut- und Haarpflegemittel, t*

☺☺☺ **Serine**
*Wirkstoff, d*

☺☺ **Serum Protein (Blutplasmaprotein)**
*Wirkstoff, t*

☺☺☺ **Sesamum Indicum (Sesam)**
*Hautpflegemittel, p*

☺☺☺ **Shellac (Schellack)**
*Filmbildner, Festigerharz, t*

☺☺☺ **Shorea Stenoptera**
*Hautpflegemittel, p*

☺☺☺ **Silica (Kieselsäure)**
*Schleifmittel, Gelbildner, d*

☺☺☺ **Silt**
*Schaum aus dem Toten Meer, d*

☺☺☺ **Silver**
*Farbstoff, Wirkstoff, m*

☺ **Silver Nitrate**
*Haarfärbemittel,antimikrobiell, m*

☺☺☺ **Silver Sulfate**
*Technischer Hilfsstoff, m*

☺☺☺ **Silybum marianum (Mariendistel)**
*Hautpflegemittel, p*

☺ **Simethicone**
*Hautpflegemittel, Antischaummittel , c*
Siehe Seite 57 f.: Silikone
Umweltnote ☹☹

☺☺☺ **Simmondsia Chinensis (Jojobaöl)**
*Hautpflegemittel, Wirkstoff, p*

☺☺☺ **Simmondsia Chinensis (Jojoba) Seed Wax**
*Wirkstoff, p*

## Die erste Generation milder Emulgatoren

Diese erste Generation milder Emulgatoren auf pflanzlicher Basis haben Stärke (z. B. aus Mais oder Kartoffeln) als Ausgangsprodukt.

☺☺☺ Sorbitan Caprylate
☺☺☺ Sorbitan Cocoate
☺☺☺ Sorbitan Diisostearate
☺☺☺ Sorbitan Dioleate
☺☺☺ Sorbitan Distearate
☺☺☺ Sorbitan Isostearate
☺☺☺ Sorbitan Laurate
☺☺☺ Sorbitan Oleate
☺☺☺ Sorbitan Palmitate
☺☺☺ Sorbitan Sesquiisostearate
☺☺☺ Sorbitan Sesquistearate
☺☺☺ Sorbitan Stearate
☺☺☺ Sorbitan Triisostearate
☺☺☺ Sorbitan Trioleate
☺☺☺ Sorbitan Tristearate

☺ **Sodium Acrylate/Acryloyldimethyl Taurate Copolymer**
*Filmbildner, c*
Siehe Seite 57 f.: Silikone
Umweltnote: ☹☹

☺ **Sodium Acrylates/C10-30 Alkylacrylate Crosspolymer**
*Filmbildner, c*
Siehe Seite 57 f.: Silikone
Umweltnote: ☹☹

☺☺☺ **Sodium Ascorbyl Phosphate**
*Wirkstoff, d*

☺☺☺ **Sodium Beeswachs**
*Emulgator, Co-Emulgator, t*

☺☺ **Sodium Benzoate**
*Konservierungsmittel, d*

☺☺☺ **Sodium Bicarbonate (Soda)**
*Zusatzstoff, m*

☺ **Sodium C14-16 Olefin Sulfonate**
*Oberflächenaktive Substanz, Aniontensid, c*

☺ **Sodium Carbomer**
*Verdickungsmittel, synthetischer Gelbildner, c*
Acrylsäure; Umweltnote ☹☹

☺☺ **Sodium Cetearyl Sulfate**
*Emulgator, p*

☺☺☺ **Sodium Chloride (Kochsalz)**
*Steigert die Viskosität in bestimmten tensidischen Produkten, m*

☺☺ **Sodium Chondroitin Sulfate**
*Wirkstoff, t*

☺☺☺ **Sodium Citrate**
*Puffersubstanz, Wirkstoff, c*
Reguliert den pH-Wert

☺☺ **Sodium Cocoamphoacetate**
*Mildes Tensid, c*

☺☺ **Sodium Cocoamphopropionate**
*Tensid, c*

☺☺ **Sodium Coco Sulfate**
*Anionisches Tensid, c*

☺☺☺ **Sodium Cocoate (Kernseife)**
*Emulgator, Tensid, p*

☺☺☺ **Sodium Cocoyl Glutamate**
*Anionisches Tensid, p*

☺☺☺ **Sodium Dehydroacetate**
*Konservierungsmittel, d*

☹☹ **Sodium Diethylenetriamine Pentamethylene Phosphonate**
*Chelat-, Komplexbildner, c*
Siehe Seite 182: EDTA

☺ **Sodium Fluoride**
*Kariesprophylaxe, c*

☺☺☺ **Sodium Formate**
*Konservierungsmittel, Säuerungsmittel, c*

☺☺☺ **Sodium Gluconate**
*Coemulgator, Hautpflegestoff, d*

☺☺☺ **Sodium Glutamate**
*Anionisches Tensid, p*

☺☺☺ **Sodium Hyaluronate (Hyaluronsäure)**
*Zusatzstoff, Filmbildner, b*

☺☺ **Sodium Hydrogenated Tallow Glutamate**
*Anionisches Tensid, p*

☺☺ **Sodium Hydroxide**
*pH-Stellmittel, d*

☺☺ **Sodium Isostearoyl Lactylate**
*Pflegestoff, d*

☺ **Sodium Lactate Metthylsilanole**
Umweltnote ☹☹

☺☺ **Sodium Lanolate**
*Hautpflegemittel, Coemulgator, d*

☹☹ **Sodium Laureth Sulfate**
*Tensid, d*
Siehe Seite 181: PEG, PPG

☺☺☺ **Sodium Lauroyl Glutamate**
*Anionisches Tensid, p*

☺☺☺ **Sodium Lauroyl Sarcosinate**
*Anionisches Tensid, d*

☹ **Sodium Lauryl Sulfate**
*Tensid, c*
Reinigend, entfettend; irritierend

☺☺ **Sodium Lauryl Sulfoacetate**
*Mildes Tensid natürlichen Ursprungs, d*

☺☺ **Sodium Magnesium Silicate**
*Modifizierte Mineralerde, d*

☺ **Sodium Mannuronate Methylsilanol**
Umweltnote ☹☹

☺☺ **Sodium Metabisulfite**
*Antioxidanz, d*

☹ **Sodium Methylparaben**
*Konservierungsmittel, c*

☹☹ **Sodium Myreth Sulfate**
*Emulgator, Tensid, p*
Siehe Seite 181: PEG, PPG

☺☺☺ **Sodium Palmitate**
*Konsistenzgeber, Seife, p*

☺☺☺ **Sodium Palm Kernelate**
*Coemulgator, Konsistenzgeber, Seife, p*

☺☺☺ **Sodium PCA**
*Feuchthaltemittel, p*

☺ **Sodium Phosphate**
*Puffersubstanz, Wirkstoff, m*

☺ **Sodium Polyacrylate**
*Gelbildner, c*
Umweltnote ☹☹

## Die zweite Generation milder Emulgatoren

Zuckerester sind hautfreundliche, milde pflanzliche Emulgatoren, die mit Hilfe einer sanften Chemie aus Holzzucker gewonnen werden und gut abbaubar sind.

| | | | | | |
|---|---|---|---|---|---|
| ☺☺☺ | Sucrose Cocoate | ☺☺☺ | Sucrose Palmitate | ☺☺☺ | Sucrose Polystearate |
| ☺☺☺ | Sucrose Dilaurate | ☺☺☺ | Sucrose Polylaurate | ☺☺☺ | Sucrose Stearate |
| ☺☺☺ | Sucrose Distearate | ☺☺☺ | Sucrose Polylinoleate | ☺☺☺ | Sucrose Tetrastearate Triacetate |
| ☺☺☺ | Sucrose Laurate | ☺☺☺ | Sucrose Polyoleate | ☺☺☺ | Sucrose Tribehenate |
| ☺☺☺ | Sucrose Myristate | | | ☺☺☺ | Sucrose Tristearate |
| ☺☺☺ | Sucrose Oleate | | | | |

☺ **Sodium Polymethacrylate**
*Bindemittel, Stabilisator, Filmbildner, c*
Umweltnote ☹☹

☺☺☺ **Sodium Propionate**
*Konservierungsmittel, c*

☺☺☺ **Sodium Saccharin**
*Süßstoff*

☺☺☺ **Sodium Salicylate**
*Konservierungsmittel, d*

☺☺☺ **Sodium Stannate**
*Verdickungsmittel, Gelbildner für Ölphase, Emulsionsstabilisator, d*

☺☺☺ **Sodium Stearate**
*Konsistenzgeber, Coemulgator, d*

☺☺☺ **Sodium Stearoyl Lactylate**
*Coemulgator, Tensid, Konsistenzgeber, Rückfetter*

☺☺☺ **Sodium Sulfate (Glaubersalz)**
*Hilfsstoff, d*

☺☺ **Sodium Sulfite**
*Konservierungsmittel, m*

☺☺ **Sodium Tallowate**
*Emulgator, t*

☺ **Sodium Thiosulfate**
*Antioxidanz, m*

☺☺☺ **Solanum Lycopersicum (Tomate)**
*Wirkstoff, p*

☺☺☺ **Sorbic Acid**
*Konservierungsmittel, c*

**Sorbitan-Inhaltsstoffe**
Siehe Kasten Seite 230

☺☺☺ **Sorbitol (Zuckeralkohol)**
*Wirkstoff, p*

☺☺☺ **Solum Diatomeae (Silicium Dioxid)**
*Diatomenerde, m*

☺☺☺ **Soy Acid**
*Hautpflegemittel, p*

☹☹ **Soy Amide DEA**
*Gelbildner, Emulgator, p*
Siehe Seite 183: Nitrosamine

☺☺☺ **Soy Sterol**
*Coemulgator, Konsistenzgeber, Weichmacher, p*

☺☺☺ **Sphingolipids**
*Hautpflegemittel, Wirkstoff, d*

☺☺☺ **Spirulina Platensis (Grünalge)**
*Wirkstoff, p*

☺☺ **Spleen Extract (Milzextrakt)**
*Wirkstoff, d*

☺☺ **Squalane**
*Wirkstoff, d*
Glättend, rückfettend

☺☺ **Squalene**
*Antistatikum, Wirkstoff, d*

☺ **Stannous Fluoride**
*Mundpflegestoff, c*

☺ **Stannous Pyrophosphate**
*Putzkörper, c*

☹☹ **Stearamide MEA**
*Konsistenzgeber, Hilfsstoff, Emulsionsstabilisator, d*
Siehe Seite 183: Nitrosamine

☹☹ **Stearamide MEA-Stearate**
*Trübungsmittel, d*
Siehe Seite 183: Bildung von Nitrosaminen

☺ **Stearamine**
*Antistatikum, d*
Haarweichspüler

☹☹ **Steareth-2, -21 etc.**
*Emulgatoren, c*
Siehe Seite 181: PEG, PPG

☺☺☺ **Stearic Acid**
*Emulgator, d*
Glättend, rückfettend

☺☺☺ **Stearyl Alcohol**
*Hautpflegemittel, Stabilisator, d*

☺☺☺ **Stearyl Caprylate**
*Hautpflegemittel, Fettkörper, d*

☺☺☺ **Stearyl Citrate**
*Hautpflegemittel, Emulgator, d*

☺ **Stearyl Dimethicone**
*Hautpflegemittel, c*
Siehe Seite 57 f.: Silikon
Umweltnote ☹☹

☺☺ **Stearyl Ether**
*Ölkörper, d*

☺☺☺ **Stearyl Glycyrrhetinate**
*Wirkstoff, p*

☺☺☺ **Stearyl Heptanoate**
*Hautpflegemittel, c*

☺☺☺ **Stearyl Stearate**
*Hautpflegemittel, Konsistenzgeber, d*

☺ **Steramidopropyl Dimethylamine**
*Coemulgator, c*

☺☺☺ **Stryphnodendron Adstringens Bark Extract**
*Wirkstoff. p*

☺☺ **Succinic Acid**
*ph-Wert-Regler, m*

☹ **Strontium Sulfide**
*Enthaarungsmittel, m*

☺ **Styrene/Acrylates Copolymer**
*Gel-, Perlglanzbildner, c*
Umweltnote ☹☹

☺ **Styrene/PVP Copolymer**
*Trübungsmittel, c*
Umweltnote ☹☹

☺☺☺ **Sucrose (Zucker)**
*Wirkstoff, p*

☺ **Sulfated Castor Oil**
*Tensid, Emulgator, c*

☺☺☺ **Sulfur (Schwefel)**
*Wirkstoff, m*

☺☺ **Synthetic Beeswax**
*Bindemittel, d*
Fettend, rückfettend

☺☺ **Synthetic Jojoba Oil**
*Hautpflegemittel, d*

☺ **Synthetic Wax (Paraffinwachs)**
*Antistatikum, Hautpflegemittel, c*
Hautpflegenote ☹☹

# T

☺☺☺ **Talc (Talkum)**
*Puder, m*
Glättend, abdeckend

☺☺ **Tallow Acid**
*Hautpflegemittel, Coemulgator, Emulsionsstabilisator, t*

☺☺ **Tallow Alcohol**
*Hautpflegemittel, Emulgator, t*

☺☺ **Tallow Glyceride**
*Hautpflegemittel, Emulgator, t*

☺☺☺ **Tannic Acid (Gerbsäure)**
*Wirkstoff, p*

☺☺☺ **Tapioca Starch**
*Mattiert den Teint, p*

☺☺☺ **Tartaric Acid (Weinsäure)**
*Puffersubstanz, p*

☺☺ **Taurine**
Einsatznutzen unbekannt, d

☹☹ **TEA-Carbomer**
*Verdickungsmittel, c*
Siehe Seite 183: Bildung von Nitrosaminen; Umweltnote ☹☹

☺ **TEA-Cocoate**
*Emulgator, d*

☹☹ **TEA-Dodecylbenzenesulfonate**
*Tensid, c*
Siehe Seite 183: Nitrosamine

☹☹ **TEA-EDTA**
*Konservierungsmittel, c*
Siehe Seite 182: EDTA

☺ **TEA-Lactate**
*Wirkstoff, d*
Feuchtigkeitsspendend, straffend

☹☹ **TEA-Lauryl Sulfate**
*Anionisches Tensid, d*
Siehe Seite 184: Nitrosamine

☹☹ **TEA-Stearate**
*Emulgator, d*
Siehe Seite 184: Nitrosamine

☹☹ **TEA-Tallate**
*Konsistenzgeber, Coemulgator, d*
Siehe Seite 184: Nitrosamine

☺ **Terephthal Ylidene Dicamphor Sulfonic Acid**
*UV-A-Lichtschutzfilter, c*

☹☹ **2-4-5-6-Tetraaminopyramidine**
*Haarfärbemittel, c*
Siehe Seite 114: Aromatische Amine

☹☹ **Tetrahydroxypropylethylene-diamine**
*Chelatbildner, c*
Siehe Seite 182: EDTA

☺ **Tetrapotassium Pyrophosphate**
*Puffersubstanz, Chelatbildner, c*

☹☹ **Tetrasodium EDTA**
*Chelatbildner, c*
Siehe Seite 182: EDTA

☹☹ **Tetrasodium Etidronate**
*Chelatbildner, Stabilisator*
Siehe Seite 182: EDTA

☺☺ **Tetrasodium Iminodisuccinate**
*Hilfsstoff, guter Ersatz für EDTA, d*

☹ **Tetrasodium Pyrophosphate**
*Puffer, Komplexbildner, m*
Umweltnote ☹☹

☺☺☺ **Theobroma Cacao (Kakaobutter)**
*Hautpflegemittel, p*

☺☺☺ **Thiamine Nitrate (Vitamin B1)**
*Wirkstoff, b*

☺☺ **Thiodiglycolic Acid**
*Reduktionsmittel, c*

☺ **Thiolanediol**
*Lösemittel, c*

☺☺☺ **Threonine**
*Aminosäure, Wirkstoff, d*

☺ **Thymol**
*Farb-, Duftstoff, Konservierungsmittel, p, c*

☺☺☺ **Thymus Vulgaris (Thymian)**
*Wirkstoff, p*

☺☺☺ **Tilia Cordata**
*Hautpflegemittel, p*

☺☺☺ **Tilia Vulgaris (Linde)**
*Hautpflegemittel, p*

☺☺ **Tin Oxide**
*Trübungsmittel, m*

☺☺☺ **Titanium Dioxide (CI 77891)**
*Farbstoff und mineralischer UV-Filter, d*

☺☺☺ **Tocopherol (Vitamin E)**
*Antioxidanz, Wirkstoff, p*

☺☺☺ **Tocopheryl Acetate**
*Antioxidanz, Wirkstoff, p*

☺☺☺ **Tocopheryl Glucoside**
*Antioxidanz, Wirkstoff, p*

☺☺☺ **Tocopheryl Linoleate**
*Antioxidanz, Wirkstoff, p*

☺☺☺ **Tocopheryl Nicotinate**
*Antioxidanz, Wirkstoff, d*

☹☹ **Toluene**
*Lösungsmittel, c*

☹☹ **Toluene-2,5-Diamine**
*Haarfärbemittel, c*
Siehe Seite 114: Aromatische Amine

☺ **Tranexamic Acid**
*Antioxidanz, c*

☺ **Tree Moos**
*Duftstoff, p*

☺☺ **Triacetin**
*Lösungsmittel, Weichmacher, d*

☺☺☺ **Tricalcium Phosphate**
*Schleifmittel, Mundpflegestoff, m*

☺☺☺ **Tricaprylin**
*Ölkomponente, c, p*

☹☹ **Triceteareth-4 Phosphate**
*Emulgator, c*
Siehe Seite 181: PEG, PPG

☹☹☹ **Trichloro Ethane**
*Lösungsmittel, c*
Siehe Seite 183: Halogenorganische Verbindungen

☹☹ **Triclosan**
*Deomittel, Konservierung, c*

☺☺☺ **Tridecyl Stearate**
*Co-Emulgator, d*

☺ **Tridecyl Trimelliate**
Hautpflegenote ☹☹

☹☹ **Trideceth-12 etc.**
*Emulgatoren*
Siehe Seite 181: PEG, PPG

☹☹ **Triethanolamine**
*Puffersubstanz, c*
Siehe Seite 183: Nitrosamine

☺☺☺ **Triethyl Citrate**
*Desodorierungsmittel, c*

☺☺ **Triethylene Glycol**
*Lösungsmittel, d*

☺☺☺ **Trigonella Foenum Graecum (Bockshornklee)**
*Wirkstoff, p*

☺☺☺ **Trihydroxystearin**
*Hautpflege-, Verdickungsmittel, p*

☺☺ **Triisostearin**
*Coemulgator, Konsistenzgeber, d*

☹☹ **Trilaureth-4 Phosphate**
*Emulgator, Tensid, d*
Siehe Seite 181: PEG, PPG

☺☺☺ **Trilaurin**
*Konsistenzgeber, Coemulgator, p*

☺☺☺ **Trilinoleic Acid**
*Emulgator, Hautpflegemittel, d*

☺☺ **Trimethylopropane Tricaprylate/Tricaprate**
*Hautpflegestoff, c*

☹ **Trimethylsiloxysilicate**
*Entschäumer, Haarpflegemittel, c*

☹☹ **Trisodium EDTA**
*Chelatbildner, c*
Siehe Seite 182: EDTA

☺ **Trisodium Phosphate**
*Wasserenthärtungsmittel, Komplexbildner, m*

☺☺☺ **Tristearin**
*Emulsionsstabilisator, d*

☺☺☺ **Triticum Vulgare (Weizen)**
*Hautpflegemittel, p*

☺ **Tromethamine**
*Puffersubstanzen, c*
Siehe Seite 183: Nitrosamine

☺☺☺ **Tyrosine**
*Hautpflegemittel, p*

# U

☺☺☺ **Ubiquinone**
*Wirkstoff, Coenzym Q10, d*

☺ **Undecylenamide DEA**
*Wirkstoff, p*
Siehe Seite 183: Nitrosamine

☺☺☺ **Uncaria Tomentosa**
*Wirkstoff, p*

☺☺☺ **Undecylenic Acid**
*Konservierungsmittel, Wirkstoff, p*

☺☺☺ **Urea (Harnstoff)**
*Hautpflegemittel, Wirkstoff, c*

☺☺☺ **Urocanic Acid**
*UV-Absorber, Lichtschutz, c*

☺☺☺ **Urtica dioica (Brennnessel)**
*Wirkstoff, p*

☺☺☺ **Urtica Barbata**
*Wirkstoff, p*

☺☺☺ **Urtica Urens (Kleine Brennnessel)**
*Wirkstoff, p*

☺☺☺ **Usnic Acid**
*Antimikrobieller Wirkstoff, p*

# V

☺ **VA/Crotonates/Vinyl Neodecanoate Copolymer**
*Haarpflegemittel, Filmbildner, c*
Umweltnote ☹☹

☺☺☺ **Vaccinium Myrtillus (Heidelbeere)**
*Wirkstoff, p*

☺☺☺ **Valine**
*Aminosäure, Wirkstoff, d*

☺☺☺ **Vanilla Planifolia**
*Duftstoff, p*

☺ **VA/Vinyl Butyl Benzoate/Crotonates Copolymer**
*Haarpflegemittel, Filmbildner, c*
Umweltnote ☹☹

☺☺☺ **Viola Tricolor Extract (Stiefmütterchen)**
*Wirkstoff, p*

☺☺☺ **Vitis Vinifera (Trauben)**
*Hautpflegemittel, p*

☺ **VP/Eicosene Copolymer**
*Filmbildner, p, c*

## W

☺☺☺ **Wheat Germ Acid (Weizenkeimfettsäure)**
*Hautpflegemittel, p*

☺☺☺ **Wheat Germ Glycerides**
*Hautpflegemittel, Wirkstoff, p*

## X

☺☺☺ **Xanthan Gum**
*Bindemittel, Gelbildner, c*

☹☹☹ **Xylene**
*Lösungsmittel, c*

☺☺☺ **Xylitol**
*Lösungs-, Feuchthaltemittel, p*

## Y

☺☺☺ **Yeast Betaglucan (Hefe)**
*Hautpflegemittel, p*

☺☺☺ **Yogurt (Joghurt)**
*Hautpflegemittel, t*

## Z

☺☺☺ **Zea Mays (Mais)**
*Ölkörper, Puder, p*

☺☺☺ **Zein**
*Haarpflegemittel, Filmbildner, p*

☺☺☺ **Zinc Acetate**
*Adstringenz, Hautpflegemittel, d*

☹☹ **Zinc Borate (Borsäure)**
*Antimikrobieller Stoff, c*

☹ **Zinc Chloride**
*Antiseptikum, Konservierung, c*

☺☺ **Zinc Gluconate**
*Desodorierungsmittel, d*

☺☺ **Zinc Glutamate**
*Desodorierungsmittel, d*

☺☺☺ **Zinc Lactate**
*Desodorierungsmittel, d*

☺☺☺ **Zink Laurate**
*Coemulgator, Stabilisator, d*

☺☺☺ **Zinc Oxide**
*Lichtschutzmittel, m*

☺☺☺ **Zinc Palmitate**
*Zinkseife, d*

☺ **Zinc Phenolsulfonate**
*Desodorierungsmittel, c*

☺ **Zinc Pyrithione**
*Konservierungsmittel, Antischuppenwirkstoff, c*

☺☺☺ **Zinc Ricinoleate**
*Zinkseife, d*

☺☺☺ **Zinc Stearate**
*Zinkseife, d*

☹ **Zinc Sulfate**
*Adstringenz, Antiseptikum, d*

☺ **Zinc Sulfide**
*Enthaarungsmittel, c*

☺ **Zinc Undecylenate**
*Antimikrobieller Stoff, d*

☺☺☺ **Zingiber Officinalis (Ingwer)**
*Wirkstoff, p*

A



B



C



D



E



F



G



H



I



J



K

## Bildnachweis

Logona Naturkosmetik und Heilmittel, Hans Hansel GmbH, Salzhemmendorf: 3, 11, 25, 27, 31, 34, 58, 80, 97, 111, 115, 116, 164, 168; lizenzfreie Bilder: 2, 16, 22, 39, 53, 70, 107, 135, 161 (Photodisc); SANTE Naturkosmetik GmbH, Salzhemmendorf: 8, 74, 147, 152; Südwest Verlag, München: 61, 117, 180, 187 (Matthias Tunger), 44, 185 (Kristiane Vey)

## Impressum



**Projektleitung**: Dr. Harald Kämmerer, Sonia Naumann
**Redaktion/DTP**: Dr. Alex Klubertanz
**Bildredaktion**: Tanja Nerger
**Umschlaggestaltung und Konzeption**:
R. M. E. Eschlbeck/Kreuzer/Botzenhardt
**Layout**: Zero, München
**Lithografie**: Artilitho, Trento
**Druck- und Bindung**: Alcione, Trento

Printed in Italy

ISBN-10: 3-517-08211-2
ISBN-13: 978-3-517-08211-0

817 2635 4453 6271

**Hinweis**
Die Ratschläge/Informationen in diesem Buch sind von Autorin und Verlag sorgfältig erwogen und geprüft, dennoch kann eine Garantie nicht übernommen werden. Eine Haftung der Autorin bzw. des Verlags und seiner Beauftragen für Personen-, Sach- und Vermögensschäden ist ausgeschlossen.